新スタンダード栄養・食物シリーズ 13

分子栄養学
―科学的根拠に基づく食理学―

板倉弘重・近藤和雄 編

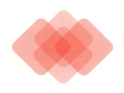

東京化学同人

序

　栄養学を学ぶ者にとって2005年はエポックメーキングな年であった．第一は食育基本法が制定されたことであり，第二は"日本人の食事摂取基準"が策定されたことである．食育基本法は国民が生涯にわたって健全な心身を培い，豊かな人間性をはぐくむための食育を推進することを目指して議員立法により成立した法律で，世界に類をみないものである．これに基づいて食育推進基本計画が策定され，5年ごとの見直しでさまざまな取組みが行われている．"日本人の食事摂取基準"はそれまで用いられてきた"日本人の栄養所要量"に代わるもので，国民の健康の維持・増進，エネルギー・栄養素欠乏症の予防，生活習慣病の予防，過剰摂取による健康障害の予防を目的としてエネルギーおよび各栄養素の摂取量の基準を示したものである．これも5年ごとに改定が行われている．

　この"新スタンダード栄養・食物シリーズ"は，こうした現代の栄養学を背景に，"社会・環境と健康"，"人体の構造と機能，疾病の成り立ち"，"食べ物と健康"などを理解することが大きな3本柱となっている．これらの管理栄養士国家試験出題基準（ガイドライン）の必須詳目だけでなく，健康科学の基礎となる詳目（一般化学，有機化学，食品分析化学，分子栄養学など）も新たに加えたので，栄養士，管理栄養士を目指す学生だけでなく，生活科学系や農学系，また医療系で学ぶ学生にもぜひ役立てていただきたい．

　本シリーズの執筆者は教育と同時に研究に携わる者でもあるので，最新の知識をもっている．とかく内容が高度になって，微に入り細をうがったものになりがちであるが，学生の理解を助けるとともに，担当する教員が講義のよりどころにできるようにと，わかりやすい記述を心がけていただいた．また図表を多用して視覚的な理解を促し，欄外のスペースを用語解説などに利用して読みやすいよう工夫を凝らした．

　本シリーズの編集にあたっては，食に関する多面的な理解が得られるようにとの思いを込めた．わが国の食文化は数百年，数千年と続いた実績の上に成り立っているが，この変わらぬ食習慣の裏付けを科学的に学ぶうえで本シリーズが役立つことを願っている．

　2019年8月

編集委員を代表して

脊　山　洋　右

新スタンダード栄養・食物シリーズ　編集委員会

委員長　脊　山　洋　右　　東京医療保健大学 客員教授，東京大学名誉教授，
　　　　　　　　　　　　　　　　　　　　　お茶の水女子大学名誉教授，医学博士

委　員　赤　松　利　恵　　お茶の水女子大学基幹研究院自然科学系 教授，博士(社会健康医学)

　　　　飯　田　薫　子　　お茶の水女子大学基幹研究院自然科学系 教授，博士(医学)

　　　　池　田　彩　子　　名古屋学芸大学管理栄養学部 教授，博士(農学)

　　　　石　川　朋　子　　聖徳大学人間栄養学部 教授，博士(医学)

　　　　板　倉　弘　重　　茨城キリスト教大学名誉教授，医学博士

　　　　市　　　育　代　　お茶の水女子大学基幹研究院自然科学系 准教授，博士(農学)

　　　　一　色　賢　司　　日本食品分析センター 学術顧問，北海道大学名誉教授，農学博士

　　　　稲　山　貴　代　　長野県立大学健康発達学部 教授，博士(スポーツ医学)

　　　　大　塚　　　譲　　お茶の水女子大学名誉教授，農学博士

　　　　香　西　みどり　　お茶の水女子大学名誉教授，博士(学術)

　　　　金　子　佳代子　　横浜国立大学名誉教授，保健学博士

　　　　河　原　和　夫　　東京医科歯科大学大学院医歯学総合研究科 教授，医学博士

　　　　久保田紀久枝*　　お茶の水女子大学名誉教授，学術博士

　　　　倉　田　忠　男　　お茶の水女子大学名誉教授，新潟薬科大学名誉教授，農学博士

　　　　小　松　龍　史　　同志社女子大学生活科学部 特任教授，保健学博士

　　　　近　藤　和　雄*　　お茶の水女子大学名誉教授，医学博士

　　　　佐　藤　瑤　子　　お茶の水女子大学基幹研究院自然科学系 助教，博士(生活科学)

　　　　渋　井　達　郎　　日本獣医生命科学大学名誉教授，農学博士

　　　　新　藤　一　敏　　日本女子大学家政学部 教授，博士(農学)

　　　　鈴　木　恵美子　　お茶の水女子大学名誉教授，農学博士

　　　　須　藤　紀　子　　お茶の水女子大学基幹研究院自然科学系 教授，博士(保健学)

　　　　辻　　　ひろみ　　東洋大学食環境科学部 教授，栄養学修士

　　　　冨　永　典　子　　お茶の水女子大学名誉教授，理学博士

　　　　奈　良　井　朝　子　　日本獣医生命科学大学応用生命科学部 准教授，博士(農学)

　　　　野　口　　　忠　　東京大学名誉教授，中部大学名誉教授，農学博士

　　　　畑　江　敬　子*　　お茶の水女子大学名誉教授，理学博士

　　　　藤　原　葉　子　　お茶の水女子大学基幹研究院自然科学系 教授，博士(学術)

　　　　本　田　善一郎　　お茶の水女子大学保健管理センター 所長・教授，医学博士

　　　　本　間　清　一*　　お茶の水女子大学名誉教授，農学博士

　　　　丸　山　千寿子　　日本女子大学名誉教授，医学博士

　　　　村　田　容　常　　東京農業大学応用生物科学部 教授，お茶の水女子大学名誉教授，農学博士

　　　　森　田　　　寛　　お茶の水女子大学名誉教授，医学博士

　　　　森　光　康次郎　　お茶の水女子大学基幹研究院自然科学系 教授，博士(農学)

　　　　　　　　　　　　　　　　　　　　　　　　　　　　　（＊編集幹事，五十音順）

食は百薬の長なり

"食"は生命活動を維持するために欠かせない栄養の源である．同時に，医食同源という言葉にあるように，さまざまな疾病に対してその原因にも予防・治療にもかかわる重要な存在である．

基礎医学，分子生物学などの発展により生体反応および代謝の機構解明が進み，一方で化学的な分析手法の進歩によりさまざまな化合物の構造や特性が明らかにされてきた．その流れを受けて，栄養や食について分子レベルで探究する意を込めた"**分子栄養学**"という言葉が広まっているが，語の含む学問領域はいまだ混沌としている．本書は，分子栄養学を"食品あるいは食品成分と生体との相互作用の結果起こる現象を研究する科学（＝**食理学**)"として一歩進め，食品成分が生体のどこでどのように作用するのかを体系的に学ぶ新しい教科書である．食理学とは，薬理学の薬を食に置き換えた造語で，食品を科学的根拠に基づき薬のような感覚で取扱うことを想定している．現時点では食品の機能性として単一成分に着目し，その効能が論じられることが多いが，本来，食品には目的成分以外にもさまざまなその他の成分が含まれており，同時に摂取される．この複合的な食品と生体とのかかわりを明らかにしていくことができれば，栄養学の分野において食理学は重要な領域を占め，医学と肩を並べる分野になることも夢ではない．

本書では，食理学総論に続いて，生体の器官系ごとに章を分け，それぞれに関連する食品成分を健常状態から疾病状態まで包括して取上げ，食品成分の体内動態と作用機序，バイオアベイラビリティ（生物学的利用率）などについて，学生向けにやさしく解説した．執筆は各分野の第一線で活躍している研究者の方々にお願いした．

本書は，管理栄養士養成課程で学ぶ学生のための"新スタンダード栄養・食物シリーズ"の一巻ではあるが，管理栄養士国家試験出題基準（ガイドライン）を意識して構成されたものではない．管理栄養士取得後の臨床の現場で，あるいは食に携わるさまざまな立場において，栄養学のプロフェッショナルとして活躍できることを意識して編纂したものである．本書が栄養学の発展に大きく貢献し，志の高い管理栄養士コースの学生に加えて，大学院生，すでに活躍している管理栄養士，さらには薬学，看護学，農学，家政学，保健学，工学の学生など，新しい時代の栄養学を学ぼうとしている多くの人々に役立つことを願っている．

2019 年 7 月

板 倉 弘 重
近 藤 和 雄

第13巻 分子栄養学

執 筆 者

飯 田 薫 子　お茶の水女子大学基幹研究院自然科学系 教授，博士(医学) [§6・5]

板 倉 弘 重　茨城キリスト教大学名誉教授，医学博士 [第4章]

市 橋 正 光　アーツ銀座クリニック 院長，神戸大学名誉教授，医学博士 [第15章]

稲 津 正 人　東京医科大学医学総合研究所 教授，博士(医学) [§9・1・2]

岡 　 尚 省　六本木ヒルズレジデンス健康相談クリニック 院長，
　　　　　　　　　東京慈恵会医科大学 客員教授，医学博士 [§9・1・1, 9・2]

岡 田 晋 治　東京大学大学院農学生命科学研究科 特任准教授，博士(農学) [§9・5]

菅 野 義 彦　東京医科大学(腎臓内科学) 主任教授，博士(医学) [第8章]

岸 本 良 美　摂南大学農学部 准教授，博士(学術) [第3章]

北 市 伸 義　北海道医療大学病院 病院長，博士(医学) [§9・4]

小 池 和 彦　東京慈恵会医科大学附属第三病院(消化器・肝臓内科) 准教授，博士(医学)
　　　　　　　　　　　　　　　　　　　　　　　　　　　　　　　　[§7・4]

近 藤 和 雄　お茶の水女子大学名誉教授，医学博士 [第1章]

佐 藤 和 人　日本女子大学名誉教授，医学博士 [第10章]

島 袋 充 生　福島県立医科大学(糖尿病内分泌代謝内科学) 教授，博士(医学) [§6・3]

清 水 　 誠　東京農業大学農生命科学研究所 客員教授，東京大学名誉教授，農学博士
　　　　　　　　　　　　　　　　　　　　　　　[第2章，§7・1〜7・3]

下 澤 達 雄　国際医療福祉大学医学部(臨床検査医学) 主任教授，博士(医学) [第5章]

下 村 吉 治　中部大学応用生物学部 教授，名古屋大学名誉教授，
　　　　　　　　　　　　名古屋工業大学名誉教授，医学博士 [第14章]

髙 田 龍 平　東京大学医学部附属病院(薬剤部) 講師/薬剤部長，博士(薬学) [第18章]

田 口 千 恵　国立医薬品食品衛生研究所生化学部 主任研究官，博士(薬食生命科学)，
　　　　　　　　　　　　　　　　　　　　　　　　　　管理栄養士 [第11章]

樋 園 和 仁　別府大学食物栄養科学部 教授，博士(医学) [第12章]

寺 脇 博 之　帝京大学ちば総合医療センター(腎臓内科) 教授，博士(医学) [§6・4]

鳥 居 邦 夫　株式会社鳥居食情報調節研究所 代表取締役，農学博士，博士(医学)
　　　　　　　　　　　　　　　　　　　　　　　　　　　　　　　　[§9・3]

長 岡 　 功　順天堂大学医療科学部 特任教授，医学博士 [§13・2]

福 岡 秀 興　福島県立医科大学 特任教授，医学博士 [第17章]

細 井 孝 之　医療法人財団健康院 健康院クリニック 理事長・院長，博士(医学)
　　　　　　　　　　　　　　　　　　　　　　　　　　　　　　　　[§13・1]

松 井 貞 子　日本女子大学家政学部 准教授，管理栄養士 [§6・2]

三 坂 　 巧　東京大学大学院農学生命科学研究科 准教授，博士(農学) [§9・5]

森 田 　 寛　お茶の水女子大学名誉教授，医学博士 [第11章]

矢ヶ崎 一三　東京農工大学名誉教授，農学博士 ［第16章］

栁 内 秀 勝　国立国際医療研究センター国府台病院 副院長，博士(医学) ［§6・1］

吉 﨑 貴 大　東洋大学食環境科学部 准教授，博士(食品栄養学)，管理栄養士
　　　　　　　　　　　　　　　　　　　　　　　　　　　　　　　［第1章コラム］

吉 田 　 博　東京慈恵会医科大学附属柏病院 病院長，
　　　　　　　東京慈恵会医科大学(臨床検査医学) 教授，博士(医学) ［§6・2］

（五十音順，［　］内は執筆担当箇所）

目　　　次

第Ⅰ部　食理学総論

1. 食理学とは ………………………………………………………………… 3

1・1　食理学の概念 ……………… 3
1・2　食理学の占める範囲 ……………… 3
1・3　食理学のその先 ……………… 4
［コラム］科学的根拠とは？ ……………… 6

2. 消化と吸収 …………………………………………………………………… 8

2・1　消化器の構造と働き ……………… 8
2・2　消化の過程 ……………… 10
2・3　吸収の仕組み ……………… 11
2・4　主要な栄養素の消化と吸収 ……… 16

3. 体内動態 ……………………………………………………………………… 19

3・1　糖　　質 ……………… 19
3・2　タンパク質・アミノ酸 ……………… 21
3・3　脂　　質 ……………… 22
3・4　ビタミン ……………… 26
3・5　ミネラル ……………… 33
3・6　カロテノイド ……………… 35
3・7　ポリフェノール（フラボノイド）…… 36
［コラム］EGCG の作用機構 ……………… 38

4. 体質素因 ……………………………………………………………………… 39

4・1　性・年齢の影響 ……………… 39
4・2　遺伝子の変異と遺伝子多型 ……… 41
［コラム］DNA による遺伝情報の仕組み …… 42
［コラム］単一遺伝子病 ……………… 44
4・3　エピジェネティクス ……………… 45
4・4　ミトコンドリア ……………… 47
4・5　環境因子と生活習慣病のかかわり … 48
4・6　分子栄養学の発展 ……………… 49

第Ⅱ部　各病態にかかわる食品成分

5. 循環器系に作用する食品成分 ……………………………………………… 55

5・1　心臓と血管系の構造と機能 ……… 55
5・2　心不全にかかわる食品成分 ……… 58
［コラム］心房細動に与える食事の影響 …… 61
5・3　虚血性心疾患にかかわる食品成分 … 61
5・4　高血圧にかかわる食品成分 ……… 63

6. 代謝内分泌系に作用する食品成分 ················ 70

6・1　糖尿病にかかわる食品成分 ········· 70	［コラム］尿酸代謝の生物間の違い ··········· 94
［コラム］糖尿病の診断基準 ·················· 73	6・5　内分泌系に作用する食品成分 ······ 97
6・2　脂質異常症にかかわる食品成分 ······ 77	［コラム］成長ホルモンと食品成分 ··········· 105
6・3　肥満にかかわる食品成分 ············ 87	
6・4　痛風・高尿酸血症にかかわる 食品成分 92	

7. 消化器系に作用する食品成分 ··················· 109

7・1　消化器のもつ機能 ··············· 109	［コラム］逆流性食道炎 ······················ 120
7・2　消化器系の機能にかかわる 食品成分 115	7・4　肝臓と胆嚢の機能と それにかかわる食品成分 125
7・3　胃・腸の疾患にかかわる食品成分 120	

8. 腎・尿路系に作用する食品成分 ················· 129

8・1　腎臓の機能 ···················· 129	8・3　利尿作用のある食品成分 ·········· 135
8・2　腎機能にかかわる食品成分 ········ 130	8・4　排尿障害にかかわる食品成分 ······ 138

9. 脳・神経系に作用する食品成分 ················· 140

9・1　脳に作用する食品成分 ············· 140	［コラム］生体恒常性の始まり ··············· 147
9・2　認知症・精神疾患にかかわる 食品成分 142	9・4　眼にかかわる食品成分 ············· 152
9・3　血液脳関門の役割と食品成分 ······ 147	9・5　味覚にかかわる食品成分 ··········· 157

10. 免疫・炎症・アレルギーにかかわる食品成分 ······ 163

10・1　免疫系とは ···················· 163	10・4　アレルギーにかかわる食品成分 ··· 170
10・2　免疫増強とその作用のある 食品成分 165	10・5　免疫・炎症・アレルギーと 食品成分とのかかわり 173
10・3　関節リウマチとそれに かかわる食品成分 167	

11. 呼吸器系にかかわる食品成分 ··················· 174

11・1　呼吸器の機能とそれに かかわる食品成分 174	11・2　呼吸器疾患にかかわる食品成分 175

12. 血液にかかわる食品成分 ······················· 178

12・1　貧血にかかわる食品成分 ·········· 178	12・3　白血病およびその類縁疾患に かかわる食品成分 186
12・2　凝固・線溶系，止血の仕組みと それにかかわる食品成分 184	

13. 骨に作用する食品成分 ························· 189

13・1　骨代謝にかかわる食品成分 ······· 189	13・2　骨関節疾患にかかわる食品成分 194

14. 筋肉にかかわる食品成分 ································· 199

14・1 筋肉の組成と機能および
それにかかわる食品成分···199

[コラム] レジスタンストレーニング ········ 200

[コラム] アミノ酸価 ····················· 201

14・2 サルコペニアとそれを
予防・改善する食品成分···203

[コラム] サルコペニアとフレイル ·········· 203

14・3 スポーツ栄養にかかわる
食品成分···205

15. 皮膚に作用する食品成分 ····························· 207

15・1 皮膚の構造と老化・光老化 ······· 207

15・2 皮膚に作用する食品成分 ········· 210

16. がんにかかわる食品成分 ···························· 215

16・1 がん細胞の特性 ····················· 215

16・2 肝がん細胞の増殖と浸潤に
対する食品成分の作用···216

[コラム] 細胞および個体で食品の機能を
検討する研究手法
—肝がん細胞の例···218

17. 女性器系に作用する食品成分 ····················· 223

17・1 ビタミン D の産婦人科領域
での意義···223

[コラム] 乳がんとビタミン D ··············· 225

17・2 植物エストロゲン ··················· 225

17・3 月経前症候群とサプリメント ····· 227

[コラム] チェストベリー ···················· 227

18. 食品成分と薬の相互作用 ···························· 229

18・1 金属イオンとのキレート形成
による腸管吸収低下···230

18・2 グレープフルーツによる
薬物代謝酵素阻害···231

18・3 セント・ジョーンズ・ワート
による薬物代謝酵素誘導···232

18・4 ビタミン K 含有食品と
ワルファリン···233

18・5 その他の相互作用 ·················· 234

索　　引 ··· 235

第Ⅰ部

食理学総論

1 食理学とは

 1・1 食理学の概念

食理学とは，食品あるいは食品成分と生体との相互作用の結果起こる現象を研究する科学である．薬と生体の相互作用の結果起こる現象を研究する科学を薬理学と称しているが，食理学はこの薬を食に置き換えた造語である．

古くから医食同源といわれるように，食にはさまざまな疾病に対する予防・治療効果がある．食理学という語には，この機構を解析する**薬理学的食品栄養学**の意が込められている．したがって食理学の目的は，食品の体内での作用機序を明らかにすることであり，このためには食品と生体の両方に関する知識が必要である．

食品の成分は，どのようにして身体の中に入り，どの程度の量で効果を現すのか，そのとき生体内の反応はどのような仕組みで動くのか．ヒトの生体の特徴は，機能の恒常性を維持するために複雑な調節機構が発達していることであり，その調節機構を正常方向に動かすために食品がいかなる役割を果たしているのかを解明することは重要である．こうした食理学の研究には，食品と生体との相互作用の結果生じる現象を解析するために，食品学・臨床栄養学・生理学・生化学・分子生物学などの手法が必要である．食理学を分子レベルまで追究すれば分子栄養学に入り，機能性を追究すれば機能性食品学に近接する．

 1・2 食理学の占める範囲

食理学の分野では，食品および食品成分の消化と特に吸収，食品成分の生体内分布，食品成分の代謝・排泄，さらには各個人の遺伝素因に左右される食品成分など，食品と生体の相互作用をマクロからミクロまで広く取扱う．

食品はあくまでも食品であって薬ではない．しかし食理学にあっては，"食品を薬のような感覚で取扱うことが求められる"といっても過言ではない．たとえば抗酸化作用について考えると，薬の場合はビタミンE製剤がどのような経緯で吸収され，血中濃度を維持し，効能を発揮し，消失するのかを扱うわけだが，食品の赤ワインの場合では，抗酸化作用をもつポリフェノールは小腸でどのように吸収され，どの程度の血中濃度を維持して効能を現し，消失していくのかということになり，通常の摂取量では期待される抗酸化能を発揮できないかもしれない．

このような食品成分の生物学的利用率（**バイオアベイラビリティ**）は，食品の機能性を論じるうえで最も重要な位置を占めている．機能性成分の実験レベルでの作用をそのまま評価するのではなく，食品に目的の成分がどの程度含まれているか，またどのくらい吸収されて，血中濃度はどの程度で，生体に利用されているのかという感覚が重要である．

1・3 食理学のその先

食理学と薬理学の共通点について述べてきたが，この食と薬の違いはかなりの曲者である．薬も昔は薬草（今でも生薬など）が用いられていたように，薬効成分以外の夾雑物が含まれていたが，現在では精製され化学構造も明らかな純品としてその効果が研究されるのが基本である．これに対して，食品はまるごと摂取しているため，含まれている特定の成分だけを抽出してその効果をみても，その成分＋αの部分の評価ができない．このαの部分は，目的の成分に対してプラスにもマイナスにも作用しうるだけでなく，さらに別の作用をもつ場合もある．

先の例でも，赤ワインにはポリフェノールに加えてアルコールが存在し，アルコールはポリフェノールの吸収にはプラスに働くかもしれないが，アルコールの摂り過ぎは抗酸化作用と別の肝障害を導くおそれもある．

あるいはココアを例にあげて考えてみると，ココアにはクロロゲン酸をはじめとしたポリフェノールが含まれているほか，脂肪，タンパク質，糖質，食物繊維，ビタミン，ミネラルなどほぼすべての栄養素が含まれている．ココアの健康効果についてはポリフェノールによる抗酸化作用，食物繊維によるコレステロー

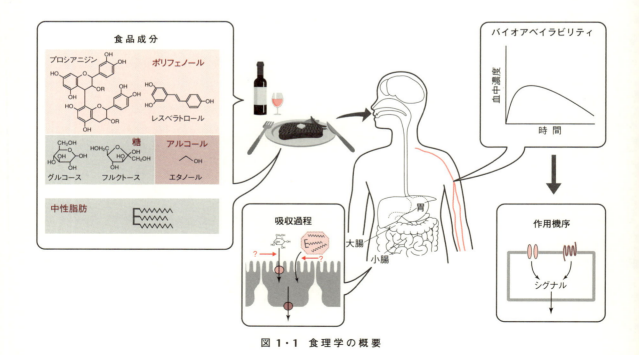

図 1・1 食理学の概要

ル低下作用，テオブロミンによる脳機能改善作用などさまざまな視点から研究が行われているが，たいていはココアに含まれるすべての成分をひっくるめた影響をみることしかできず，純粋に個別の成分の作用だけを調べることも，目的成分の寄与度や他の成分とのかかわりを調べることも，実質不可能に近い.

　さらに，被験者を用いた食品摂取の介入試験では，条件をそろえたり，結果の出る被験者数を確保するのが難しいことがいわれている．目的の食品あるいは食品成分以外に試験期間中に摂取する食事の影響や，体質素因の個人差など，コントロールの設定が困難であるのも一つの要因である．他の食事の影響を排除するために，被験者試験は早朝空腹時の単独摂取で行われることも多い．しかし実際のところ，食品は食生活のなかで摂取されることが前提なので，他の食品および食品成分との関連を考えることは必要不可欠である．これは，食事とともに摂取する飲料に関しても同様である．赤ワインはステーキ，チーズなど飽和脂肪の多い食品とともに摂ることが多く，緑茶は和菓子とともに摂ることが多い．赤ワインに含まれているポリフェノールが飽和脂肪によって増加する LDL の酸化を防ぐのか，飽和脂肪が小腸で吸収されるのをポリフェノールが抑制するのか，このときに互いの量的な関係はどうなのか，といった問題もやっと端初についたばかりである.

　この食品の複合的な検討は，各食品成分の組合わせの複雑さに加えて，1 日 3 回摂取する日常の食生活を考えると検討項目が天文学的な数字になることが容易に予想できるので，これまでも無視されてきた可能性がある．このような同時に摂取される食品成分間のかかわりや生体影響について，一定の方向づけをしていくことも，食理学の重要な役割の一つである.

　われわれは先人たちの努力によって，炭水化物を主とする主食と，脂肪・タンパク質を副食として，すべての栄養素をバランスよく摂る食生活を培ってきた．従来の栄養学では，炭水化物，タンパク質，脂質，ビタミン，ミネラルなど五大栄養素を対象として，個別に研究されてきたが，本来は栄養素と非栄養素をまとめて食品成分として取扱う必要がある．本書では，第 I 部の総論で主要な栄養素を中心に体内動態の概要を解説した後，第 II 部の各論にて生体の各器官系に作用する食品成分を健常状態から疾病状態まで包括して取上げる.

科学的根拠とは？

健康情報の信頼性

ふだんどのような情報を信頼し，健康によいとされる食品あるいは食生活を判断しているだろうか？　たとえば，"塩分の摂り過ぎは血圧が高くなるので身体によくない"，"○○の栄養素を含む食品を食べた方がよい"，"日本食は健康によい"など，日常生活で得られる情報はさまざまである．それはソーシャルメディアや新聞，TV，あるいは専門家の記事から得られた情報であるかもしれない．現代では主体的に情報を探そうと意識せずとも，溢れかえった健康情報がいつでも入ってくる．しかしながら，なかには信頼性が高いとはいえない情報が紛れており，情報の取捨選択が求められる．その能力を養うためには，**疫学研究**や**基礎研究**に関する正しい知識をもち，科学的根拠に対する理解が必要となる．

疫　学

日本疫学会では，**疫学**は"明確に規定された人間集団の中で出現する健康関連のいろいろな事象の頻度と分布およびそれらに影響を与える要因を明らかにして，健康関連の諸問題に対する有効な対策樹立に役立てるための科学"と定義されている[1]．食塩摂取量の例でいえば，原因が食塩摂取量であり，血圧あるいは循環器疾患が結果と理解できるだろう．ただし，原因と結果との関連や因果の有無を検証する方法（研究デザイン）にはさまざまな種類がある．たとえば，研究協力者に対して，医師や栄養士からの減塩指導による食生活改善などの行動制約を与え，血圧減少の効果を検討する場合は**介入研究**とよばれる．介入の際には，比較する相手となる何らかの対照群が必要であり，何を対照として介入の有効性を検証するかは研究者の目的によって異なる．一方，そのような介入がない方法は**観察研究**とよばれるが，原因と結果の評価タイミングによって異なる研究デザインとなる．つまり，原因と結果が同じタイミングで調査されれば，たとえば地域で開催された健康教室の当日に，参加した高齢者の食塩摂取量と血圧測定を行い，そのデータを用いて両者の関連を検討する場合などは**横断研究**に該当する．一方，研究参加者を縦断的に追跡して，血圧測定を5年後，10年後などに実施し，追跡前における塩分摂取量が追跡後の血圧あるいは循環器疾患の死亡・罹患に与える影響を検討するといった場合は**前向きコホート研究**とよばれる．それぞれの疫学研究は，目的や実現可能性に応じて適切な研究デザインが選択・実施され，その成果として一つの科学的根拠となっている．

"真の値"に影響する交絡因子

疫学研究デザインの違いは，**交絡**という重要なポイントに対するアプローチが異なる．交絡とは，ある別の因子（**交絡因子**）によって，要因と結果の間に見かけの関連が生じる現象をいう．たとえば，一般に年齢が高い者ほど塩分が濃い食品を摂取しがちであり，血圧も高いことが想定される．このとき，食塩摂取量と血圧との関連は，年齢の影響による見かけ上の関連であるのか否かを判断できない（下図）．

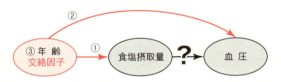

図　交絡因子を表す非巡回有向グラフ　非巡回有向グラフ（DAG）とは，方向があり（directed），巡回しない（acyclic），図（graph）をいい，疫学でよく用いられる．
① 年齢は，原因（塩分摂取量）と関連している．
② 年齢は，結果（血圧）と関連している．
③ 年齢は，原因と結果の中間因子でない．

この例では年齢が交絡因子となり，関連の強さの"真の値"に影響を与えている．疫学の分野において，考慮すべき交絡因子は，年齢，性別，体型，病歴，喫煙習慣，飲酒習慣などと多岐にわたる．6カ月間の減塩の栄養指導の効果を調べる研究を例に考えてみたい．介入の効果を検証する場合には，栄養指導以外のその他の要因は事前に計画的に統制し，介入群と対照群で同じにする必要がある．しかしながら，介入群のAさんと対照群のBさんを考えた場合に，日常生活あるいは遺伝的背景を完全一致させるのは難しいことは想像できるであろう．観察研究であれば，データ取得後に事後的に，多変量解析や層別解析で交絡を調整することになる（詳細は割愛する）．そのため，一つの研究から得られた値，つまり原因と結果との関連の強さが，"真の値"と完全一致する可能性は必ずしも高いわけでなく，あくまでも"真の値"から多少なりと

もバイアスを受けた可能性のある推定値である．その
ため，既存の研究を一定のルールの下で網羅的に探索
し，同質の研究結果の推定値を統計的に統合し，"真
の値"を推定する**システマティックレビュー（系統的
レビュー）**という研究デザインも行われている．その
なかで特に，研究結果全体の平均値を計算するなど，
結果を数量的にまとめる作業を**メタアナリシス（メタ
解析）**とよぶ．これらの統合手法では既存の研究結果
をもとにした，より普遍的な情報を得ることができる
が，個別の研究の特性や，個別の研究の質（バイアス
リスクなど）の評価が十分でないと，注意すべき情報
が失われてしまう．そのため，システマティックレ
ビューの場合には，システマティックレビューやメタ
アナリシスにおいて報告すべき項目が示されている
PRISMA声明に沿って実施されているか否かが信頼度
を判断する一つの目安になる．また，後発の研究に
よって結論が覆る可能性も十分にあるため，最新の知
見を把握することは必要である．

疫学研究と基礎研究について

疫学研究と基礎研究は対立するものではないことを
はじめに述べておきたい．前者は特に研究結果を，社
会に還元する（一般化する）ことを目指しているが，
後者は原因と結果との間にある分子機構や作用機序
などのメカニズムを明らかにすることに焦点を当て
ている．ヒトを対象とした疫学研究では，前述した
ように原因と結果との関連を検証するうえでの交絡
を完全に排除することは難しいが，動物や細胞の基
礎研究で検証すればその問題の多くは解消される．
さらに，未知なるメカニズムの解明が，本質の理解
にとどまらず，新たなステージへと研究を展開させる
可能性ももっている．一方，基礎研究による知見のみ
を蓄積させても，そのまま現実社会に適用する，つま
りヒトの健康維持・増進に役立てることが難しいのも
事実である．

先行研究を参照して考えてみたい．たとえば，"朝
食をとらないと太る"と一般によくいわれるが，その
詳細なメカニズムの解明は十分でなく，まだまだ情報
が乏しいテーマの一つであろう．さまざまな理由が考
えられているが，欠食により体がエネルギーを節約し
て脂肪の合成を促進するというメカニズムについて
は，まだヒトで観察された研究報告はない．

一方，1994年に世界5大医学雑誌の一つである
*Lancet*において，ポリフェノールが多く含まれる赤
ワインとLDL抗酸化能との関連が示されたのは有名
であるが[2]，のちの基礎研究および疫学研究において
も一貫した知見が得られている．今やポリフェノール
が動脈硬化に予防的に働く可能性があることは自明と
なってきたのかもしれない．ほかにも基礎研究と疫学
研究で一貫した知見が得られている例はさまざまあげ
られる．これまでの医学・栄養学分野の研究をはじめ，
"正しい"健康情報あるいは健康維持・増進に関する
ガイドラインは，基礎研究や疫学研究の大事な一つ一
つのピースが組合わさって，蓄積されることで成り
立っている．あくまでも一つの研究結果から得られる
成果に対しては常に謙虚な姿勢を忘れてはならない．
パズルの一つのピースから，パズル全体の絵の良し悪
しを判断する人はけっしていないであろう．

栄養士・管理栄養士と科学的根拠

医学分野では evidence based medicine（EBM）が
すでに常識となっており，栄養学分野においても
evidence based nutrition（EBN）という言葉が広まり
つつある．科学的根拠に対する理解を深めることは，
学習コストの面から負担を感じる人もいるかもしれな
い．しかし，健康情報の入手，理解，評価および活用
のためにはこの理解が必要である．正しい知識を備え
た栄養士・管理栄養士は，経験則による，いわば
"experience based"であった視点を，"本来の"EBN
に変えてくれるだろう．特に，わが国の健康寿命の延
伸に対して活躍が期待される栄養士・管理栄養士にお
いて，基礎研究および疫学研究の両者の目的と限界，
さらには意義を適切に理解し，研究と実践とをつなぐ
ことのできる人材が増えていくことに期待したい．最
後に，あなたの一番大切な人の健康についてぜひとも
考えて欲しい．その大切な人には，少なくとも一つの
パズルのピースだけの内容を伝えることは，おそらく
ないだろう．

［参考文献］
1) 佐々木 敏 著，"はじめて学ぶやさしい疫学（日本
   疫学会監修），改訂第2版"，p.1-7, 南江堂（2010）
2) K. Kondo, *et al.*, 'Inhibition of oxidation of low-
   density lipoprotein with red wine', *Lancet*, **344**
   (8930), 1152（1994）

2 消化と吸収

2・1 消化器の構造と働き

　口腔から肛門に至る消化管，および消化にかかわる肝臓，膵臓などの付属器を含めて**消化器**とよぶ（図2・1）．経口摂取した食物は口腔内で咀嚼されたのち，食道，胃，小腸，大腸を移送されて，肛門から便として排出されるが，その間に，唾液腺，胃腺，膵臓などの器官から分泌される**消化酵素**によって食物が分解される．このとき，消化酵素の作用を助ける胃酸，胆汁酸なども管腔内に分泌され，消化管内での食品成分の効率的な分解を可能にしている．

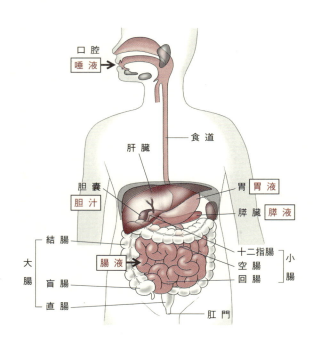

図2・1　ヒトの消化器

　小腸の内腔には無数の突起（絨毛）があり，その総表面積は 200 m^2 にも及ぶといわれている．絨毛の表面は，絨毛の基部にある幹細胞から分化した5種類の細胞で構成される上皮細胞の単層によって覆われている（図2・2）．上皮細胞の大部分を占める**吸収上皮細胞**では，微絨毛に覆われた粘膜側表面や細胞質にも固有の消化酵素が発現しており，これらの酵素は食物成分の最終的な消化を担う．

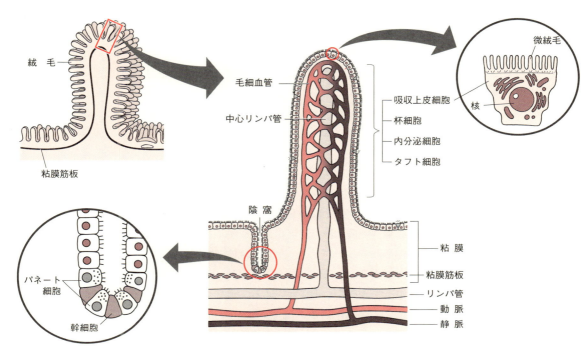

図 2・2　絨毛と上皮細胞層　分化した腸上皮細胞は，これまで吸収上皮細胞，杯細胞，内分泌細胞，パネート細胞の4種類とされてきたが，最近はタフト細胞を加えて5種類とすることが多い．タフト細胞は寄生虫感染に応答する細胞として関心を集めている．腸管上皮の陰窩（クリプト）の底には幹細胞が存在する．隣にあるパネート細胞が出すシグナル伝達物質の刺激を受けて幹細胞は増殖し，各種の機能細胞へと分化していくことがわかっている．

　一方，吸収上皮細胞の粘膜側および基底膜側の細胞膜には，栄養素を輸送するタンパク質（**輸送体**）が存在しており，消化の最終産物である単糖，アミノ酸などを特異的に輸送する．またビタミン，ミネラルイオンなどの輸送を行う輸送体，チャネル，ポンプも存在している．

　消化の基本は，一般に高分子の形態をとっていることが多い食物成分をいったんバラバラにして低分子の物質に変換し，輸送体などの装置によって体内に輸送できるようにすることである．高分子の形態をもつものは，そのままでは吸収されにくく，むしろ身体にとって有害な作用があることもある．毒素タンパク質やアレルゲンタンパク質などがその例である．われわれにとって基本的には異物である食物成分の有害性を減弱化し，同時に体内に吸収しやすい形にする**消化**は，外来異物を食べて生命の維持を行っている動物にとって不可欠なシステムである．

　消化器系に関与するもう一つの重要な要素が，腸内に存在する細菌群である．生まれたときから腸内に形成される**腸内細菌叢**（**腸内フローラ**）は，腸管での感染症を予防するなど，おもに免疫系とのかかわりで研究がなされてきた．しかし近年，食物成分の消化・分解にも重要な役割を果たしていることがわかってきた[*]．腸内細菌叢は宿主（ヒト）とさまざまな相互作用をしており，腸内細菌叢も消化器官の一つと考えるべきかもしれない．

[*] 腸内細菌の働きや食品成分とのかかわりについては第7章を参照．

2・2 消化の過程

2・2・1 口腔での消化

消化の第1段階である歯による咀嚼は，物理的な消化過程の一つである．口腔内では唾液の役割も重要であり，耳下腺や顎下腺から1日に約1.5L分泌される．唾液中には消化酵素であるα-アミラーゼが含まれ，それによりデンプンの消化が開始される．唾液には少量のリパーゼも存在する．

2・2・2 胃での消化

胃では1日に約2Lの胃液が分泌される．胃底腺の壁細胞から分泌される塩酸のために，胃液のpHは空腹時には1～2と低い．食物中に含まれるタンパク質の多くは胃内で酸変性し，消化されやすくなる．胃の主細胞からはペプシノーゲンが分泌される．ペプシノーゲンは酸性下で部分分解され，タンパク質分解酵素であるペプシンとなる．ペプシンの至適pHは2前後なので，胃内はペプシンにとって最も働きやすい環境といえる．ポリペプチド中に"酸性アミノ酸－芳香族アミノ酸"という配列があると，そのN末端側がペプシンによって切断されやすい．こうしてタンパク質は断片化され，以降の消化過程に進みやすくなる．

2・2・3 十二指腸での消化

十二指腸では膵臓から膵液が流入している．膵液は，1日に約1L分泌される高濃度の重炭酸イオン（HCO_3^-）を含む塩基性の液体で，胃から流入してくる酸を中和して，十二指腸内のpHを中性付近に保つ．膵液には，三大栄養素を分解する主要な消化酵素がすべて含まれ（表2・1a），胃から流入してくる食物成分やその消化物のさらなる消化・低分子化において，主要な役割を果たしている．膵液の分泌は"食事をとった"という情報によってコントロールされている．食物が胃に到達すると胃からガストリンなどが分泌され，また十二指腸～小腸に到達すると胃酸，アミノ酸，脂肪酸などが腸の内分泌細胞を刺激することによりセクレチンなどが分泌される．これらのホルモンが膵臓を刺激し，膵液を分泌させるのである．

十二指腸には1日約0.5Lの胆汁も流入している．胆汁は，肝細胞でコレステロールから合成される胆汁酸や胆汁色素，リン脂質，コレステロールなどを含んでおり，胆嚢にいったん溜められた後，胆管を経由して十二指腸に流入する．胆汁中の胆汁酸はコール酸やケノデオキシコール酸がタウリンやグリシンによって抱合化されたもので，一次胆汁酸とよばれる．これらは摂取した食物中の脂肪を乳化・ミセル化し，リパーゼによって分解されやすいように助ける働きがある．

2・2・4 小腸での消化

小腸，特に空腸では，十二指腸から流入した消化酵素類，および小腸粘膜から分泌される腸液に含まれる酵素類（表2・1a）が，食物中の成分をさらに低分子化する管腔内消化が進行する．また腸管上皮細胞の管腔側表面（刷子縁膜）にも

表 2・1　おもな消化酵素

酵　素	基　質	分解の特徴
(a) 小腸での管腔内消化にかかわる		
α-アミラーゼ	デンプン	二糖類，三糖類を産生
トリプシン	タンパク質	塩基性アミノ酸のC末端を切断
キモトリプシン	タンパク質	芳香族アミノ酸のC末端を切断
エラスターゼ	タンパク質	主に弾性線維（コラーゲンなど）を切断
カルボキシペプチダーゼ	オリゴペプチド	C末端側からアミノ酸を一つ切断
リパーゼ	トリアシルグリセロール	1位と3位の脂肪酸を切断
コレステロールエステラーゼ	コレステロールエステル	コレステロールと脂肪酸を分解
(b) 膜消化にかかわる		
マルターゼ	マルトース	2分子のグルコースに分解
スクラーゼ	スクロース	グルコースとフルクトースに分解
ラクターゼ	ラクトース	グルコースとガラクトースに分解
アミノペプチダーゼ	オリゴペプチド	N末端側からアミノ酸を一つ切断
ジペプチジルペプチダーゼ	オリゴペプチド	N末端側からアミノ酸を二つ切断

消化酵素が発現しており（表 2・1b），これによりペプチドはトリペプチド，ジペプチド，アミノ酸に，二糖類は単糖類に分解されるといった低分子化反応が進行する．これらの反応は腸管上皮の膜表面で進行することから**膜消化**とよばれる．

なお，トリペプチドおよびジペプチドは，腸管上皮細胞の粘膜側に存在する輸送体によって細胞内に取込まれたのち，その多くが細胞内のペプチダーゼによってアミノ酸にまで分解されると考えられる．このような消化は**細胞内消化**とよばれる．小腸は，この三つの消化過程を実行する場であり，同時に最終分解産物を体内に輸送する吸収過程の場でもある．

2・2・5　大腸（結腸）での消化

下部小腸（回腸）にも細菌が一定数は生息している*が，大腸には 10^{11} 個/g（内容物）を超える腸内細菌が生息している．腸内細菌は，難消化性オリゴ糖や食物繊維を分解する酵素，あるいはポリフェノール配糖体などから糖質を分離する酵素をもっている．これらは，われわれがもっている消化酵素では分解できない食品成分を分解し，代謝し，体内に取込める形にしている．

2・3　吸収の仕組み

食物が消化管内で分解されることによって生じた栄養素などの食品成分は，体内に吸収されてはじめて意味をもつ．栄養素の吸収が最も活発な部位は上部小腸（空腸）であり，栄養素の輸送は，腸管の内表面を覆っている上皮細胞層で行われる．本節では，その物質吸収の基本的な仕組みについてまとめる．

腸管上皮における物質輸送の経路は図 2・3 に示すように，四つに大別される．すなわち，① 輸送体（輸送タンパク質）を介した基質特異性の高い輸送経路，

* 小腸下部（遠位回腸）に生息する腸内細菌の数は $10^6 \sim 10^7$ 個/g といわれている．小腸ではまだ嫌気度が低いので *Lactobacillus* が多く，より嫌気度の高い大腸では *Bifidobacterium* が優勢になる．これらの菌は有機酸を生成し，酸性の環境をつくるので，有害な菌の増殖を抑制するのに役立っている．

②脂溶性栄養素などが細胞内を拡散により移動する特異性の低い輸送経路，③上皮細胞間の接着装置である密着結合に存在する小孔を介して，水溶性の低分子物質が濃度勾配によって拡散する経路（傍細胞経路），④高分子物質が，上皮細胞の粘膜側からエンドサイトーシスによって小胞内に取込まれ，その小胞が基底膜側でのエキソサイトーシスによって内容物を血液側に放出する経路の四つである．

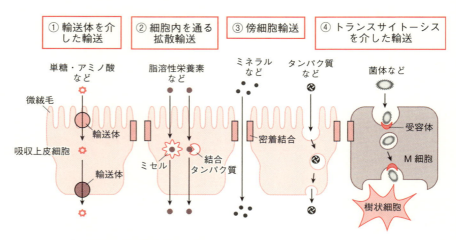

図 2・3　腸管上皮層にある吸収経路　各経路について §2・3・1〜§2・3・4 で詳しく述べる．小腸のパイエル板を構成する上皮細胞層には M 細胞があり，トランスサイトーシス機能をもつが，栄養素輸送という働きではなく，菌体などの異物を取込むのを専門とする上皮細胞である．

2・3・1　輸送体を介した輸送

輸送体（トランスポーター）は，細胞膜を介して物質を細胞外から細胞内に，あるいはその逆方向に輸送する機能をもつタンパク質である．細胞内外への栄養素輸送に必須のタンパク質で，すべての細胞が細胞膜にさまざまな輸送体を備えている．20世紀終盤になってから次々と遺伝子クローニングが進められ，多くの輸送体の存在が明らかになった．輸送体は二つに大別される．一つは **SLC 型** と命名されており，ヒトでは 400 種類ほどが見いだされている．ほとんどの水溶性栄養素の輸送には SLC 輸送体が関与している．もう一つは **ABC 型** とよばれるもので，約 50 種類が知られている．ABC 輸送体は脂溶性あるいは疎水性の高い栄養素や薬物の輸送にかかわり，また細胞内に取込まれた疎水性異物の細胞外への排出にかかわることで知られている．

腸管の吸収上皮細胞は，その役割上，管腔内に存在する栄養素を効率よく血液中にまで輸送するための固有の SLC 型または ABC 型の輸送体を発現している．たとえば，単糖類を管腔側から細胞内に輸送する SGLT1 や GLUT5，細胞内に輸送された単糖類を血液側に輸送する GLUT2，酸性アミノ酸を管腔側から細胞内に輸送する EAAC1 などは，いずれも SLC 輸送体であり，それぞれが SLC の共通名称をもつ（表 2・2）．一方，脂溶性成分・疎水性成分の細胞外への排出にか

SLC 型と ABC 型: SLC 型は何らかの溶質（solute）を輸送する（carrier）という機能をもとにまとめられた大きなグループである．一方，ABC 型は輸送体のタンパク質構造中に ATP 結合ドメインが含まれる（ATP-binding cassette）輸送体のグループである．

かわる MRP2 などは ABC 輸送体で，これらも ABC の共通名称が定められている（表 2・3）．一部の ABC 輸送体はコレステロールや脂溶性ビタミンの吸収に積極的にかかわることも明らかになってきている．なお，栄養素の輸送体の大部分は，数個〜十数個の細胞膜貫通ドメインをもつ分子量の大きい膜タンパク質で，正確な立体構造はまだ解明されていないものが多い．

表 2・2　腸管吸収にかかわる SLC 輸送体

タンパク質名	SLC 名称	おもな基質	特　徴
SGLT1	SLC5A1	グルコース	粘膜側，Na^+ 依存性
GLUT2	SLC2A2	グルコース	基底膜側
GLUT5	SLC2A5	フルクトース	粘膜側
EAAC1	SLC1A1	酸性アミノ酸	粘膜側，Na^+ 依存性
B^0AT1	SLC6A19	中性アミノ酸	粘膜側，Na^+ 依存性
LAT2	SLC7A8	中性アミノ酸	基底膜側
CAT1	SLC7A1	塩基性アミノ酸	基底膜側
PEPT1	SLC15A1	ジ・トリペプチド	基底膜側，H^+ 依存性
CNT2	SLC28A2	アデノシン	粘膜側，Na^+ 依存性
ENT1	SLC29A1	アデノシン	基底膜側
THTR1	SLC19A2	ビタミン B_1	H^+ 依存性
PCFT	SLC19A1	葉酸	粘膜側，OH^- 依存性
SVCT1	SLC23A1	ビタミン C	粘膜側，Na^+ 依存性
DMT1	SLC11A2	2 価鉄イオン	H^+ 依存性
ZnT5	SLC30A5	亜鉛イオン	粘膜側
ZnT1	SLC30A1	亜鉛イオン	基底膜側

表 2・3　腸管吸収にかかわる ABC 輸送体

タンパク質名	ABC 名称	おもな基質	特徴（発現部位など）
—	ABCA1	コレステロール ビタミン E	基底膜側へ排出
—	ABCG5/G8	コレステロール 植物ステロール	粘膜側へ排出
MRP2	ABCC2	フラボノイド抱合体	粘膜側へ排出

　輸送体は輸送する基質に特異性をもち，無関係な物質は輸送しない．しかし，その特異性には幅がある．アミノ酸輸送体を例にとれば，酸性アミノ酸以外なら何でも輸送するという特異性の低いものや，芳香族アミノ酸しか輸送しないという特異性の高いものなどが存在する．一方で，同じ中性アミノ酸を運ぶ輸送体が腸管上皮細胞に何種類もある．このような幅広い輸送システムの存在は，生体にとって必須な栄養素であるアミノ酸が確実に体内に輸送されるための仕組みと考えられる．

　なお，輸送体には，ABC 輸送体のように ATP のエネルギーを利用する能動輸送タイプと，エネルギーを必要としない受動輸送タイプが存在する．**能動輸送**とはエネルギーを用いて物質の細胞膜透過を行う機構のことで，物質の濃度勾配に逆らっての輸送（濃度の低い側から高い側への輸送）が可能である．Na^+/K^+ ポ

ンプはその代表例である．一方，**受動輸送**とは濃度の高い側から低い側に向かって拡散によって物質移動が行われることで，エネルギーを必要としない．腸管での糖輸送にかかわる GLUT2 は受動輸送型の輸送体である．SLC 輸送体には輸送にイオンを必要とするものが多く，たとえばグルコースを輸送する SGLT1 はナトリウムイオン（Na^+）依存性，ジペプチドを輸送する PEPT1 はプロトン（H^+）依存性である．

2・3・2　結合タンパク質を介した輸送

脂溶性物質は細胞膜（脂質二重層）に取込まれやすいが，粘膜側から取込まれた脂溶性成分が，親水的環境である細胞質を通り抜けて基底膜側に移動することは困難である．多くの脂質成分はミセルを形成して細胞質内を移動するといわれているが，吸収上皮細胞内のキャリヤータンパク質に結合して移動する場合があることも知られている．たとえばレチノール結合タンパク質タイプⅡ（CRBPⅡ）は，吸収上皮細胞内のキャリヤーとしてビタミン A の腸管吸収を助ける*．

*　ビタミン A の吸収については §3・4・1 を参照．

カルシウムの腸管吸収は，吸収上皮細胞の粘膜側に発現するカルシウムチャネル（TRPV6），および基底膜側に発現しているカルシウムポンプ（Ca^{2+}-ATP アーゼ）によって行われると考えられているが，粘膜側から基底膜側への細胞内輸送は，カルシウム結合タンパク質である**カルビンディン**によってなされる（図 2・4）．細胞内のカルビンディン合成はビタミン D によって転写レベルで制御されており，"カルシウムの吸収効率を高めるにはビタミン D が重要である" というのはこれが理由である．

なお，カルシウムチャネルや結合タンパク質を介した細胞内輸送経路以外に，細胞間の隙間を介した拡散による受動輸送もカルシウム吸収の主要な経路となっている（§2・4・4 を参照）．

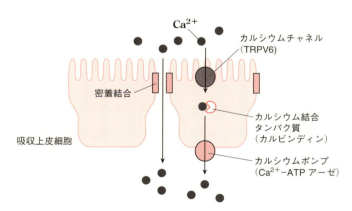

図 2・4　カルシウムの腸管吸収機構

2・3・3　密着結合を介した輸送

単層を形成している腸管上皮細胞同士は，図 2・5（a）に示したような三つの接着装置で結びつけられており，このうち細胞層の粘膜側と基底膜側の間の物質

移動を最も強く制限しているのは**密着結合（タイトジャンクション）**である．密着結合は，特徴的な細胞外ドメインをもつ4回膜貫通型の膜タンパク質であるオクルディンとクローディンが，細胞外ドメイン同士を結合させることによって形成されている（図2・5b）．

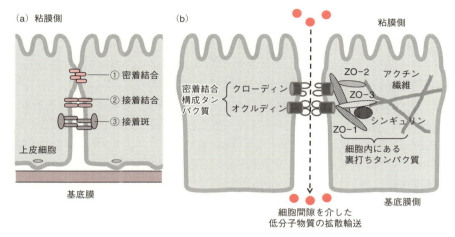

図2・5 細胞の接着装置

腸管上皮細胞層には，細胞間の隙間を通って物質が拡散移動する経路があることが昔から知られていた．この経路は**傍細胞経路**とよばれ，電荷選択性のものとサイズ選択性のものがある．おもに前者の経路を形成するのがクローディンである．クローディンは約20種類が知られており，機能によってバリア型とチャネル型に分類されている．チャネル型クローディンの細胞外ドメインの結合部分にはnmレベルのチャネル（小孔）が形成され，腸管上皮ではそこが電荷選択性経路として機能している．クローディンの組合わせによって小孔のサイズは異なるが，ミネラルイオン（特に陽イオン）は容易に透過できるので，電荷選択性経路はミネラル吸収の経路として重要であると考えられている．一方，サイズ選択性経路はリーク経路ともよばれ，オクルディンによって制御されている．リーク経路では，場合によって分子量数万のタンパク質なども透過しうると考えられる．

2・3・4 トランスサイトーシスによる輸送

細胞には，細胞膜を内部に陥入させて小胞をつくる作用がある．これを**エンドサイトーシス**（飲細胞作用）とよぶ．一方，細胞内に存在する小胞が細胞質内を移動して基底膜側の細胞膜に融合し，内部の物質を細胞外に放出する作用を**エキソサイトーシス**とよぶ．このエンドサイトーシス→エキソサイトーシスの一連の動きを**トランスサイトーシス**とよぶ（図2・3④参照）．この輸送様式はエネルギーを必要とする．

トランスサイトーシスには二つのタイプがある．一つは，受容体を介した特異性の高い高分子物質の輸送である．たとえば仔ウシの腸管では，上皮細胞の粘膜側細胞膜に抗体（IgG）の受容体があり，母乳中に含まれるIgGはこの受容体に

結合する．結合したIgGはエンドサイトーシスによって細胞内の小胞に取込まれ，基底膜側の細胞膜に移送される．基底膜ではエキソサイトーシスが起こって小胞内のIgGが細胞外に放出され，遊離したIgGは仔ウシの血液中に入ることにより感染防御に働く．これは哺乳動物でみられる受動免疫の典型的な例である．ヒトの場合，母親の血液中に含まれるIgGは胎盤を経由して直接胎児の血液中に移行するため，乳を介して子に供給する必要がない．そのため，IgG型の抗体は人乳中には少なく，乳児の腸管にも受容体はほとんど存在しない．その代わり，人乳中には分泌型IgAというタイプの抗体が多く含まれる．分泌型IgAは吸収されずに，乳児の腸管表面を覆って病原菌などの侵入を抑制する．

一方，腸管上皮細胞層の中にはM細胞という特殊な形態の細胞が存在する．M細胞は，管腔側に侵入した病原性微生物などを表面にある受容体を介して捕捉し，それらをトランスサイトーシスで基底膜側に運ぶ．すなわち，M細胞は腸管内の微生物を積極的に取込み，体内で待ち構える樹状細胞などの免疫細胞に情報を提供している．腸管は，低分子の栄養素だけでなく，必要な場合には高分子を積極的に輸送するシステムをももっているのである．

2・4 主要な栄養素の消化と吸収

食物成分の消化から吸収までの連携作業について，以下に主要な栄養素を例にとってまとめる*．一つの栄養素を体内に取込むのにも，多くの経路と機能性分子が複雑にかかわっていることがわかるだろう．

* 糖，タンパク質，脂質などの物質輸送については第3章も参照．

2・4・1 デンプン

デンプンはグルコースがα-1,4結合あるいはα-1,6結合でつながった多糖類である．デンプンは，まず唾液中のα-アミラーゼにより消化され，さらに十二指腸に分泌される膵液中のα-アミラーゼにより分解されて，マルトースのよ

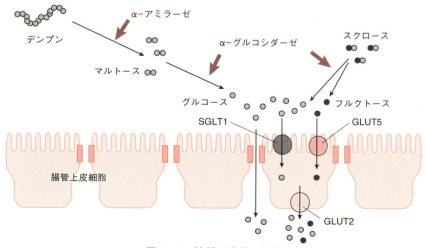

図 2・6　糖質の消化・吸収

な二糖類になる（図2・6）．マルトースは，腸管上皮粘膜にあるα-グルコシダーゼ（マルターゼ）により分解されて，単糖のグルコースになる．グルコースは，小腸の吸収上皮細胞の粘膜表面から輸送体のSGLT1により細胞内に輸送される．さらに，上皮細胞の基底膜側の細胞膜に存在する輸送体のGLUT2を介して血液側に輸送され，門脈を介して肝臓に送られる．なお，スクロースの構成糖であり，果実に多く含まれるフルクトースはSGLT1によっては輸送されず，GLUT5という輸送体で上皮細胞内に取込まれ，その後はグルコースと同様にGLUT2を介して血液側に輸送される．

2・4・2 タンパク質

タンパク質は胃内で酸により変性し，ペプシンによって分解されて大きめのオリゴペプチドになる．ついで十二指腸で，膵液中のタンパク質分解酵素であるトリプシンやキモトリプシンによって，さらに小分子のオリゴペプチドに分解される．小腸の上皮粘膜では，アミノペプチダーゼやカルボキシペプチダーゼなどのエキソペプチダーゼにより，N末端あるいはC末端から1あるいは2アミノ酸単位で切断され，遊離アミノ酸やジペプチドなどを生成する．生成したペプチドは，輸送体のPEPT1によって吸収上皮細胞内に輸送される（図2・7）．細胞内に取込まれたペプチドの一部は，細胞内のペプチダーゼによってさらに分解されて遊離アミノ酸になり，基底膜側の輸送体により血液中に輸送される．なお，PEPT1で輸送されるのは，ジペプチドとトリペプチドのみで，それ以上大きなペプチドや遊離アミノ酸は輸送されない．管腔内で生成した遊離アミノ酸やオリゴペプチドなど，水溶性低分子の一部は傍細胞経路を介して血液側に透過する．

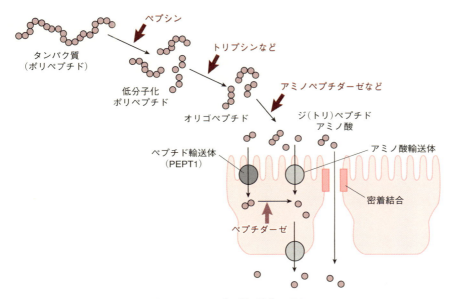

図 2・7　タンパク質の消化・吸収

2・4・3 トリアシルグリセロール

胆汁酸によってミセル化した脂質中の**トリアシルグリセロール**は，膵リパーゼの作用によって1位と3位に結合していた脂肪酸が遊離し，2-モノアシルグリセロールになる．遊離脂肪酸と2-モノアシルグリセロールは，管腔内の脂質混合ミセルに取込まれたのち，吸収上皮細胞に取込まれる（図2・8）．2-モノアシルグリセロールは上皮細胞内で脂肪酸と結合してトリアシルグリセロールに再合成される．トリアシルグリセロールはカイロミクロンに組込まれ，基底膜側からリンパ液中に放出される．なお，一部の中鎖脂肪酸はカイロミクロンに取込まれず，そのまま門脈に輸送される．

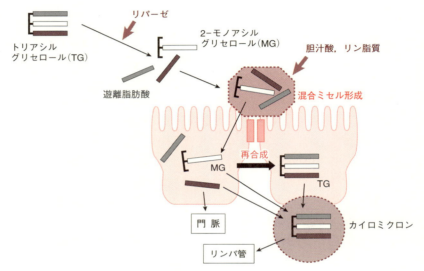

図 2・8 脂質の消化・吸収

2・4・4 カルシウム

カルシウムは，酸性下では溶解してイオンになる．十二指腸や小腸上部では胃酸の影響が残りpHが低めなので，カルシウムもイオンの状態にある．カルシウムイオンの一部は小腸上皮細胞層の密着結合を介した傍細胞経路で受動的に吸収される．また，一部は図2・4で示したように，チャネル→結合タンパク質→ポンプを介した能動輸送の系で吸収される．小腸下部になると胃酸の影響がなくなって中性〜塩基性環境になるので，カルシウムはリン酸などと結合して不溶化する．不溶化したカルシウムはもはや吸収できず，便とともに排出される．食事から摂取したカルシウムの腸管吸収性が20〜40％と低いのは，このようなカルシウムの溶解性維持の難しさが理由である．

体 内 動 態

3・1 糖 質

3・1・1 糖質輸送の分子機構

　食物として摂取された**糖質**は，管腔内消化と膜消化を経て，最終的にグルコースなどの単糖類にまで消化された後，小腸細胞内に取込まれる．その際，グルコースとガラクトースは能動輸送型の**Na$^+$-グルコース共輸送体**（**SGLT**）であるSGLT1を介して，フルクトースは促進拡散型の輸送体であるGLUT5を介して輸送される（図2・6参照）．小腸吸収細胞内の単糖類の濃度が上昇すると，単糖は，基底膜側に局在する促進拡散型グルコース輸送体であるGLUT2を介して細胞外に輸送され，門脈を経て，肝細胞のGLUT2を介して肝臓に流入する．肝臓で，グルコースは大部分がグリコーゲンあるいはトリアシルグリセロールに代謝されるが，残りは再び血中に放出されて循環する．血液中のグルコース濃度が上昇すると，筋肉や脂肪組織では，インスリンの作用により，細胞質に存在するGLUT4が細胞膜上に移行し（トランスロケーション），糖の取込みが行われる（図3・1）．取込まれたグルコースは，それぞれの組織でグリコーゲンおよびトリアシルグリセロールに合成されて貯蔵される．また，脳や赤血球，腎臓，その他多くの組織にはGLUT1が普遍的に発現し，糖の取込みを行っている．表3・1にGLUTの種類と働きをまとめた．

SGLT: sodium-dependent glucose transporter

GLUT: glucose transporter

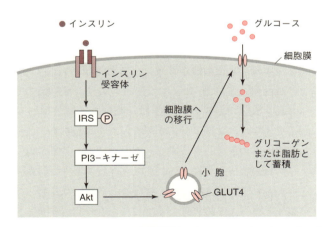

図 3・1　インスリンによるGLUT4の細胞膜移行（トランスロケーション）　インスリン受容体はαサブユニットとβサブユニットがジスルフィド結合したヘテロ四量体で，チロシンキナーゼドメインをもつ．インスリンが結合すると，自己リン酸化によりチロシンキナーゼが活性化され，次々とシグナルが伝達される（インスリンシグナル）．

表 3・1　グルコース輸送体（GLUT）のおもな種類と働き

	発現部位	働き
GLUT1	肝細胞を除く全身に分布	グルコースの取込み
GLUT2	肝細胞, 膵β細胞, 小腸上皮細胞	グルコースの取込みおよび放出
GLUT3	ほぼ全身の細胞に分布	グルコースの取込み
GLUT4	骨格筋, 脂肪細胞, 心筋細胞	インスリン刺激によるグルコースの取込み
GLUT5	小腸上皮細胞	フルクトースの取込み

GLUT4 には，インスリンによらない活性化機構も存在する．たとえば，運動により骨格筋細胞内の ATP が減少し，AMP/ATP 比が上昇すると，AMP キナーゼが活性化し，GLUT4 のトランスロケーションが促進され，糖の取込みが亢進する．また，運動により炎症にかかわる生理活性物質であるブラジキニンの産生が増加し，直接 GLUT4 のトランスロケーションを誘導することも知られている．運動には，このような分子機構で血液中のグルコース濃度を下げる働きがあると考えられており，糖尿病患者では食事療法に加えて運動療法が推奨される（§6・1 参照）．

3・1・2　糖質代謝の分子機構

細胞内に取込まれた糖質は，さまざまな経路で利用される．糖質の重要な利用経路には，① 解糖系，② クエン酸回路（TCA 回路）と電子伝達系，③ ペントースリン酸経路，④ グリコーゲン合成がある．また，血糖値が低下すると，⑤ 糖新生，⑥ グリコーゲン分解によって，血糖値を維持する機構が働く．糖質摂取，すなわち血糖値の上昇により，糖質輸送にかかわるタンパク質やインスリン，①～④ の経路にかかわるタンパク質，そして脂質合成経路の酵素などの転写活性が上昇する．一方で，⑤，⑥ にかかわるタンパク質の転写活性は抑制される．

インスリンは血糖降下作用をもつ唯一のホルモンである．反対に血糖上昇作用をもつホルモンは，グルカゴンをはじめ，カテコールアミン，グルココルチコイド，甲状腺ホルモンなど複数が存在する．食後の血中グルコースおよびインスリンとグルカゴンの濃度変化を図 3・2 に示す．インスリンは膵臓のランゲルハンス島β細胞で，グルカゴンはα細胞で合成され，分泌される*．インスリンは食後に分泌が増え，グルコースのほか，アミノ酸の細胞内への取込みを促進し，グリコーゲンや脂肪酸の合成，タンパク質の合成を促進する．また，インスリンには細胞増殖のシグナルとしての働きもあり，核酸などの生合成を伴って，細胞を分裂へと導く．このような多岐にわたる作用の結果，血糖値が低下する．一方，グルカゴンは空腹時に増加し，貯蔵エネルギーを分解して，各組織に供給する．おもに肝臓と脂肪組織に作用し，肝臓ではグリコーゲンの分解と糖新生を亢進し，脂肪組織ではトリ

* 膵ホルモンおよび消化管ホルモンについては §6・5・6 参照．

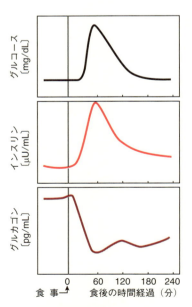

図 3・2　高糖質食摂取後のグルコース・インスリン・グルカゴンの血中濃度の変化

アシルグリセロールを分解し，エネルギー源をグルコースから脂肪酸に切替える．

　これらのほかに，消化管から分泌される**インクレチン**とよばれるホルモンも血糖調節に関与している．食事により消化管内に糖質や脂質が流入すると，その刺激を受けて GIP や GLP-1 といったインクレチンが分泌され，膵β細胞からのインスリン分泌を増加させ，膵α細胞からのグルカゴン分泌を抑制し，血糖低下に働く．インクレチンは，血中で DPP-4 という酵素により速やかに分解される．

GIP: glucose-dependent insulinotropic polypeptide
GLP-1: glucagon-like peptide-1
DPP-4: dipeptidyl peptidase-IV

3・2　タンパク質・アミノ酸

3・2・1　タンパク質・アミノ酸輸送の分子機構

　食事から摂取された**タンパク質**は，胃でペプシン，小腸でトリプシン，キモトリプシン，カルボキシペプチダーゼなどの消化酵素の働きにより分解され，アミノ酸や低分子のペプチドになる（図2・7参照）．さらに，小腸の絨毛の細胞膜や細胞内に存在するペプチダーゼの働きでアミノ酸まで分解され，吸収される．小腸粘膜には，アミノ酸およびペプチドを吸収するための担体が存在する．アミノ酸は Na^+ 共輸送の輸送体により，ジペプチドおよびトリペプチドは H^+ 共輸送の輸送体により，いずれも能動輸送される．取込まれたペプチドは細胞内のペプチダーゼの作用を受け，最終的にはほとんどがアミノ酸となり，基底膜側に存在するアミノ酸輸送体を介して門脈へと運ばれ，肝臓に流入する．

3・2・2　タンパク質・アミノ酸代謝の分子機構

　体内では常にタンパク質の合成と分解が起こっており，平衡状態が保たれている．この現象を**代謝回転**（ターンオーバー）という．個々のタンパク質は寿命が異なり，代謝回転の速いタンパク質や遅いタンパク質がある．細胞内では，リソソームでカテプシンの作用により分解されるか，細胞質でユビキチンに結合し，プロテアソームにより認識され，エネルギー依存的に分解される．食物タンパク質の分解もしくは体タンパク質の分解により生じたアミノ酸を利用し，体タンパク質の合成が行われる．アミノ酸は，それ以外にも，核酸，アミン，クレアチン，ヘム，ホルモン，神経伝達物質などの合成に利用される．

　アミノ酸が分解されると，アミノ基はアミノ基転移反応と酸化的脱アミノ反応により，アンモニアに変換され，アンモニアは肝臓において尿素回路を経て尿素に代謝される．一方，炭素骨格はクエン酸回路で代謝され，エネルギーを産生する．栄養状態によっては，グルコース，脂肪酸，ケトン体に変換される．

　アミノ酸の種類により，特有の代謝経路が存在する（図3・3）．大部分のアミノ酸は，肝臓が主たる代謝器官であるが，分枝アミノ酸であるバリン，ロイシン，イソロイシンの代謝のうち，特に最初の段階のアミノ基転移反応はおもに骨格筋で行われる．分枝アミノ酸の代謝によって生成したアミノ基がピルビン酸に転移して生成したアラニンは，肝臓に運ばれ，グルコースへと転換され再び骨格筋などで利用される（グルコース-アラニン回路）．

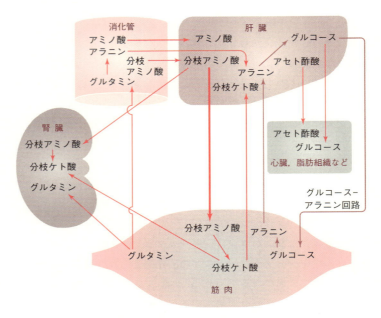

図 3・3　臓器間のアミノ酸の動き

　アミノ酸の代謝は，さまざまな因子によって影響を受ける．特に，エネルギーが不足する場合は，アミノ酸がエネルギー源として利用されるため，代謝が活性化し，尿への窒素排泄が増加する．反対に，エネルギー，特に糖質が十分供給されると，アミノ酸は体タンパク質として同化される方向に代謝が進む．これを，**糖質のタンパク質節約作用**という．アミノ酸代謝を調節するホルモンとして，インスリン，成長ホルモン，甲状腺ホルモン，グルココルチコイドなどがある．インスリンは，各種臓器でのアミノ酸の取込みを促進し，タンパク質合成を活性化する．さらに組織でのタンパク質分解を抑制し，体タンパク質を同化の方向に導く．成長ホルモンも体タンパク質の同化作用がある．一方，甲状腺ホルモン，グルココルチコイドは体タンパク質の異化を進める働きがある．

　栄養状態に応じたタンパク質代謝の調節因子として重要なものに，インスリン様成長因子Ⅰ（IGF-Ⅰ）がある．IGF-Ⅰはインスリンと構造がよく似たペプチドホルモンで，タンパク質の栄養状態が良好なときには血中濃度が上昇し，その結果，体タンパク質の合成が促進される．また，血液中にはIGF-Ⅰ結合タンパク質が存在し，IGF-Ⅰの活性の調節を行っている．

IGF-Ⅰ: insulin-like growth factor-Ⅰ

3・3　脂　質

3・3・1　脂質輸送の分子機構

　食事中の**脂質**の大部分を占める**トリアシルグリセロール**は，リパーゼの作用により脂肪酸と2-モノアシルグリセロールに分解され，小腸において胆汁酸などとミセルを形成し，吸収上皮細胞に取込まれる（図2・8参照）．その後，細胞内でトリアシルグリセロールに再合成され，ゴルジ体に運ばれる．脂肪酸の大部分

を占める長鎖脂肪酸と異なり，中鎖脂肪酸（一般的に炭素数 8 と 10 の脂肪酸をさす）はそのまま上皮細胞より放出され，門脈を経て肝臓に入る*．小腸上皮細胞および肝細胞において，ミクロソームトリグリセリド輸送タンパク質（MTP）は，トリアシルグリセロールを粗面小胞体内腔に輸送し，アポ蛋白 B48（Apo B48）との複合体形成を調節する．

一方，**コレステロール**の吸収には，小腸上皮細胞に発現するコレステロール輸送体である NPC1L1 が重要な役割を担っている．取込まれたコレステロールや植物ステロールの一部は，ABCG5/ABCG8 ヘテロ二量体により小腸内腔へ排出される．取込まれたコレステロールの大部分は，小胞体のアシル CoA コレステロールアシルトランスフェラーゼ（ACAT）によりコレステロールエステルに変換される．これらの脂質成分は滑面小胞体に集まり，アポ蛋白が付加されて成熟したカイロミクロンとなり，細胞外へ放出される．カイロミクロンはリンパ管に放出され，血液循環に入るとリポ蛋白リパーゼ（LPL）により分解され，末梢組織に脂肪酸を供給する．その過程でカイロミクロンレムナントとなり，肝臓に取込まれる．

* 長鎖脂肪酸と中鎖脂肪酸の吸収の違いについては図 6・7 を参照．

MTP: microsomal triglyceride transfer protein

NPC1L1: Niemann-Pick C1 like-1

ACAT: acyl-CoA cholesterol acyltransferase

LPL: lipoprotein lipase

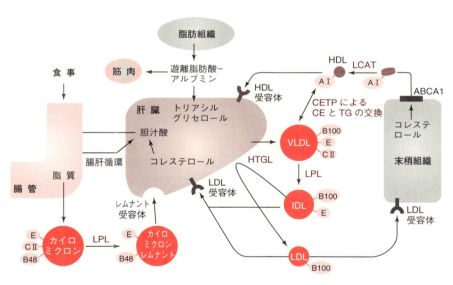

図 3・4 **リポ蛋白の代謝** AⅠ，B48，B100，CⅡ，E はアポリポ蛋白の種類．
CE: コレステロールエステル，TG: トリアシルグリセロール．

血中を循環して脂質を運搬するリポ蛋白の代謝経路を図 3・4 に示す．肝臓では，アポ B100 が結合した超低比重リポ蛋白（VLDL）が合成され，血液中に放出される．VLDL は LPL や肝性トリグリセリドリパーゼ（HTGL）によりトリアシルグリセロールが分解を受け，末梢組織に脂肪酸を供給し，中間比重リポ蛋白（IDL）を経て，低比重リポ蛋白（LDL）へと代謝される．LDL は LDL 受容体を介して末梢組織に取込まれ，コレステロールを供給する．末梢組織にコレステロールが過剰に蓄積すると，コレステロールは輸送体である ABCA1 を介して細胞外に排出され，血液中のアポ AⅠ と結合し，高比重リポ蛋白（HDL）が形成さ

VLDL: very low density lipoprotein

HTGL: hepatic triacylglycerol lipase

IDL: intermediate density lipoprotein

LDL: low density lipoprotein

HDL: high density lipoprotein

LCAT: lecithin cholesterol acyltransferase

CETP: cholesterol ester transfer protein

PCSK9: proprotein convertase subtilisin/kexin type 9. PCSK9 が結合した LDL 受容体は肝細胞内のリソソームで分解されるため，LDL 受容体のリサイクルが阻害され，数が減少する．家族性高コレステロール血症の原因遺伝子の一つ．2016 年に PCSK9 阻害薬として抗 PCSK9 抗体が販売された．

SR-B1: scavenger receptor class B type 1

れる．HDL中のコレステロールは，レシチンコレステロールアシルトランスフェラーゼ（LCAT）によりエステル化され，コレステロールエステルとなる．HDLは，直接肝臓に取込まれるか，コレステロールエステル輸送タンパク質（CETP）の働きでコレステロールエステルを VLDL などのトリアシルグリセロールに富むリポ蛋白に受渡し，最終的に LDL に代謝され，LDL 受容体を介して肝臓に取込まれる（コレステロール逆転送経路）．LDL 受容体は，LDL とともに肝細胞内に取込まれた後，通常 150 回程度再び肝細胞表面にリサイクルされるが，肝細胞から分泌される PCSK9 が LDL 受容体のリサイクルを阻害していることが明らかとなり，高 LDL コレステロール血症の治療標的になっている．

コレステロールは体内で合成できる脂質であり，12～13 mg/kg 体重/日生産されている．摂取されたコレステロールの 40～60%が吸収されるが，個人間の差が大きく遺伝的背景や代謝状態に影響される．また，コレステロールを多く摂取すると肝臓でのコレステロール合成は減少し，逆に摂取が少ないとコレステロール合成は増加し，末梢への補給が一定に保たれるようにフィードバック機構が働く．

小腸上皮細胞，肝細胞，脂肪細胞，骨格筋細胞などには，脂肪酸結合タンパク質や脂肪酸輸送タンパク質が発現し，脂肪酸の取込みを行っている．また，脂肪組織や肝臓，肺で発現している SR-B1 はコレステロールの取込みにかかわる受容体である．

3・3・2 脂質代謝の分子機構

核内受容体は DNA 結合領域とリガンド結合領域をもつ転写因子で，細胞外の化合物に直接応答して，核内に移行し遺伝子の転写調節を行う．そのなかには，脂質（脂肪酸，コレステロール，胆汁酸）あるいはその代謝物に応答して働く受容体があり，レチノイド X 受容体（RXR）とヘテロ二量体を形成し，脂質の合成，分解，輸送などにかかわるタンパク質の遺伝子発現を制御している（図 3・5）．

RXR: retinoid X receptor

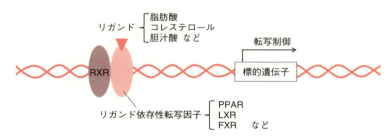

図 3・5　核内受容体を介した脂質の代謝制御

PPAR: peroxisome proliferator-activated receptor

脂質代謝において中心的役割を担うのが，ペルオキシソーム増殖因子活性化受容体（**PPAR**）である．PPAR は $n-3$，$n-6$ 系の多価不飽和脂肪酸や，脂肪酸誘導体であるエイコサノイドをリガンドとし，RXR とヘテロ二量体を形成して，標的遺伝子の転写を制御する．PPAR には α，β，γ の 3 種類のサブタイプがあり，PPARα は肝臓，心筋，腎臓，小腸で発現が高く，PPARβ は広く組織に分布し，

PPARγは白色脂肪組織および免疫系で発現している．PPARの標的遺伝子は，アポリポ蛋白，脂肪酸結合タンパク質，ABCA1などの脂質の輸送に関するもの，アシルCoAデヒドロゲナーゼ，アシルCoAシンターゼなど脂肪酸代謝に関するもの，脱共役タンパク質（UCP）やレプチンなどのエネルギー代謝に関するものなど，広範囲にわたる．

UCP: uncoupling protein

脂肪酸代謝とコレステロール代謝の調節には，SREBP-1とSREBP-2が重要な働きを担っている．SREBP-1は主として脂肪酸代謝関連遺伝子の，SREBP-2はコレステロール代謝関連遺伝子の転写調節をそれぞれ行う．SREBP-1はグルコースやインスリンによって発現が増加し，脂肪酸やトリアシルグリセロール合成に関与する酵素や，NADPH合成にかかわる酵素の転写活性を上昇させる．

SREBP: sterol regulatory element binding protein

一方，SREBP-2は細胞内のコレステロールが減少すると，N末端部が切出され，活性型となって核内に移行し，コレステロール代謝に関連するさまざまな遺伝子の転写を調節する．その結果，コレステロール生合成の律速酵素であるHMG-CoAや，LDL受容体の発現が上昇し，細胞内のコレステロールを増加させる方向に働く．一方，コレステロールを低下させる遺伝子の転写は抑制される．細胞内のコレステロールが過剰になると，フィードバック阻害によりHMG-CoA還元酵素の発現が減少する．

HMG-CoA: hydroxymethylglutalyl CoA

コレステロールは，肝臓において胆汁酸に変換される．この異化反応は，コレステロール-7α-ヒドロキシラーゼ（CYP7A1）が律速酵素となる．胆汁酸は十二指腸より分泌され，脂質や脂溶性ビタミンなどの吸収にかかわる．胆汁酸の大部分は回腸末端より再吸収され，門脈を経て再び肝臓に戻る（腸肝循環）．肝細胞内でコレステロールが過剰になると，一部がオキシステロールに代謝される．オキシステロールは，肝臓X受容体（LXRα）を誘導するとともに，それと結合することで，コレステロール-7α-ヒドロキシラーゼの転写を促進し，胆汁酸への異化を亢進する．一方，胆汁酸濃度が上昇すると，胆汁酸はファルネソイド

LXR: liver X receptor

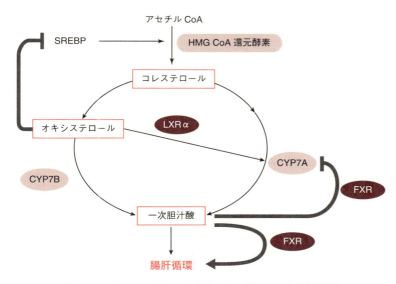

図 3・6 LXRα，FXRを介したコレステロールの代謝制御

FXR: farnesoid X receptor

X受容体（FXR）に結合し，コレステロール-7α-ヒドロキシラーゼの転写を抑制する．さらに，胆汁酸は回腸末端に存在するFXRを介して，回腸の胆汁酸輸送体の転写を促進し，胆汁酸の再吸収を亢進する（図3・6）．

3・4 ビタミン

3・4・1 ビタミンA

a. 体内動態 ビタミンAは狭義には**レチノール**をさし，広義ではレチノールと同じ活性をもつ物質を含む．日常，緑黄色野菜からはβ-カロテン，α-カロテンなどをプロビタミンAとして，動物性食品からはレチノールおよびその脂肪酸エステルであるレチニルエステルとして摂取している．β-カロテンの大部分は，小腸上皮細胞内において中央開裂により2分子のレチナールを生成し，還元されてレチノールになる（図3・7）．他のプロビタミンAカロテノイドは，中央開裂により1分子のレチナールを生成する．これらはいずれも吸収された後，小腸上皮細胞内でレチニルエステルに変換され，カイロミクロンに取込まれて，肝臓に運ばれる．肝臓では，レチニルエステルはレチノールに分解され，細胞質レチノール結合タンパク質（CRBP）と結合し，星細胞に輸送された後，再びレチニルエステルに変換され，貯蔵される．

CRBP: cellular retinol-binding protein

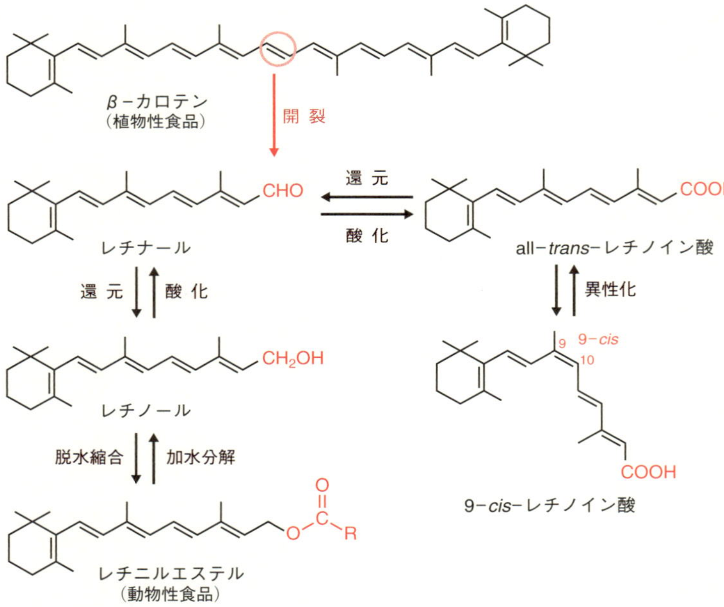

図3・7 ビタミンAの代謝

RBP: retinol-binding protein

レチノールは，血中ではレチノール結合タンパク質（RBP）およびトランスサイレチンと結合して，輸送される．このレチノールの複合体の血中濃度は一定に保たれており，濃度が低下すると，肝臓の星細胞に貯蔵されていたレチニルエステルがレチノールに加水分解され，血中に放出される．標的細胞に取込まれたレ

チノールは，CRBP と結合する．レチノールは細胞質内でレチノール脱水素酵素とレチナール脱水素酵素による二段階の反応でレチノイン酸に変換され，細胞質レチノイン酸結合タンパク質（CRABP）と結合し，核内のレチノイン酸受容体に移行する．ビタミン A の体内動態を図 3・8 にまとめた．

CRABP: cellular retinoic acid-binding protein

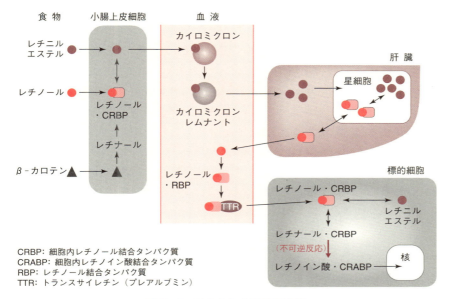

図 3・8 ビタミン A の体内動態

動物性食品（特にレバーなど高含有の食品）やサプリメントなどによりビタミン A を過剰に摂取すると，血中のレチノイン酸濃度が一過性に上昇する．過剰摂取による臨床症状の多くは，レチノイン酸によるものと考えられている．プロビタミン A カロテノイドからのビタミン A への変換は厳密に調節されているため，ビタミン A 過剰症は生じない．慢性的な影響としては，肝臓へのビタミン A の過剰蓄積による肝臓障害が問題となる．

b. 核内受容体を介した標的遺伝子の発現調節 ビタミン A の全身における多彩な生理作用の多くは，レチノイン酸が担っている．レチノイン酸には全トランス型（all-*trans*-レチノイン酸）とシス型（9-*cis*-レチノイン酸など）が存在し，容易に相互変換しうる（図 3・7）．レチノイン酸の受容体には，レチノイン酸受容体（RAR）と，レチノイド X 受容体（RXR）がある．RAR は all-*trans*-レチノイン酸，RXR は 9-*cis*-レチノイン酸をリガンドとする核内受容体として発見されたが，9-*cis*-レチノイン酸は RAR に対する親和性ももつ．RAR，RXR ともに α, β, γ のサブタイプが存在する．RAR と RXR は安定なヘテロ二量体（RAR-RXR）を形成して DNA と結合し，標的遺伝子の転写を促進または抑制する．標的遺伝子は，RBP，CRBP，RAR などビタミン A の代謝や機能に関与する遺伝子をはじめ，発生や分化の段階で重要な役割を果たすホメオボックス遺伝子，転写因子や核内受容体など遺伝子発現調節作用に関与する遺伝子，チロシンキナーゼ

RAR: retinoic acid receptor

RXR: retinoid X receptor

ホメオボックス: 体の特定の器官の形成を決める形態形成遺伝子（ホメオティック遺伝子）に含まれ，多くの生物において相同性の高い 180 塩基対の塩基配列．

やプロテインキナーゼなど細胞内情報伝達に関与する遺伝子など多岐にわたる．

3・4・2 ビタミンD

a. 体内動態　ビタミンDの活性をもつ化合物として，天然に，きのこ類に含まれる**ビタミンD₂（エルゴカルシフェロール）**と，魚肉および魚類肝臓に含まれる**ビタミンD₃（コレカルシフェロール）**が存在する．両者は側鎖の構造が異なるものの，分子量はほぼ等しく，哺乳動物においては同様に代謝される．食品から摂取したビタミンDは小腸で吸収され，ビタミンD結合タンパク質と結合し，肝臓に運ばれる．また，皮膚にはアセチルCoAから合成された7-デヒドロコレステロール（**プロビタミンD₃**ともいう）が存在し，紫外線によりビタミンD₃に変換され，肝臓に運ばれる．肝臓ではビタミンD₂, D₃のいずれも25位が水酸化され，活性型である25-ヒドロキシビタミンDに代謝される．つづいて，腎臓で1α位が水酸化され，1α,25-ジヒドロキシビタミンDに変換されたのち，ビタミンD受容体に結合して，ビタミンDの生理作用を発揮する．一方で，腎臓において24位が水酸化されると，不活性型である24,25-ジヒドロキシビタミンDになる（図3・9）．

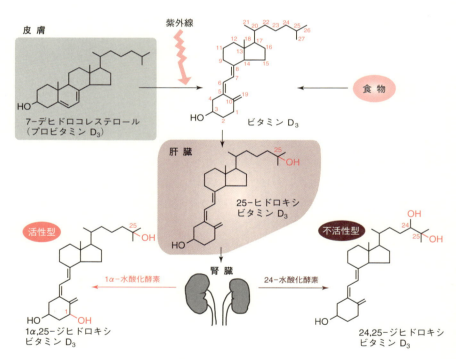

図3・9　ビタミンD₃の代謝

血中の25-ヒドロキシビタミンD濃度は，皮膚で産生されたビタミンDと食物から摂取されたビタミンDの合計量を反映して変動する．一方，1α,25-ジヒドロキシビタミンDはカルシウム代謝を調節するホルモンであり，健康なヒトでその血中濃度は常に一定に維持されている．このような理由から，25-ヒドロ

キシビタミンDは栄養生化学的な指標として重要である．血中濃度が30 nmol/L未満では，くる病および骨軟化症のリスク増大，カルシウム吸収率低下，骨量低下，骨折リスク増加（高齢者）が生じることがわかっている．

1α,25-ジヒドロキシビタミンDは，1α-水酸化酵素（ヒドロキシラーゼ）と24-水酸化酵素によって調節され，おもな調節因子は血中カルシウム濃度，リン濃度，副甲状腺ホルモン（PTH），そして1α,25-ジヒドロキシビタミンDである．血中カルシウム濃度が低下すると，PTH分泌が促進され，1α-水酸化酵素が上昇する．これにより増加した1α,25-ジヒドロキシビタミンDは，小腸のカルシウム吸収ならびに腎臓のカルシウム再吸収を促進し，カルシウム濃度を上昇させる．カルシウム濃度が正常に戻ると，1α,25-ジヒドロキシビタミンDはビタミンD受容体を介してPTHと1α-水酸化酵素の発現を抑制し，24-水酸化酵素の発現を促進する．このようにビタミンDとカルシウム代謝は相互に作用し，血中の濃度を厳密に維持している．

PTH: parathyroid hormone

b. 核内受容体を介した標的遺伝子の発現調節　ビタミンD受容体はレチノイドX受容体とヘテロ二量体を形成し，ビタミンD受容体応答配列に結合し，標的遺伝子の転写調節を行っている．小腸のカルシウム吸収，腎臓のカルシウム再吸収，骨代謝など，ビタミンDの生理機能に関与するおもな遺伝子は，ビタミンD受容体の標的遺伝子である．

3・4・3　ビタミンE

天然に存在する**ビタミンE**には，α-，β-，γ-，δ-トコフェロールとα-，β-，γ-，δ-トコトリエノールの8種類の同族体がある．食事から摂取するビタミンEはおもに**α-トコフェロール**と**γ-トコフェロール**であり，摂取後は胆汁酸などによってミセル化された後に小腸で吸収される．吸収されたビタミンEの体内輸送には特別な結合タンパク質は存在せず，リポ蛋白に結合して体内を循環する．まず小腸においてカイロミクロンに結合した状態でリンパ系に放出され，肝

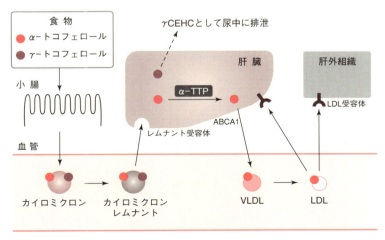

図3・10　ビタミンEの体内動態

α-TTP: α-tocopherol transfer protein

臓に取込まれる．肝臓でα-トコフェロールは，α-トコフェロール輸送タンパク質（α-TTP）と結合し，他の組織に輸送される場合は，α-TTPから肝臓で合成されるVLDLに移行する．放出されたVLDLは血液中を循環しながらLDLに代謝され，これらのリポ蛋白を介して各組織にα-トコフェロールが供給される（図3・10）．α-TTPはα-トコフェロールとの親和性がきわめて高いため，優先的にα-トコフェロールが血中に放出され，他の同族体は肝細胞内で代謝され，側鎖が酸化されて短くなったカルボキシエチルヒドロキシクロマン（CEHC）となり，尿中に排泄される．このことが，ビタミンEのなかでα-トコフェロールが最も高い生理活性を示す要因である．α-TTP遺伝子の変異により，先天性ビタミンE欠乏症が発症する．

"日本人の食事摂取基準（2020年版）"のなかで，日本人において血中α-トコフェロール濃度を測定した研究では，血中濃度の平均値は22 μmol/L以上で，摂取量の平均値は5.6〜11.1 mg/日であったとされている[1]．血中α-トコフェロール値が6〜12 μmol/Lの範囲にある場合には，過酸化水素による溶血反応が上昇することが見いだされており，これがビタミンEの栄養状態の指標として用いられているが，現在の日本人の摂取量程度を摂取していればビタミンEの栄養状態に問題がないであろうと考えられている．

3・4・4 ビタミンK

ビタミンKは，天然には植物が合成する**ビタミンK₁（フィロキノン）**と，微生物が合成する**ビタミンK₂（メナキノン）**がある．メナキノンはさらに，側鎖の長さの違いによってメナキノン-4やメナキノン-7などに分類される．吸収されたビタミンKは，カイロミクロンに結合して肝臓に取込まれた後，標的組織へ運ばれる．

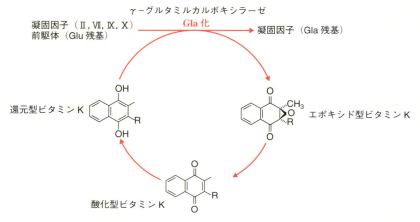

図3・11 ビタミンKサイクル ビタミンKは通常，安定な酸化型で存在するが，細胞内に入るとビタミンK還元酵素により還元型（活性型）となる．還元型ビタミンKはγ-グルタミルカルボキシラーゼの補酵素として働き，自身はエポキシド化（三員環エーテル化）される．エポキシド型ビタミンKはエポキシド還元酵素により酸化型に変換された後，再び還元型に戻る．このような再利用系が存在するために，ビタミンKは効率よくタンパク質のGla化を行うことができる．

ビタミン K は，肝臓において**ビタミン K サイクル**を循環することで，血液凝固因子を活性化し，血液凝固作用を示す（図 3・11）．ビタミン K による凝固因子の活性化は，遺伝子の発現調節ではなく，タンパク質の翻訳後修飾（γ-グルタミルカルボキシル化，Gla 化と略称される）にかかわるものである．ビタミン K は，この反応を触媒する酵素である γ-グルタミルカルボキシラーゼの補酵素として働く．ビタミン K によって Gla 化されて活性型になるタンパク質には，骨形成や維持に重要なタンパク質も含まれており，骨代謝とのかかわりにも注目が集まっている．

3・4・5 ビタミン B 群

ビタミン B_1 の化合物名は**チアミン**で，食品中ではリン酸が結合したエステル体で存在する．小腸でホスファターゼの働きにより遊離型となったチアミンは，腸管内の濃度が低い場合は担体を利用した能動輸送で吸収され，高濃度の場合は受動拡散により吸収される．日本で食されている平均的な食事中のビタミン B_1 の遊離型ビタミン B_1 に対する相対生体利用率は，60% 程度とされている[1]．生体内では，チアミン二リン酸の形で，糖代謝などの補酵素として重要な働きをしている．

ビタミン B_2 は狭義には**リボフラビン**をさすが，広義ではリボフラビンにリン酸が結合した**フラビンモノヌクレオチド（FMN）**や，ADP が結合した**フラビンアデニンジヌクレオチド（FAD）**も含める．食品中のビタミン B_2 はほとんど FMN や FAD であり，消化過程で加水分解された後にリボフラビンの形で吸収される．日本で食されている平均的な食事中のビタミン B_2 の遊離型ビタミン B_2 に対する相対生体利用率は，64% 程度とされている[1]．生体内では，FMN や FAD の形で，酸化還元反応にかかわる酵素の補酵素として働いている．

FMN: flavin mononucleotide

FAD: flavin adenine dinucleotide

ナイアシンは**ニコチン酸**と**ニコチンアミド**の総称であるが，食品中ではほとんどが**ニコチンアミドアデニンジヌクレオチド（NAD）**と**ニコチンアミドアデニンジヌクレオチドリン酸（NADP）**として存在している．これらは消化過程で加水分解を受けて，ニコチンアミドになる．穀物中のニコチン酸の多くは，糖質と結合した難消化性の結合型ニコチン酸として存在する．消化過程は食品によって異なり，一緒に食べる他の食品によっても影響を受ける．日本で食されている平均的な食事中のナイアシンの遊離型ナイアシンに対する相対生体利用率は，60% 程度とされている[1]．体内では，NAD や NADP となって酸化還元反応を触媒する酵素の補酵素として働く．

NAD: nicotinamide adenine dinucleotide

NADP: nicotinamide adenine dinucleotide phosphate

ビタミン B_6 とは遊離型の**ピリドキシン**，**ピリドキサール**，**ピリドキサミン**とこれらのリン酸エステル型のピリドキシン 5′-リン酸，ピリドキサール 5′-リン酸，ピリドキサミン 5′-リン酸のことをいう．食品中のリン酸型のビタミン B_6 の大部分は，消化管内でホスファターゼの作用により脱リン酸される．遊離型のビタミン B_6 は受動拡散により吸収され，粘膜内でリン酸化され，血液中では大部分が**ピリドキサール 5′-リン酸**として存在している．一方，植物の生細胞中に存在するピリドキシン 5′β-グルコシドは，そのまま，あるいは消化管内で一部

が加水分解を受けピリドキシンとなった後，吸収される．消化過程は食品によって異なり，一緒に食べる他の食品によっても影響を受ける．日本で食されている平均的な食事中のビタミン B_6 の遊離型ビタミン B_6 に対する相対生体利用率は，73％程度とされている[1]．ピリドキサール $5'$-リン酸はアミノ酸のアミノ基転移反応や脱炭酸反応を触媒する種々の酵素の補酵素として機能している．また，ステロイドホルモン受容体や，ある種の転写因子に作用し，遺伝子発現の調節にも関与しているため，ビタミン B_6 が直接関係しないさまざまな酵素やタンパク質の発現にも影響を及ぼしている．

ビタミン B_{12} はコバルトを含む複雑な構造をもつ有機化合物で，狭義には**シアノコバラミン**をさす．食物中のビタミン B_{12} の多くはタンパク質と結合しており，消化により胃内で遊離すると，**ハプトコリン**と結合する．その後，十二指腸でハプトコリンから遊離し，内因子と結合して，回腸の受容体より上皮細胞内に取込まれる（図 $12\cdot6$ 参照）．その後，トランスコバラミンIIと結合し，血液に入る．生体内では，**アデノシルコバラミン**および**メチルコバラミン**に変換され，補酵素として働く．

正常な胃の機能をもつ健康な成人において，食品中のビタミン B_{12} の吸収率はおよそ 50％とされている[1]．食事当たり $2\,\mu g$ 程度のビタミン B_{12} で内因子を介した吸収機構が飽和するため，それ以上ビタミン B_{12} を摂取しても生理的には吸収されない．胆汁中に排泄されるビタミン B_{12} の半分程度は腸肝循環により再吸収され，残りは糞便へ排泄される．50 歳以上の多くの中高齢者は萎縮性胃炎などで胃酸分泌量が低下し，食品中に含まれるタンパク質と結合したビタミン B_{12} の吸収率が減少してしまう．特に高齢者では，加齢による体内ビタミン B_{12} 貯蔵量の減少も加わり，ビタミン B_{12} の栄養状態の低下が問題となる．

葉酸（**プテロイルグルタミン酸**）はプテリジン，パラアミノ安息香酸，グルタミン酸が結合したものである．グルタミン酸は 1〜数個結合し，食事から摂取する葉酸のほとんどがプテロイルポリ γ-グルタミン酸の形である．小腸で，γ-グルタミルヒドロラーゼによりモノグルタミン酸の形に分解されて吸収される．小腸上皮細胞内でテトラヒドロ型に変換され，さらにメチル化されて 5-メチルテトラヒドロプテロイルグルタミン酸になり，血中に移行し，各組織の細胞に取込まれる．5-メチルテトラヒドロプテロイルグルタミン酸はホモシステインにメチル基を転移し，メチオニンに代謝する反応にかかわるため，葉酸の不足は血清ホモシステインの高値をひき起こす．

日本で食されている平均的な食事中の葉酸の，遊離型プテロイルモノグルタミン酸に対する相対生体利用率は，50％程度とされている[1]．胎児の神経管閉鎖障害のリスク低減のために，妊娠前および妊娠初期の葉酸補給として，吸収率の高いプテロイルモノグルタミン酸を付加的に摂取すること（$400\,\mu g/$日）が推奨されている．

パントテン酸は，食物中ではおもに補酵素 A（CoA）やパンテテイン誘導体として存在し，消化過程でパントテン酸に加水分解されて吸収される．日本で食されている平均的な食事中のパントテン酸の，遊離型パントテン酸に対する相対生

体利用率は，70％程度とされている[1]．生体内では CoA として多くの反応に関与する．腸内細菌によっても合成される．パントテン酸の生理作用は，CoA やアシルキャリアータンパク質の活性基として，糖および脂肪酸代謝にかかわっている．

　食物中の**ビオチン**のほとんどはタンパク質と結合しており，消化過程でビオチニダーゼにより遊離し，吸収される．また，ビオチンは腸内細菌によっても合成される．日本で食されている平均的な食事中のビオチンの遊離型ビオチンに対する相対生体利用率は，80％程度とされている[1]．卵白に含まれる糖タンパク質である**アビジン**は，ビオチンと不可逆的に結合するため，ビオチンの吸収を妨げる．

3・4・6　ビタミンC

　ビタミンCの化合物名は**アスコルビン酸**で，還元型のアスコルビン酸と，酸化型のデヒドロアスコルビン酸があり，さらにラクトン環の加水分解により 2,3-ジケトグロン酸になる．アスコルビン酸の吸収には，特異的なナトリウム依存性輸送体の SVCT1 と SVCT2 が働く．SVCT1 は小腸や腎臓，肝臓など，SVCT2は脳や膵臓，眼などに分布している．一方，デヒドロアスコルビン酸はグルコース輸送体である GLUT1 と GLUT3 により細胞内に取込まれ，通常速やかに還元される．

SVCT: sodium-dependent vitamin C transporter

　食事から摂取したビタミンCもサプリメントから摂取したビタミンCも，その相対生体利用率に差異はなく，吸収率は 200 mg/日程度までは 90％と高く，1 g/日以上になると 50％以下となる[1]．体内のビタミンCレベルは，消化管からの吸収率，体内における再利用，腎臓からの未変化体の排泄により調節されており，血漿濃度はおよそ 400 mg/日で飽和する．酸化型のデヒドロアスコルビン酸も生体内で還元酵素により速やかにアスコルビン酸に変換されるため，生物学的な効力をもつ．

　生理機能としては，皮膚や細胞のコラーゲンの合成に必須である．また，ビタミンCは生体内でビタミンEと協力して活性酸素を消去して細胞を保護している．心血管系の疾病予防効果および有効な抗酸化作用は，血漿ビタミンC濃度が 50 µmol/L 程度であれば期待できることが疫学研究などで示されている．そして，ビタミンCの摂取量と血漿濃度の関係を報告した 36 論文（対象は 15〜96歳）のメタアナリシスでは，血漿ビタミンC濃度を 50 µmol/L に維持する成人の摂取量は 83.4 mg/日とされている[1]．

3・5　ミネラル

3・5・1　カルシウム

　体内の**カルシウム**の約 99％はリン酸化合物として骨に存在しており，残りの約 1％が細胞内や血液に存在し，筋肉収縮，神経伝達，酵素の活性化，血液凝固，細胞内情報伝達などの役割を担っている．血液中のカルシウム濃度は比較的狭い

範囲(約 8.5〜10.4 mg/dL)に保たれており,10%程度の増減で高カルシウム血症,低カルシウム血症が発症する.

カルシウムの体内動態とその調節には,副甲状腺ホルモン(PTH)とビタミンDがかかわっている(図3・12).血液中のカルシウム濃度が低下すると,PTHが分泌され,骨からのカルシウム溶出を促進する.同時に,腎臓における尿細管再吸収を高め,尿への排出を抑制する.さらに,PTHは腎臓における活性型ビタミンD合成を活性化し,小腸におけるカルシウム吸収を促進する.一方で,血液中のカルシウム濃度が上昇すると,甲状腺からカルシトニンが分泌され,骨吸収が阻害され,骨形成が優勢となるため,血液中のカルシウム濃度が低下する.経口摂取されたカルシウムは,おもに小腸上部で能動輸送により吸収されるが,その吸収率は比較的低く,成人では25〜30%程度である[1].

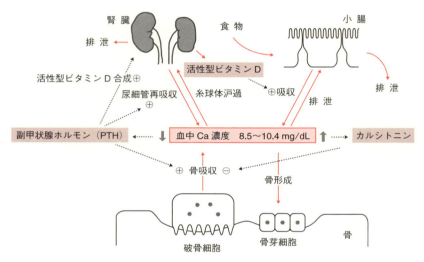

図 3・12 カルシウムの体内動態

細胞内外のカルシウム濃度は著しく異なり,細胞外には細胞質の約 10,000 倍のカルシウムイオン(Ca^{2+})が存在する.Ca^{2+}はカルシウムポンプ,ナトリウム-カルシウム交換系,およびカルシウムチャネルを介して輸送される.ミトコンドリア内膜や小胞体膜上にもカルシウムポンプやカルシウムチャネルが存在し,細胞質のCa^{2+}濃度を維持している.小胞体は細胞内におけるカルシウムの貯蔵庫で,カルシウムを介した細胞内情報伝達に重要な役割を担っている*.細胞外から何らかの刺激を受けると,Ca^{2+}濃度が一時的に上昇し,カルモジュリンやプロテインキナーゼ類の作用を介して,特定の酵素の活性化や遺伝子の発現誘導など,多岐にわたる変化がひき起こされる.

* カルシウムイオンによる心筋収縮の仕組みについては §5・1・1 を参照.

3・5・2 鉄

食品中の**鉄**のおもな形態は,タンパク質と結合した**ヘム鉄**と無機鉄である**非ヘム鉄**に分けられる.食品から摂取された鉄は,十二指腸から空腸上部において吸収される.非ヘム鉄は 3 価鉄イオン(Fe^{3+})の形態ではほとんど吸収されず,

アスコルビン酸などの還元物質，または腸管上皮細胞刷子縁膜に存在する鉄還元酵素によって還元されて2価（Fe^{2+}）となり，吸収される*．Fe^{2+}の吸収には，2価金属輸送体1との結合が必要であり，亜鉛，銅などの他の2価の陽イオンと競合する．鉄代謝には恒常性維持機構が強く働いており，体内鉄が減少すると，吸収率は高くなり，同時に排泄量は少なくなる．そのため，吸収率の代表値を設定することは困難であるが，諸外国の通常食における吸収率の推定値に加え，FAO/WHOが採用している吸収率（15%）を参考にして日本でも15%と考えられている[1]．また，鉄の吸収率は，同時に摂取する食物成分により大きく変わる．タンパク質，アミノ酸，アスコルビン酸は鉄吸収を促進し，フィチン酸，タンニン，シュウ酸などは抑制する．

　体内に取込まれた鉄は，**トランスフェリン**1分子に対して2分子結合し，血液中に輸送される．トランスフェリン結合鉄は，すべての細胞の細胞膜上に発現しているトランスフェリン受容体を介して細胞内に取込まれる．多くは骨髄において赤芽球に取込まれ，赤血球の産生に利用される．120日の寿命を終えた赤血球は網内系のマクロファージにより捕食されるが，この際に放出された鉄はトランスフェリンと結合し，再度ヘモグロビン合成に利用される．また，さまざまな酵素タンパク質の成分として利用され，余剰は鉄貯蔵タンパク質である**フェリチン**として貯蔵される．鉄は尿中にはほとんど排泄されず，体外への流出量はわずかであるため，体内の保有量は吸収調節によって行われている．

* 鉄の吸収と代謝については§12・1・1を参照．

3・6　カロテノイド

　カロテノイドは，炭素原子と水素原子のみで構成される**カロテン類**と，分子内にアルコール，ケトン，エポキシなどの酸素原子を含む**キサントフィル類**に分類される．ヒトが日常摂取する食物の中には約50種のカロテノイドが含まれ，血液中に存在するカロテノイドの主成分は，β-カロテン，α-カロテン，リコピン，ルテイン，ゼアキサンチン，β-クリプトキサンチンの6種であり，これらで血液中のカロテノイドの90%以上を占める．カロテノイドの生体利用性は他の脂溶性成分と比較して低く，その要因の一つとして，カロテノイドが消化液中に溶解しにくいことがあげられる．特に野菜は細胞壁が固いため，カロテノイドが遊離しにくく，果実などと比較して吸収されにくい．加熱は固い細胞壁などの構造を破壊するため，カロテノイドの遊離を促進する．

　ミセルに可溶化されたカロテノイドの一部は小腸上皮細胞へ吸収され，カイロミクロンに取込まれてリンパ液中へ放出される．小腸上皮細胞への取込みは，従来は単純拡散によると考えられてきたが，コレステロールの取込みを行うスカベンジャー受容体のSR-B1を介した経路も存在し，単純拡散と促進拡散が併存することがわかってきた．肝臓に運ばれたカロテノイドは，VLDLにより血液中に放出される．β-カロテンやリコピンなどのカロテン類は非極性であるのでリポ蛋白の中心部に存在するが，ルテインなどのキサントフィル類は極性基をもつの

でリポ蛋白の表面に存在し，そのためキサントフィル類は他の組織に移行されやすいと考えられている．カロテノイドは，ヒトの体内では，肝臓，副腎，睾丸，卵巣，皮膚，眼，脳，肺などの臓器や脂肪組織などに広く存在している．ヒトの表皮や皮下組織には，ルテインやゼアキサンチンなどのキサントフィル類が脂肪酸エステル体として存在している．また，網膜の黄斑にはβ-カロテンは存在しないが，ルテインとゼアキサンチンが存在し，網膜を光酸化から防御している（§9・4・1参照）．

カロテノイドの代謝としては，β-カロテンなどのプロビタミンAがβ-カロテン-15,15′-オキシゲナーゼ（BCO1）の作用で，ビタミンAに変換されることがよく知られているが，哺乳類での非プロビタミンAの代謝については不明の部分が多い．

3・7 ポリフェノール（フラボノイド）

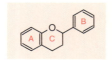

フラボノイドの基本骨格

* ポリフェノール類の分類と構造については，図6・8を参照．

フラボノイドはC_6–C_3–C_6構造（ジフェニルプロパン構造）を基本骨格とする**ポリフェノール**の一種のサブクラスである．多種多様な分子が存在し，生体利用性には分子により大きな差異がある*．

フラボノイドは，植物体内では通常，水酸基にさまざまな糖が結合した配糖体として存在している．ヒトが食事から摂取した場合，そのままではほとんど吸収されず，糖鎖部分が加水分解により外されてアグリコンになる必要がある．結合している糖の種類と位置により吸収経路が異なり，たとえば玉ねぎなどに含まれる**ケルセチン**の配糖体であるケルセチン-3-O-β-グルコシドでは，小腸粘膜に局在するラクターゼ-フロリジンヒドロラーゼ（LPH）による加水分解を経て，遊

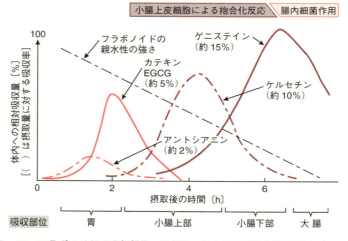

図3・13 フラボノイドの吸収部位，吸収量，極大吸収時間の相互作用　カテキンやアントシアニンは胃や小腸上部からそのまま遊離型として吸収されるため，極大吸収時間が早い．ケルセチンやイソフラボン（配糖体）は体内に入りやすいが，腸内細菌によりグルコシド結合が加水分解されてから吸収されるため，極大吸収時間は遅い［宮澤陽夫ら，化学と生物，**38**(2)，107(2000)より］

離したアグリコンが腸管細胞に取込まれる．同じモノグルコシドであっても，ケルセチン-4′-O-β-グルコシドの場合は，LPH による加水分解に加えて，グルコース輸送担体である Na$^+$-グルコース共輸送体 1（SGLT1）を介して配糖体のまま細胞内に取込まれ，その後細胞質に存在する β-グルコシダーゼによりアグリコンに変換する経路もある．一方，フラボノイドの極性やイオン性などの構造的な性質によっては，摂取されたうちの一部が胃から吸収されるものもある．このような性質をもつカテキンやアントシアニンなどは，ケルセチングルコシドなどと比べて極大吸収時間が早い（図 3・13）．また，アントシアニンは，胃や小腸上部から配糖体のままで吸収されると報告されている．これはアントシアニンがイオン性の構造をもつために，腸内細菌による加水分解を受けにくいからではないかと考えられている．

　小腸上部で吸収されず，遠位消化管に移行した配糖体は，腸内細菌の働きによりアグリコンへと変換された後，大腸において吸収される．腸内細菌は多様な配糖体をアグリコンに分解するだけでなく，基本骨格の構造変化をひき起こす場合がある．**アントシアニン**からは，C 環の開裂が起こることで，プロトカテク酸などのフェノール酸が生じる．大豆に多く含まれる**イソフラボン**の場合は，A 環の還元が起こることが知られている．イソフラボンの一つである**ダイゼイン**からは，デヒドロダイゼインを中間体として，最終的にエクオールが生じる．イソフラボンはエストロゲン受容体と弱い親和性をもつため，植物エストロゲンとして知られ，エクオールはこの作用がダイゼインよりも強い．エクオールの産生能には個人差があり，概してアジア人では欧米人と比べてエクオール産生能をもつ者の割合が高い．

　吸収されたフラボノイドや，フェノール酸などの腸内細菌代謝物は，小腸粘膜および肝臓において，第二相解毒酵素であるグルクロン酸転移酵素や，硫酸転移酵素によって抱合体に変換される．ただし，カテキンなどの親水性の高い構造をもつフラボノイドでは，一部が肝臓での修飾を受けずに遊離型として血流に入る．ケルセチンやカテキン，シアニジンなどの**カテコール構造**を分子内にもつフラボノイドの場合は，カテコール-O-メチルトランスフェラーゼ（COMT）によって，一部がメトキシフラボノイドへと変換される．ただし，カテキンのなかでもエピガロカテキン-3-ガレート（EGCG）やエピガロカテキン（EGC）は，B 環に 3 個の水酸基（**ピロガロール構造**）をもつため，COMT によるメチル化を受けにくい．抱合体やメチル化体の生理活性（抗酸化能など）は，一般的に遊離型よりも低いといわれており，体内で比較的多く遊離型として存在できる EGCG の性質は，その高い生理活性に寄与していると考えられる．抱合化により水溶性が高まったフラボノイドは，おもに門脈を介して肝臓へ運ばれる．一部リンパ系を介した輸送も存在すると報告されている．フラボノイド代謝物の多くは，比較的速やかに尿中に排泄される．また，肝臓から胆汁を介して小腸管腔へと排泄され，腸肝循環の経路をたどるフラボノイドも一定量存在する．腸肝循環により小腸へ排出された抱合代謝物は，腸内細菌の作用により脱抱合を受け，再び大腸から吸収される．

カテコール構造

ピロガロール構造

EGCG: epigallocatechin gallate
EGC: epigallocatechin
COMT: catechol-O-methyltransferase

EGCG の作用機序

EGCG を感知する受容体として 67 kDa ラミニン受容体（**67LR**）が日本人研究者によって発見されたのは 2004 年のことである[2]．67LR はラミニンに結合する細胞膜タンパク質として同定された非インテグリン受容体であり，悪性度の高いがん細胞に高発現し，増殖，浸潤，転移などへの関与が知られている．以前より EGCG には抗がん作用が報告されていたが，67LR 発現をノックダウンしたメラノーマ細胞株を移植したマウスでは，EGCG による腫瘍成長抑制作用が阻害され，67LR が生体内における EGCG の抗がん作用を仲介する受容体であることが明らかになった．2019 年現在までに，EGCG による 67LR を介したがん細胞増殖抑制シグナリングとして図（a）のような経路が報告されている．

また，EGCG にはアレルギー抑制作用も知られているが，EGCG が 67LR を介してミオシン軽鎖のリン酸化を阻害し，ヒスタミン放出を阻害するという図（b）のような機構が明らかにされている．抗アレルギー作用を示す茶葉中から発見されたメチル化カテキン［エピガロカテキン 3-(3″-O-メチル) ガレート］は，日本緑茶の代表的な品種である"やぶきた"には含まれず，"べにふうき"に多い成分であるが，EGCG と同様に，メチル化カテキンの抗アレルギー作用にも 67LR が関与していることが明らかになっている．

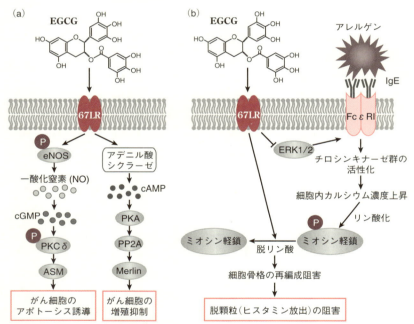

図 **EGCG による 67LR を介した生理作用**　（a）抗がん作用：内皮型一酸化窒素合成酵素（eNOS）/NO/cGMP/プロテインキナーゼ Cδ（PKCδ）経路を介して酸性スフィンゴミエリナーゼ（ASM）を活性化することで，がん細胞のアポトーシスを誘導する．また，アデニル酸シクラーゼ /cAMP/プロテインキナーゼ A（PKA）経路を介して PP2A を活性化し，がん抑制因子 Merlin を活性化することでがん細胞の増殖を抑制する．（b）抗アレルギー作用：ミオシンホスファターゼの活性化や，ERK1/2 の抑制を介してミオシン軽鎖のリン酸化を阻害することで，ヒスタミンの放出を抑制する［藤村由紀ら，化学と生物，**54**(9)，674-680 (2016) および熊添基文ら，化学と生物，**54**(10)，698-700 (2016) をもとに作成］

参考文献

1) 厚生労働省，"日本人の食事摂取基準（2020 年版）"
2) H. Tachibana, *et al.*, 'A receptor for green tea polyphenol EGCG', *Nature Structural and Molecular Biology*, **11**, 380-381 (2004).

4 体質素因

　同じ食事を複数の人が摂取したとき，人によって現れる反応にばらつきがある．このばらつき，すなわち生体反応の違いは，**体質素因**の違いによってもたらされるところが大きく，その要因を分析することは栄養学では大切である．動物実験では同じ系統の動物を用いて性別や週齢をそろえて行うが，それでもある程度のばらつきがみられ，反応の平均値と標準偏差などを求めて考察している．動物実験で配慮されるような，性，年齢，遺伝素因だけでなく，ヒトではさらに多くの要因が複雑にかかわっており，これらを総合的に解析して食事あるいは食品成分の作用を解明していくことが求められる．

　個人差の要因は**遺伝素因**と**環境因子**に大別され，遺伝素因として親から伝えられた**遺伝子型**と後天的に形成された**エピジェネティクス**があげられる．環境因子として，空気，水，気温，騒音，摂取食物，寄生虫や微生物，その他多くの因子がかかわっている*．また小児期からの生活環境，ライフスタイルの違いも個人差の要因の一つになっている．

　近年，分子レベルで精密な生体反応を解析する手法が進歩し，食品を摂取したときの生体反応を遺伝子や代謝物などの網羅的解析などでも分析できるようになり，分子生物学的手法を栄養学に取入れた**分子栄養学**が発展してきている．このことは，健康診断で用いられる指標を，異常値となった場合の病気発見だけでなく予防にも生かせるようになり，先制医療の一端となる先制栄養に応用されるようになってきた．また体質素因の評価は，個人を尊重した，各個人の健康と疾病予防のための**個別化栄養**から**プレシジョン栄養**を可能とするように発展している．

* 大気汚染や水汚染などからくる有害物質は，急性毒性から慢性毒性までさまざまな障害をひき起こす可能性がある．地球温暖化やオゾン層の破壊による強い紫外線への曝露などの影響なども知られている．化学的，物理的，精神的ストレスは体内に酸化ストレスや慢性炎症をひき起こす可能性があり，抗酸化物質の十分な摂取が必要となる．

4・1　性・年齢の影響

　性と年齢は栄養を考えるうえで大切な要因であり，"日本人の食事摂取基準"もこれを考慮して設定されている．性ホルモンの影響などで代謝や臓器の構造と機能に性差が認められるものがあり，基準値に性差のあるものとないものとがあることに注意が必要である．具体的には，体組成の男女差による体重差，女性特有の月経周期，妊娠・授乳などの時期などが考慮される．また，胎児期，新生児期，乳児期，幼児期，小児期，思春期，成人期，老年期と，人は生涯の間に体質が変化していく．身体を構成する臓器・組織は加齢とともに変化しており，それが体質としても現れてくる．

4・1・1　エネルギーと基礎代謝

生命の維持にはエネルギー摂取が必須であり，健康の維持・増進のためにはエネルギーの摂取量と消費量のバランスに配慮することが大切である．その基礎となるのが基礎代謝量と身体活動レベルである．性別，年齢によって変化するため，その基準値が食事摂取基準で示されている．基礎代謝量は，性別，年齢のほか，体組成，内分泌機能など内臓機能の状態によっても変化してくるので，精密には個別に検討することも行われる．

基礎代謝量を推定するために，食事摂取基準では，過去に測定された基礎代謝量の報告をもとに**基礎代謝基準値**が算出されている．2020 年版では，1〜2 歳で男性 61.0 kcal/kg 体重/日，女性 59.7 kcal/kg 体重/日であるが，加齢とともに低下し，50 歳以上の女性で 20.7 kcal/kg 体重/日，男性で 50〜64 歳 21.8，65〜74 歳 21.6，75 歳以上 21.5 kcal/kg 体重/日と設定されている*．

*　基礎代謝基準値は平均的な体位で推定と実測が一致するように決められているため，肥満者に用いると過大評価に，逆にやせの者では過小評価になる．この基礎代謝量からエネルギー必要量を推定すると，肥満者では真の必要量より多く，やせの者では少なくなってしまうことに注意が必要である．

4・1・2　性差による影響

性差に関する体質は性ホルモンである女性ホルモン（エストロゲン）と男性ホルモン（テストステロン）によるところが大きい．この性ホルモンのバランスが，年齢や肝疾患などの臓器障害で変化する．男性では，エストロゲン優位に傾くと女性化乳房や腰回りの皮下脂肪増加などが現れてくる．

女性では特に年齢による変動が大きく，乳児期早期および思春期から更年期の間にエストロゲンが増加する．エストロゲンは細胞に存在するエストロゲン受容体と結合し，複合体となって核内に移動し，特定の遺伝子を活性化するゲノム作用をもつ．そのほか，エストロゲン受容体を介するさまざまな情報伝達機構を活性化して細胞機能を調節する非ゲノム作用もみられる．エストロゲンの作用として，乳腺細胞の増殖促進，卵巣排卵制御，中枢神経作用（女性意識，性欲など），脂質代謝制御（LDL 低下，HDL 増加，腰回りへの皮下脂肪蓄積），動脈硬化抑制，心臓保護，骨代謝調節（骨粗鬆症予防，骨の成長，骨端線閉鎖），血液凝固促進，糖代謝調節作用などがあげられる．

また女性では，性周期に伴い卵胞ホルモンのエストロゲンと黄体ホルモンのプロゲステロンの 2 種類のホルモンのバランスが変動し，体質に影響する．卵胞期，排卵期，黄体期，月経という周期で変化するが，その期間は 20〜40 日ほどの個人差がある．

4・1・3　胎児期・新生児期の影響

胎児期の栄養が成人期の健康や疾病発症にかかわっていることを示す研究として有名なものに**オランダ飢餓の冬家族研究**（The Dutch Hunger Winter Families Study）がある．第二次世界大戦下のオランダでは，1944 年 11 月から 1945 年 5 月までエネルギー供給量が 1 人当たり 1000 kcal 以下となり 500 kcal 程度まで落ち込み，餓死者も多かった．この期間に胎児であった人では成人期に高率に動脈硬化性心疾患や自殺者，精神疾患が認められることがコホート試験で明らかとなり，その機序の研究が進められた[1]．

オランダ飢餓の研究報告やイギリスでの研究をもとにD.J. Barkerらは**胎児プログラミング仮説（Barker仮説）**を提唱し，注目されるようになった．子宮内で低栄養にさらされた胎児は，出生時体重が低下するとともに，低栄養環境に適合するための体質変化が生じ，出生後に栄養環境が改善すると相対的に過栄養状態となるために肥満，糖尿病，高血圧，脂質異常症などの疾病発症リスクが高くなり，虚血性心疾患による死亡率が高くなると考えた[2]．

C.N. HalesはBarkerとともに，低出生体重児が生後相対的過栄養により2型糖尿病を高率に発症する現象を**倹約表現型仮説**[*1]として1992年に発表した[3]．

胎児プログラミング仮説をさらに発展させたのが**DOHaD仮説**であり，P.D. GluckmanとM.A. Hansonによって2004年に提唱された[4]．DOHaDとはDevelopmental Origin of Health and Diseaseの略で，胎児期および生後早期の発達過程におけるさまざまな環境により，その後の環境を予測した適応反応が起こり，発達過程での環境と，成育後の環境との適合の度合いが将来の疾病発症リスクに関与するとした．DOHaD仮説における発達過程での体質変化は，エピゲノム修飾を介して起こることがわかってきている[*2]．なおこの仮説では低出生体重児に限定はしていない．

低出生体重児は生下時体重が2500g未満と定義されており，成人期に糖尿病，高血圧，心血管疾患などの発症率が高率であることが認められている．低出生体重児は腎臓のネフロン数の減少，膵臓β細胞数の減少などを伴っており，これらが生活習慣病発症リスクを高めると考えられている．低出生体重児の原因は，在胎週数が短く出生する早産児または未熟児，遺伝子異常などによる胎児異常，妊婦側の要因として低栄養，喫煙，飲酒など，また胎盤および臍帯の異常もあげられる．また妊娠可能年代女性のやせが問題になっている．

4・2　遺伝子の変異と遺伝子多型

遺伝素因の研究は，染色体，遺伝子の構造の解析からヒトゲノムの解読まで進められており，先天性代謝異常症など，染色体および遺伝子変異による多くの疾患が見いだされている．

ヒトゲノム配列には個人差が大きく，ゲノム多様性が個人の特徴を形づくる要因であり，**遺伝子多型**の概念も生まれてきた．遺伝素因から疾患の発症を考えるときに，単一遺伝子の異常が大きく影響して疾病をひき起こす**単一遺伝子病**と，複数の遺伝子変異が関与して総和としての遺伝子型が形成される**多因子遺伝病**に分けられる．生活習慣病の多くは多因子遺伝病に属し，その本体はさまざまな**一塩基多型**（**SNP**，スニップとよむ）が中心と考えられている[*3]．**全ゲノム関連解析（GWAS）**により多くの疾患関連SNPが見いだされたが，個々のSNPの影響力は小さく，生活習慣病の発症率をSNPだけで推計することは困難であることがわかってきた．同じSNPのタイプであっても糖尿病発症率には，人種差，地域差などがあることが広く見られている．

さまざまな遺伝子多型が知られているが，その一例として脂質代謝に関係する

---

*1 **倹約表現型仮説**（thrifty phenotype hypothesis）は，幼児期における子宮内環境と成育後の環境との不適合により疾病が発症するという説．一方，倹約遺伝子仮説は飢餓の時期に有利な遺伝子型をもつ体質の人が選別され，過栄養の環境下では不適合となって疾病が発症するという説（§4・2・1参照）．

*2 エピゲノム修飾については§4・3を参照．

SNP: single nucleotide polymorphism

*3 SNPのほかに遺伝子多型には，1～数十塩基が欠失したり挿入したりしたものや，2～数十塩基の遺伝配列が繰返されている部位の繰返し回数が個人間で異なっているものなどがある．繰返しの単位が数塩基から数十塩基のものを**VNTR**（variable number of tandem repeat）**多型**，2～4塩基単位程度のものをマイクロサテライト多型とよぶ．

GWAS: genome-wide association study

DNAによる遺伝情報の仕組み

　ヒトの遺伝情報は，24種類の**染色体**（22種類の常染色体とX・Yの2種類の性染色体）に分散して蓄えられている．遺伝情報を担っているのが**DNA**（デオキシリボ核酸）であり，アデニン（**A**），グアニン（**G**），シトシン（**C**），チミン（**T**）の4種類の**塩基**がその構成要素である．図に示すようにDNAにはこれら4種類の塩基が対になって存在しており，一つの体細胞には約60億塩基対が含まれている．染色体の中央にセントロメアが，両端にテロメアが存在しており，いずれも細胞が生きていくためには不可欠な構造体である．テロメアは細胞寿命とも関係している．

　ヒトゲノムにはタンパク質をつくる遺伝子が約4万種類存在しており，タンパク質をいつ，どこで，どれだけつくるかをつかさどる**プロモーター領域**と，どのようなタンパク質をつくるかの情報が書き込まれた**エキソン**，エキソンの間に挟まれた遺伝情報をもたない**イントロン**とから構成されている．プロモーター領域が活性化されると，その遺伝子配列に従いDNA暗号に相当するmRNAがつくられ，次にスプライシングとよばれる現象でイントロン部分が切り出されてエキソン部分のみが連結したmRNAができる．このmRNAを鋳型としてタンパク質が合成される．

　全遺伝暗号のうちタンパク質の構造を決定するエキソン部分はわずか1.5%であり，大部分を占めるイントロンにSNPが多く存在し，イントロン部分も疾病の発症などにかかわっている．

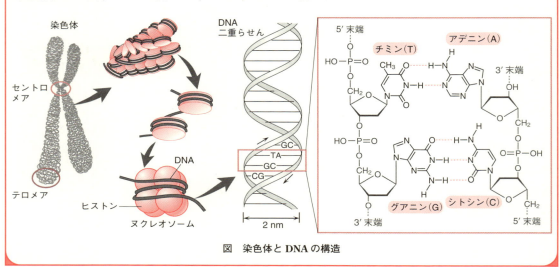

図　染色体とDNAの構造

アポ蛋白であるアポEをあげる．アポEの遺伝子多型のおもなものに，E2，E3，E4があげられる．E4保有者ではアルツハイマー型認知症が高率にみられるためその危険因子とみなされているが，E4保有者でも認知症に罹患しない人も認められている．

4・2・1　糖尿病と倹約遺伝子型

　2型糖尿病の発症に遺伝素因が大きくかかわっていることは，同一家族内に発症者が高率にみられることや，一卵性双生児の一方が糖尿病になるともう一方も糖尿病になる確率が一般の集団より高率であることなどから明らかであると考えられている．この考えに一致した学説として倹約遺伝子型があげられる．

　1962年，米国の遺伝学者J.V. Neelは，糖尿病発症の遺伝素因として，食糧の乏しい時代には有利であったが豊富な食糧がある時代になると健康障害をひき起

こす遺伝子型があるとして，これを**倹約遺伝子型**と名付けて発表した[5]．人類の長い歴史からみると採集・狩猟の時代が長く，飢餓に耐えられたヒトが子孫を残してきたが，近年の豊かな食糧環境のなかでは過栄養に陥りやすいと考えられ，倹約遺伝子仮説が受入れられてきた．

倹約遺伝子：thrifty genotype

倹約遺伝子仮説を支持する例としてあげられているのが，アメリカ原住民である**ピマインディアン**での研究である．ピマインディアンでは糖尿病有病率が成人全体で30%以上であり，特に60歳以上の女性では80%以上ときわめて高い．アメリカ原住民はモンゴロイドの子孫で，約4万年前〜1万7千年前の氷河期に陸続きであったベーリング海を渡ってアメリカ大陸に移住し原始的な生活を続けていた．その後ヨーロッパ移民の増加により生活環境が大きく変わり，やがて米国政府の保護政策を受け，インディアン共同体として生活支援により西洋化が急速に進行するとともに，肥満，糖尿病が増加した．なお，ピマインディアンの一支族はさらに南下してメキシコに移住しているが，彼らは原始的な生活を続けているため，肥満や糖尿病有病率は低い．遺伝子型が同様でも，食事，運動などの環境因子の違いが肥満，糖尿病発症に大きく影響することが示されている．

また，南太平洋の島国であるナウル共和国も肥満者が多く，糖尿病有病率も高率で，成人の35%ほどが糖尿病であり，60歳以上では8割が糖尿病とされる．ナウルの原住民はポリネシア系であり，中国大陸からカヌーで渡ってきた人々の子孫とされる．長い渡航から島での生活までには食糧難にさらされ，それに耐えて生き延びてきたのが倹約遺伝子型の体質素因を受け継いだ人々と考えられている．ナウル共和国は1968年の独立後，リン鉱石の産出に恵まれ裕福な経済となり，肥満者が増加した．同様の現象は南太平洋のサモアやフィジーなどでもみられ，伝統的な生活習慣が西欧化するとともに肥満者の増加と糖尿病の増加がみられている．

倹約遺伝子としてこれまで報告された一つに，**アドレナリンβ_3受容体**の遺伝子がある．脂肪細胞に存在し，脂肪の分解や熱産生に関与している受容体である．この受容体の変異体をもつ人では基礎代謝率が1日当たり200 kcal低く，糖尿病発症年齢が若いことが認められている．アドレナリンβ_3受容体の変異は，欧米人では10人に1人の割合しか存在しないが，日本人では3人に1人の割合でみられる．

脱共役タンパク質1（UCP1）の遺伝子も倹約遺伝子にあげられている．UCP1はミトコンドリアでのリン酸化によるATP合成の前にエネルギーを熱として放出するタンパク質で，変異体では基礎代謝が1日当たり100 kcal低下する．日本人では4人に1人の割合でみられる．

また，小型脂肪細胞を増やしてインスリン感受性を高める働きをする**PPARγ2**の遺伝子も倹約遺伝子にあげられる*．この遺伝子多型によりインスリン感受性に違いがあると報告され，PPARγ2遺伝子の変異体A型は白人に多く，糖尿病発症率の高いアジア人では少ないとされる．この変異体のヒトでは基礎代謝が100 kcalほど高いことが知られており，太りにくい体質から**浪費遺伝子型**ともよばれている．

* PPARについては§3・3・2を参照．

4・2・2　生体反応における個人差と遺伝子

　　特定の食品を摂取したときにみられる生体反応の個人差について，不耐症，レスポンダー，感受性などと表現される．特定の栄養素の摂取により病的反応を起こす不耐症の例として，よく知られているのが**乳糖不耐症**である．乳糖（ラクトース）を分解する酵素が成人期になって消失することにより，多量の乳を飲むと消化器症状を発生するようになる．乳糖分解酵素であるラクターゼを生成する遺伝子多型により，ラクターゼを成人期まで持続的に発現できる人と，発現できない人の違いとして現れるという説がある[*1]．

*1　乳糖不耐症については，§7・3・6を参照.

　　コレステロール摂取により血中コレステロール値が上昇するコレステロールレスポンダーと上昇しないノンレスポンダーの存在が知られている．遺伝子多型と環境要因の両方が関係している．LDL受容体遺伝子に変異がある家族性高コレステロール血症の人ではコレステロールレスポンダーが多いとされる．

　　本態性高血圧症では食塩感受性が高く，食塩制限が降圧に有効なことが多いが，正常血圧者では食塩感受性が低い人も認められる[*2]．食品に対する感受性の個人差にエピジェネティクスが関与していると考えられる．

*2　食塩感受性については，§5・4・3cを参照.

　　糖尿病では多くの糖尿病感受性遺伝子が報告されている．人種による違いがみられ，日本人では代表的な糖尿病感受性遺伝子として TCF7L2，FTO，KCNQ1 の三つがあげられる．TCF7L2 はイントロン 3 の SNP がインスリン合成低下を介して糖尿病リスクを高めるとされ，このリスク SNP を含むゲノム領域のクロマチン構造の状態が変化することで遺伝子発現に影響が現れる可能性が考えられている．FTO は核酸の脱メチル酵素の遺伝子で，食欲やエネルギー消費の制御にかかわっており，肥満を伴う糖尿病発症に寄与しているとされる．KCNQ1 は細胞のカリウムチャネル遺伝子の一つで，インスリン分泌にもかかわっている．KCNQ1 のイントロン 15 領域に存在する SNP がインスリン分泌障害を介して糖尿病リスクを高めるのではないかと考えられており，この SNP により 2 型糖尿病の発症リスクは 1.3〜1.4 倍に高まり，日本人の糖尿病の 2 割にこの遺伝子がかかわっているとされている．この遺伝子の変異は近傍にある遺伝子発現に影響す

単一遺伝子病

　単一遺伝子病は全先天異常の 20％ を占めており，酵素，ホルモン，受容体，転送タンパク質など 500 以上の疾患が見いだされている．変異遺伝子による発現抑制あるいは発現亢進などで異常が発生し，その形質が**メンデル遺伝**をする．メンデル遺伝では一つの遺伝子座に 1 対の対立遺伝子アレルがあり，それぞれのアレルは親の配偶子中の 1 個のアレルに由来し，1 対のアレルの組合わせで個体の一定の遺伝子形質が決まる．この二重の対立遺伝子が同じ場合はホモ接合体，違う場合はヘテロ接合体とよばれる．メンデル遺伝の形式は，常染色体優性遺伝，常染色体劣性遺伝，X 連鎖優性遺伝，X 連鎖劣性遺伝，Y 連鎖遺伝の 5 種に分

類される．常染色体優性遺伝の例として LDL 受容体遺伝子変異による**家族性高コレステロール血症**があげられ，両親のどちらかが患者であると変異遺伝子を受け継いだ子は発症し，その確率は 1/2 である．常染色体劣性遺伝では変異アレルのホモ接合体で病的形質が現れ，ヘテロ接合体では保因者となる．近親婚で病的形質が出現する確率が高くなる．

　多因子遺伝病は多くの遺伝子と環境の相互作用により病的形質が発現してくるもので，全先天異常の 65％ ほどとされる．メンデル遺伝様式にはならず，個々の遺伝子の関与は比較的小さい．高血圧，糖尿病，脂質異常症などで多くみられる．

るだけでなく，遠隔の複数の遺伝子発現を調節している可能性も指摘されている．KCNQ1遺伝子のDNAメチル化はインスリン感受性，血清アディポネクチン値と関連が認められており，エピジェネティクス変化による影響を受けている．

　インスリン分泌に関係している遺伝子として，ほかにGLP-1受容体に遺伝子多型が見いだされており，SNPのタイプにより肥満度の差がみられている．また糖尿病治療薬の効果がSNPのタイプにより違いのあることが見いだされ，治療薬の選択にSNPが有効であることが示唆されている．

4・3　エピジェネティクス

　エピジェネティクスとはDNAの塩基配列に書かれた遺伝情報を変更することなく，個体発生や細胞分化の過程で遺伝子発現制御にかかわる後成的な修飾を表している．この情報の集まりを**エピゲノム**とよぶ．

エピジェネティクス: epigenetics

　多彩な細胞機能を発揮するためにエピジェネティクスは不可欠であるが，がんや動脈硬化性疾患などさまざまな疾病の発症素因にもエピジェネティクスがかかわっていることが見いだされてきている．

4・3・1　エピジェネティクスの機構

　1953年のJ.D. WatsonとF.H.C. CrickによるDNA二重らせん構造の提唱以降にゲノム研究が急速に進んだが，1987年R. HollidayがDNAのメチル化の重要性を指摘し，がん化におけるエピジェネティクスの重要な役割を報告し注目されるようになった．

　エピジェネティクス機構としてまず**DNAのメチル化**があげられる．ゲノムDNAでシトシン塩基（C）にグアニン塩基（G）が続くCpG配列中のシトシン塩基の5位に，DNAメチル化酵素によりメチル基が付加される（図4・1a）．メチル化された遺伝子は転写発現が抑制される．脱メチル酵素の作用を受けると，メチル化が解除されて遺伝子発現が高まることもある．

　また，**ヒストンのメチル化**および**アセチル化**もエピジェネティクス機構の一つ

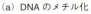

(a) DNAのメチル化

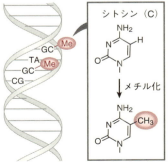

(b) ヒストンのメチル化とアセチル化

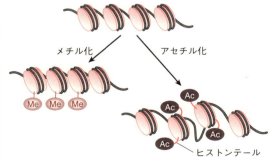

図4・1　エピジェネティクスのおもな機構

である（図4・1b）．ヒストンはDNA鎖であるクロマチンが巻き上げられてヌクレオソームをつくるときに必要なタンパク質であり，メチル化，アセチル化の修飾を受けて遺伝子発現の調節を行っている．ヒストンタンパク質のメチル化，脱アセチルでクロマチンは凝集し，遺伝子発現は抑制される．逆に，脱メチル，アセチル化されるとクロマチンは弛緩し，遺伝子発現は促進される．ヒストンのN末端を構成する20〜30のアミノ酸はヒストンテールとよばれ，アセチル化，メチル化，リン酸化などの修飾を受けやすい．ヒストンテールを構成するアミノ酸残基にはリシンなどの塩基性アミノ酸が多く存在し，正電荷を帯び，負の電荷をもつDNAと固く結合している．このリシンのアセチル化がクロマチン構造を変化させる．ヒストンにはヒストンアセチル化酵素とともにヒストン脱アセチル酵素も存在しており，互いにバランスをとりながら，アセチル化の平衡を制御して転写を調節していると考えられている．転写の調節はリシンのメチル化の部位によっても変化することがわかっている．メチル化はリシンおよびアルギニンでみられる．

前述したDOHaD仮説には，エピジェネティクス変化が深くかかわっていることが多くの研究から明らかにされている．胎児期に飢餓を経験した子どもでは，成長にかかわる遺伝子や神経細胞の発育・分化にかかわる遺伝子などを含めて，多くの遺伝子にエピジェネティクス変化が観察されている．低出生体重児ではインスリン様成長因子2（IGF-2）遺伝子プロモーターのDNAメチル化が有意に低下しており，糖尿病発症率が高率である．この遺伝子のDNAメチル化の低下は60歳に至るまで維持されており，エピジェネティクス変化が生後も長く続くというエピジェネティック記憶の存在も認められている．また世代を超えてエピゲノム修飾変化が持続する世代間伝承現象もみられる．

胎児期の子宮内環境と，出生後の乳幼児期環境がDNAのエピゲノム変化を起こし，それが疾病の素因となり，その後の成育環境との相互作用のもとで疾病が発症することも報告されている[6]．エピジェネティクスにかかわる因子は低栄養だけでなく，過栄養，化学物質（アルコール，タバコ，残留農薬，環境汚染物質），精神的ストレスなどがある．強いストレスでは，グルココルチコイドが過剰に分泌され，グルココルチコイド受容体，グルココルチコイド非活性化酵素などの遺伝子のエピゲノム変化をひき起こすとされる．炎症性サイトカインも胎児期にさまざまな遺伝子のエピゲノム変化をもたらすことが示唆されている．

4・3・2　エピジェネティクスにかかわる食品成分

食品成分により異なった遺伝子のエピゲノム変化をもたらすことが多くの研究で示唆されており，悪性腫瘍や動脈硬化症，精神疾患の発症予防などへの利用が期待されている．

DNAメチル化反応におけるメチル基供給体は，葉酸-メチル化サイクルであり，特に*S*-アデノシルメチオニンが大きくかかわっている（図4・2）．葉酸の欠乏状態やホモシステインの上昇はDNAメチル化の低下状態をひき起こす可能性がある．

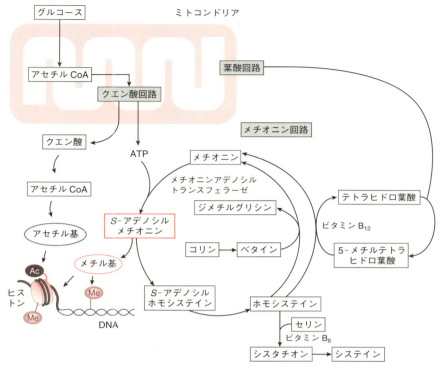

図 4・2 エピジェネティクスとメチオニン回路

ヒストンのアセチル化に関しては，キャベツやブロッコリーなどのアブラナ科の野菜に含まれている辛味成分の一つである**スルフォラファン**により，脱アセチルが阻害されることが知られている．

メチル基転移酵素に影響するポリフェノール，さらにビタミン B 群，ビオチン，ナイアシン，アルコールそのほか多くの成分がエピジェネティクス修飾にかかわっていることが観察されている．

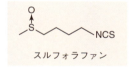

スルフォラファン

4・4 ミトコンドリア

ミトコンドリアはエネルギーとして利用される ATP を産生し，細胞機能を維持させる重要な細胞内小器官である*．加齢とともにミトコンドリアの数と質の低下が認められ，老化現象として現れてくる．

ミトコンドリアの特徴の一つは，細胞核内 DNA とは別に，独自のミトコンドリア DNA をもつことである．ヒトのミトコンドリア DNA は 16,569 塩基対からなるが，イントロンがなく，すべての遺伝子が高発現している．ミトコンドリア遺伝子の変異は筋肉疾患，糖尿病やアルツハイマー病その他先天性代謝異常症の原因となっており，ヒトの体質素因を形成する要因の一つである．

また，ミトコンドリア DNA は母親から伝えられたものであるという特徴もある．ミトコンドリアの形質に関しては母親から娘へ，さらに娘から子孫に伝えられていく．遺伝子解析から，現代人のミトコンドリアは 20 万年前のアフリカサ

* 人体はおよそ 100 兆個の細胞から構成され，各細胞は約 1000 個のミトコンドリアをもっている．ヒトの生命を維持するために必要なエネルギーの大半がミトコンドリアでつくられており，その全エネルギーの 20% は脳で利用されている．

ハラ近郊在住の女性に由来することが判明しており（ミトコンドリア・イブ説），ミトコンドリア遺伝子はヨーロッパ，アジアと変異を繰返し，いくつかの系統に分かれながら伝えられてきている．

ミトコンドリア遺伝子では細胞核遺伝子よりも変異が高率に発生し，それが蓄積されていくことがわかっている．野獣から素早く逃げるための筋肉運動に有利なミトコンドリアや，厳しい寒冷地で効率よい熱産生により生き延びた人々など，環境の影響もミトコンドリア遺伝子変異の蓄積とその伝承にかかわっていると考えられる．

ミトコンドリアの変異は細胞により異なるために，ミトコンドリア遺伝子からみると，同じ臓器を構成する細胞であってもエネルギー産生能など細胞機能に差が生じている．異なった遺伝子からなるミトコンドリアをもつ細胞がモザイク状になっているといえる．ミトコンドリア遺伝子はエネルギー産生に関係する酸化的リン酸化関連のタンパク質の発現を調整しているために，加齢によりミトコンドリア遺伝子変異が蓄積することにより，細胞機能ひいては臓器機能の低下がもたらされる．

また，ミトコンドリアは体内に取込まれた酸素の 90% 以上を消費してエネルギーを供給しているが，一方では消費酸素のうちの数%を活性酸素種として放出しているので，酸化障害をひき起こしやすい細胞内小器官として健康上注意が必要である．

4・5　環境因子と生活習慣病のかかわり

遺伝素因が一定で，環境が変化した場合の影響を観察する研究として移民研究があり，日本人を対象にした試験では Ni-Hon-San Study がある[7]．広島在住の日本人とハワイおよびサンフランシスコに移民した日系人を対象に，主要な死因である脳血管疾患，虚血性心疾患の発症率と検査所見，食生活との関連を調査したところ，血清コレステロール値は日本，ハワイ，サンフランシスコ在住の順に高くなり，それに比例して虚血性心疾患が増加していた．脳卒中では脳出血が日本在住者で多く，アメリカ在住者では脳梗塞が増加し，脳出血が少ない．脳卒中

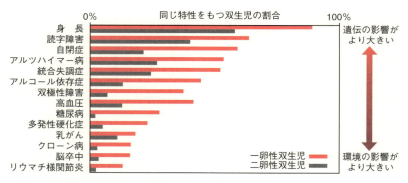

図 4・3　双生児を対象とした遺伝素因と環境因子の影響の検討　［J.C. Eissenberg, et al., *Missouri Medicine*, 115(5), 428-433(2014) より］

の原因として血圧が関係していることは多くの研究で明らかにされているが，日本在住者とハワイ在住日系人との間に血圧の差はなかった．日本在住者では飽和脂肪酸や動物性タンパク質摂取量が低く，食生活を含めた環境因子の違いが疾病発症率の違いの原因であることが示唆されている．

このほかにも，遺伝素因が大きく異なっていない集団での移民による環境変化が慢性疾患の発症率に大きく影響している研究が報告されている．一卵性双生児を対象とした研究では，遺伝素因と環境因子のどちらが疾病発症に大きく寄与しているかが調べられ，糖尿病は環境因子の寄与が大きいとされるなど，疾病による違いが明らかにされている（図4・3）．

4・6 分子栄養学の発展

4・6・1 個別化栄養，さらにプレシジョン栄養へ

予防医療には，健康な人が病気にならないように対処する一次予防と，病気に罹患している人が重症化しないように対処する二次予防があり，おもに食事・運動・休養などの生活習慣の改善など，多数の人を対象とした疫学研究などが根拠とされる．この予防医療に類似しているが，**先制医療**とは病気の発症リスクを高い精度で予測し，正確な発症診断をすることにより，その病態・病因・メカニズムに合わせて予見的に介入して健康を維持し，あるいは発症を遅らせ，あるいは症状を軽減させるように対処することである．

先制医療: preemptive medicine

分子栄養学の進歩により，個人の体質素因とライフスタイルなどに応じて，栄養のさじ加減ともいえるきめ細かい栄養指導が可能となり，各個人のよりレベルの高い健康状態を維持し，健康長寿を目指すシステムが**個別化栄養**として推進されるようになってきた[8]．**オーダーメイド栄養**あるいは**テーラーメイド栄養**も同様の意味で使われてきた．

個別化栄養: personalized nutrition

人体は機能の異なる多数の細胞，組織，器官から構成されており，それぞれ異なった代謝経路をもちながら，生体として統合された状態に維持され，またそれが刻々と変化している．体内では常に酵素が代謝を行っており，核酸，タンパク質，糖，脂質，有機酸，アミノ酸その他の生体物質は変動している．身体活動や食事，環境からの刺激は，体内代謝の変化をひき起こしている．健康長寿のためには，この人体の活動を包括的に理解し，それに応じて適切な栄養を考えていく**プレシジョン栄養（精密栄養）**が求められる．そのために DNA 配列の網羅的解析（**ゲノム解析**），タンパク質の網羅的解析（**プロテオーム解析**），代謝物質の網羅的解析（**メタボローム解析**）が行われ，その研究成果が活用されていく必要がある．

プレシジョン栄養: precision nutrition

メタボリックシンドローム*を例としてプレシジョン栄養について考えてみよう．主要な因子として，ニュートリゲノミクス，ミクロビオタ，メタボロミクス，ディープフェノタイプ（深層表現型），食習慣，食行動，身体活動などがあげられ，図4・4に示すように互いに関連している．一般的な表現型として，血圧，血糖値，BMI などがあげられるが，ディープフェノタイプにはさらに食後

* メタボリックシンドロームは肥満，血糖，血圧，脂質など複数の生活習慣病危険因子が関係している病態であり，日本では特定健診の重要な対象と位置づけられている．

血糖値の推移や24時間血圧の推移など，より詳細な表現型が含まれる．ミクロビオータとしては，腸内細菌叢をヒトと共存する特有の機能をもつ組織としてとらえることができ，腸内細菌叢を構成する細菌の種類や量の比率などの多様性は生体に大きな影響を及ぼしている．

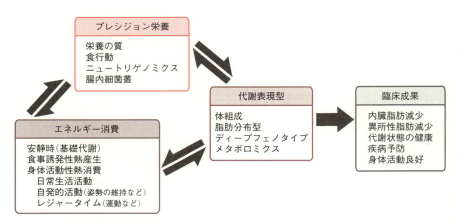

図 4・4 プレシジョン栄養における健康管理（メタボリックシンドロームを対象に）
[J. de Toro-Martin, *et al.*, *Nutrients*, **9**(913), (2017) より]

4・6・2 腸内細菌叢の多様性と変化

腸内細菌叢が体質素因に大きくかかわっていることが，網羅的解析手法の進歩により明らかとなってきた．腸内細菌叢は多様性および個人差が大きく，人種差があることも知られており，同じ食品を摂取しても，その反応に個人差が現れる原因の一つとなっている．また，乳幼児期から成人期，老年期と，同じ人でも変化していく．

新生児の糞便を調べると，生後3〜4時間後には大腸菌，乳酸菌の一種であるエンテロコッカス属，クロストリジウム属，酵母などの微生物が出現し，3日目ごろからビフィズス菌が出現し，次第に優勢となる．離乳期近くになると，成人型に近似してきてグラム陰性桿菌が優勢となってくる．高齢者の腸内細菌叢は健康な成人に比べて著しい変動がみられ，ビフィズス菌が減少し，腐敗菌であるクロストリジウム属や大腸菌，腸球菌が増加してくる．腸内細菌叢の多様性はプレバイオティクス，プロバイオティクスを含む食事，遺伝素因などによっても変化することが知られ，それが生体機能に影響を及ぼしていく．

水溶性食物繊維が腸内細菌により代謝されると，酪酸，酢酸，プロピオン酸などの**短鎖脂肪酸**が生成され，人体の代謝に影響する．腸内細菌のなかには大豆イソフラボンからエクオールを生成する菌種も一部存在している．ポリフェノールは難消化性成分であるが，腸内細菌により代謝され，代謝物の吸収による生理作用の変化として効果が現れてくる．

腸内細菌叢と肥満，糖尿病，動脈硬化，中枢神経疾患，がんなどとの関連についても多くの研究が報告されている．腸の炎症性疾患患者に健常者の腸内細菌を

注腸すると炎症症状の改善が認められたという研究報告により，腸内細菌の効果が注目されるようになった．無菌マウスの腸内に肥満マウスの糞便を移植されたマウスは肥満になり，痩せたマウスの糞便を移植されたマウスは痩せた状態を維持したという実験などから腸内細菌叢と代謝疾患との関連が注目され，ヒトでの腸内細菌の移植研究も進められている[9]．将来には腸内細菌叢を変えることで体質素因を変えることも可能となっていくと考えられる．

参考文献

1) G.P. Ravelli, *et al.*, 'Obesity in young men after famine exposure in utero and early infancy', *N. Eng. J. Med.*, **295**, 349-353 (1976).

2) D.J.P. Barker, *et al.*, 'Weight in infancy and death from ischemic heart disease', *Lancet*, **2**, 577-580 (1989).

3) C.N. Hales, D.J.P. Barker, 'Type 2 diabetes mellitus: the thrifty phenotype hypothesis', *Diabetologia*, **35**, 595-601 (1992).

4) P.D. Gluckman, M.A. Hanson, 'Living with past: evolution, development, and patterns of disease', *Science,* **305**, 1733-1736 (2004).

5) J.V. Neel, 'Diabetes mellitus: a "thrifty" genotype rendered detrimental by progress', *Am. J. Hum. Genet.,* **14**, 353-362 (1962).

6) 福岡秀興，佐田文宏，日衛誌，**71**, 185-187 (2016).

7) Y. Takeya, *et al.*, 'Epidemiological studies of coronary heart disease and stroke in Japanese men living in Japan, Hawaii, and California: incidence of stroke in Japan and Hawaii', *Stroke*, **15**(1), 15-23 (1984).

8) B. van Ommen, *et al.*, 'System biology of personalized nutrition', *Nutrition Reviews,* **78**(8), 579-599 (2017).

9) T.N. Jayasinghe, *et al.*, 'The new era of treatment for obesity and metabolic disorders: evidence and expectations for gut microbiome transplantation', *Front Cell Infect. Microbiol.*, **6**(15), (2016). DOI: 10.3389/fcimb. 2016. 00015.

第Ⅱ部

各病態にかかわる
食品成分

5 循環器系に作用する食品成分

■ 5・1 心臓と血管系の構造と機能

心臓から拍出された血液は，大血管から毛細血管に流れ，静脈から心臓に戻ってくる経路で全身を回る．**大動脈**は高い血圧で血液を流すため血管壁が厚く，血流速度も速い．一方，**毛細血管**は液体成分，栄養素，ホルモン，電解質を間質に供給する．この間質から**静脈**に血液成分が戻る．静脈は血管床としての断面積が動脈に比べてはるかに大きいため，静脈の圧は低く，静脈の壁は薄い．しかし，十分に収縮拡張をすることができる．

循環経路は左心室からの**体循環**と右心室からの**肺循環**に大別される．体循環の血液は各臓器によって分布量が異なり，おおよそ脳 15％，心臓 5％，肝臓・消化器 30％，腎臓 20％，骨格筋 20％，その他 10％と分布される（図 5・1）．このうち脳の酸素消費量は約 50 mL/分である．脳血流量は全身血圧による変化量が少なく，一定の血流が保たれるが，二酸化炭素濃度が上昇すると血管が拡張し，血流が増加する．心臓への血流は 3 本の冠動脈を介して行われ，血流量は脳に比べて少ないが，酸素消費量は 250 mL/分と多い．左冠動脈と回旋枝は心拡張期に血流が流れるのに対し，右冠動脈は収縮期，拡張期とも血流が流れ，刺激伝導系，右心室，中隔，左室後壁まで還流している例が多い．心筋梗塞は左冠動脈と回旋枝に起こりやすい．消化管，膵臓，脾臓を循環した血液は栄養素を多量に含むため門脈を通って肝臓に運ばれる．脳，冠動脈と異なり，門脈は自律神経による調節が大きく，食後には血管が拡張し，血流量が増大する．

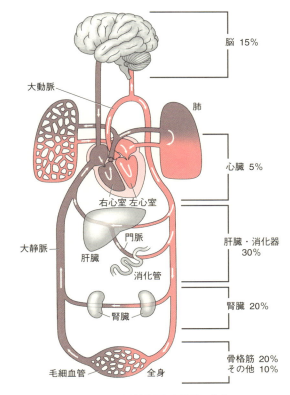

図 5・1 血液循環と血液量の分布

5・1・1 心筋の生理，調律的興奮

心筋は 1 分間に約 60 回の収縮を行うため，大量のエネルギー（ATP）を必要

とする．そのためミトコンドリアのエネルギーを用いて，筋小胞体とT管が協調し収縮する．収縮には細胞内にカルシウムが流入することが必要であり，そのために Na^+，K^+，Ca^{2+} による活動電位を用いている．収縮時の細胞質内 Ca^{2+} 濃度の上昇と低下の動きは **Ca^{2+} トランジェント**とよばれる（図5・2）．多くの生体内活性物質や薬物が Ca^{2+} トランジェントに作用して，筋収縮に影響を与える．心臓が正しく拍動するためには，この興奮‐収縮関連すなわち"活動電位 → Ca^{2+} トランジェント → 収縮"が正しく作動する必要がある．この流れのどこかに異常が生じると心臓の拍動が不規則になり不整脈となる．

心拍数を一定にするために Ca^{2+} がゆっくりと細胞内に流入する際に用いられるチャネルは，膜電位に依存して活性化されるので，**電位依存性カルシウムチャ**

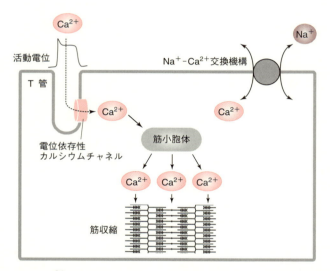

図 5・2 Ca^{2+} トランジェントによる筋収縮の仕組み　心筋細胞に活動電位が生じるとT管のカルシウムチャネルが開き，Ca^{2+} が細胞内に流入する．これを引き金に筋小胞体から大量の Ca^{2+} が放出され，収縮タンパク質に結合して筋収縮をひき起こす．収縮後，Ca^{2+} は小胞体に取込まれるか，Na^+-Ca^{2+} 交換機構により細胞外へと汲み出される．

ネルとよばれている．Ca^{2+} チャネルには多くの種類があり，このゆっくりとしたチャネルは L型カルシウムチャネルとよばれ，心筋や血管平滑筋に存在する*．L型カルシウムチャネルを抑制する薬剤（カルシウム拮抗薬）は血管拡張薬として高血圧治療に広く用いられている．

5・1・2　循環器系の生理的調節と病態

循環器系は，各臓器に 1) 酸素を供給し，2) 栄養物を運び，3) 二酸化炭素の除去，4) 酸の除去，5) 組織イオン環境の維持，6) 各種ホルモンおよび生理活性物質の運搬を行ううえできわめて重要な役割を担っており，その恒常性は厳格に維持されている．また部位によって循環器系は特異的な作用を担う．たとえば，皮膚では体温の調節，腎臓では老廃物の排泄にかかわる．

---

* 心臓には電位依存性カルシウムチャネルのうちT型とL型が存在する．T型は洞結節や房室結節などにあるが，心房や心室にはない．マイナスの大きい電位に対してはまずT型が開いて Ca^{2+} が流入し，細胞内外の電位差が小さくなると，L型が開きT型は閉じる．L型から入った Ca^{2+} により心房や心室の細胞が収縮する．この2段階のチャネルにより心臓は自動的に動く．

循環器系の血管による調節は**急性調節**と**慢性調節**に分けられ，前者は血管の拡張・収縮によってなされるのに対して，後者は血管のサイズや分布を変えることによって行われる．この調節の異常により，高血圧や心不全が発症する．

a. 急性調節 高地などで大気中酸素濃度が低いときや，一酸化炭素中毒，あるいは肺疾患などで動脈血液中の酸素濃度が下がったときに，各臓器に十分な酸素を供給するために急性調節が行われる．その際の血管拡張物質としては，アデノシン，ヒスタミン，カリウムイオン，酸などが知られており，なかでもアデノシンは冠動脈血流の調節に重要な役割を果たす．心筋が虚血に陥ると，ATPの分解が進み，心筋からアデノシンが分泌され冠動脈を拡張させる．また，低酸素は血管の収縮力を低下させるため，毛細血管の収縮が低下し，血流が増えるメカニズムも働く．同様に，糖やビタミン B_1 などの栄養素が不足しても血管収縮力が低下するため，局所血流は増加する．

一方，急激な循環動態の変化，たとえば急な血圧の上昇などに対して，腎臓や脳といった臓器は血流が一定になるような自動調節能をもっている．おもなメカニズムとして，急激な酸素と栄養素の増加に対して血管が収縮し，血圧負荷がかからないようにする作用と，血流のずり応力に対して血管が収縮反応を起こす作用がある．これに加え，腎臓ではクロールイオン（Cl^-）濃度の変化に対して糸球体輸入細動脈を収縮させ，糸球体内圧と糸球体濾過量を一定に保つ自動調節能がある．脳では，酸素に加えて，二酸化炭素，pH が重要な役割を果たす．二酸化炭素や酸が増加すると，血管が拡張し，速やかにこれらを除去する方向に働く．

b. 慢性調節 前述のような数秒で起こる循環動態の変化が，数時間，数日あるいはさらに長期間続くと，慢性調節が働き，組織血流はほぼ一定になり，変化の前のレベルに戻る．そのメカニズムの一つとして，血管床の変化がある．たとえば，組織代謝が増え酸素必要量が増えると，血管新生が起こり，血管床は増加する．さらに，血管の形状が変化するリモデリングも重要な役割を果たす．細動脈では高血圧にさらされると血管壁が肥厚し，血管内腔を狭くする．大血管

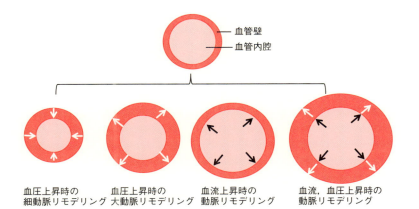

図 5・3 **血管のリモデリング** 血管は内圧の上昇で破裂することがないように血管壁の厚さおよび内腔系を調節（リモデリング）している．

では血管収縮は起こさず，血管壁が厚くなり，内腔も大きくなる（図5・3）．

c．ホルモンその他による循環調節　全身に作用するホルモンとして，ノルアドレナリンによる血管収縮作用がよく知られている．このほかにもアンギオテンシンⅡは血管を収縮させ，一方でブラジキニン，ヒスタミンは血管拡張作用がある．イオンも血管収縮に重要な役割を果たし，カルシウムイオンは血管平滑筋を収縮させ，カリウムイオンは反対に拡張させる．マグネシウムイオンもまたカルシウムイオンの細胞内流入に拮抗し，血管拡張作用がある．pHは二峰性の作用をもち，軽度の酸性では血管は収縮し，さらに酸性が進むと血管は拡張する．

5・2　心不全にかかわる食品成分

5・2・1　心不全の危険因子と食品成分

心不全とは，心機能が低下し，全身臓器に十分な酸素を供給できなくなった状態をいい，急性心不全と慢性心不全に分類される．その原因として，長期にわたる高血圧による心筋リモデリング，心筋虚血，不整脈，体液量の増加などがある．心不全を悪化させる因子としては，食塩過剰摂取による体液量の増加のほか，アンギオテンシンⅡによる直接の心機能障害に加え，アルドステロンやその他の因子による電解質異常，特にカリウム，カルシウム，マグネシウムといった心筋収縮に密接にかかわるイオンの異常があげられる．さらに，脂質異常症や慢性炎症は動脈硬化を進展させ，虚血をひき起こす危険因子として知られる．

これらのリスクを考え，**飽和脂肪酸**および**食塩**は，脂質異常症，高血圧の進展にかかわるため，心不全患者では摂取を控えるべきである．"日本人の食事摂取基準（2020年版）"によると，飽和脂肪酸は男女とも総エネルギー摂取量の7％以下にすることが推奨されている．さらにリスクをもった患者においては，脂肪酸の摂取割合は，飽和：一価不飽和：多価不飽和＝3：4：3が推奨されている．食塩は，成人男性で7.5 g/日，女性で6.5 g/日とされているが，高血圧患者では一律6 g/日が日本高血圧学会のガイドラインで推奨されている．

一方，これらの摂取を制限するものに対し，**n−3系多価不飽和脂肪酸**，適度な**カリウム**，**マグネシウム**，**カルシウム**の摂取は，心不全の予防が期待できる．魚油に多く含まれるエイコサペンタエン酸（EPA）やドコサヘキサエン酸（DHA）などのn−3系多価不飽和脂肪酸は，ヒトを含む哺乳類では体内で生成できないため，食べ物から摂取する必要がある．動物実験において，n−3系多価不飽和脂肪酸は，マクロファージからEPA由来の抗炎症性代謝物である18-HEPEを放出させることで心臓の炎症や線維化を顕著に抑制することが示されている[1]．しかし，ヒトを対象とした臨床試験では，冠動脈疾患や心不全に対してEPAの明らかな効果は認められていない．これまでの臨床試験では投与量が少ないことや，実際にEPAが不足している患者を対象にすれば補充の効果が明らかになるのではないかといった問題が指摘されている．観察研究では，EPAが少ないコホートに心血管イベントが多いことが示されている程度であり，2019

HEPE: hydroxy-eicosapentaenoic acid

年現在では冠動脈疾患や心不全の予防としての EPA 投与は確立された治療法とはいえない.

　野菜・果物摂取や地中海型食事が高血圧，糖尿病といった心血管イベントのリスク因子に対して有用であることは，1991 年に報告された **DASH 試験**でも明らかにされている[2]. DASH は Dietary Approaches to Stop Hypertension の略で，米国立衛生研究所（NIH）が主導となって行われた介入試験である. 459 人の被験者を，1) 米国人の通常食群，2) 野菜や果物の多い食群，3) **DASH 食**（野菜，果物，低脂肪乳製品，全粒穀物を多く摂取し，飽和脂肪酸とコレステロールの摂取を控える組合わせ食）群の三つに分けて 11 週間比較したところ，DASH 食群の降圧率が最も高く，高血圧のある人では収縮期血圧が平均 11.4 mmHg 低下した. 以前より，カリウム，カルシウム，マグネシウムなどの単一栄養素による弱い降圧作用が知られていたが，DASH 試験によりこれらを単一摂取するのでなく組合わせることで複合降圧効果が得られると結論づけられた.

　カリウムにはナトリウム利尿作用があることから，体液量の調節に有効であることが考えられている*. しかし，マグネシウム同様，腎機能が低下している場合には，高カリウム血症の危険があるので注意が必要である. マグネシウムは 2 価の陽イオンとして天然のカルシウムの拮抗薬となり，血管拡張作用，交感神経抑制作用をもつことが動物実験で示されている. マグネシウム補充療法の有用性は，EPA 同様，臨床試験では明らかではない. カルシウムは心筋収縮に欠かせないイオンであり，腎不全患者のようにビタミン D 欠乏からイオン化カルシウムが低下した例では補充による効果が期待できるが，ビタミン D 補充療法の有用性もいまだ確立していない.

* カリウムによるナトリウム排泄促進については §8・3・4 を参照.

5・2・2　心不全と悪液質

　心不全患者では体重減少が心不全の進行・予後の悪化と関連することが明らかとなり，肥満パラドックスとして知られている. 心不全における急激な体重減少は**心臓悪液質**（カヘキシー）とよばれる. 心臓悪液質は，単に心機能の低下，日常生活動作（ADL）の低下のみならず，感染症などの多くの合併症をひき起こし，再入院・死亡率が高くなる. 低栄養，骨格筋萎縮と密接に関連し，全身の虚弱から生命予後を短縮させる要因となるため，その病態の解明と治療法の開発が進められている.

肥満パラドックス: 肥満は代謝性疾患を併発しやすく予防が求められる一方で，必ずしも死亡率を高める要因とはならないのではないかとする説.

ADL: activities of daily living

　心不全患者ではエネルギーの消費量と摂取量のアンバランスが生じ，摂取量が不足している. 特にタンパク質摂取量の不足から，負のエネルギーおよび負の窒素バランスとなるため，骨格筋量の減少を主とする体重減少をきたすと考えられる.

　心不全状態ではマクロファージの活性化をはじめとして，多くの炎症性の細胞が活性化される. その結果，TNF-α やインターロイキンといった多くの**炎症性サイトカイン**が，血中あるいは局所で上昇する. これらサイトカインはホルモン同様，細胞表面の受容体に結合し，細胞内にシグナルを伝達する. 炎症性サイトカインにより活性化された細胞内情報伝達系の一部はタンパク質修飾を行う. タ

ンパク質修飾には各種酵素が関与しており，炎症性のシグナルの下流には**ユビキチン**とよばれる多機能性のタンパク質による修飾があることが知られている．ユビキチンが標的タンパク質に結合するには三つの酵素，すなわちユビキチン活性化酵素（E1），ユビキチン結合酵素（E2），**ユビキチン転移酵素（ユビキチンリガーゼ，E3）** によって行われる．このE3ユビキチンリガーゼは炎症性シグナルにより活性化され，細胞内では各種タンパク質にユビキチンが結合することで不要なタンパク質と認識され，プロテアソームによる異化が亢進すると考えられている．また，そのほかにも筋肉量が減少するメカニズムとして筋細胞のアポトーシスの障害や，ミトコンドリアの異常も関与している可能性が指摘されている．

また，がん悪液質モデル動物で，**ミオスタチン**を抑制することで筋肉の生合成を高めると，寿命が延長することが示されている．ミオスタチンは，筋芽細胞の融合を阻害し，骨格筋細胞の発達を調節するTGF-βファミリータンパク質として同定され，これを治療のターゲットとして筋肉を増やす試みが行われている．

このほか，空腹時に胃より分泌される**グレリン**は，摂食を促進しエネルギー消費を抑制してエネルギーバランスを保つように，末梢から脳内へシグナルを伝達する．脳内へ伝えられたシグナルは視床下部の摂食促進系の神経ペプチドを刺激して摂食を促進し，エネルギー消費を減少させることでエネルギーバランスをプラスに変化させる．心不全患者ではこのグレリンの血中濃度は上昇しているが，悪液質を改善するまでには至っていないため，その補充療法の効果を期待した臨床試験も行われている．

さらに，タンパク質のみならず脂肪組織の変化も注目されている．悪液質では白色脂肪細胞が褐色脂肪細胞に変化し，代謝が亢進することが示されている．

これまで心不全の栄養指導では塩分制限だけが強調されていたが，このように悪液質の病態が明らかになり，過度の塩分制限は低栄養をも惹起しうることから，心不全患者に合併する栄養障害・低栄養の診断と治療の臨床研究が進んでいる．

5・2・3　心不全とアミノ酸および補酵素

栄養障害，低栄養のマーカーとして**アミノ酸分画**の評価に期待が寄せられている．心不全におけるアミノ酸異常については，欠乏と過剰の両方に留意が必要である．

たとえば，含硫アミノ酸の一種である**タウリン**は抗酸化作用をもつほか，細胞のカルシウムチャネル，ナトリウムチャネルに影響し，心筋をカルシウム過負荷から保護すると考えられている．タウリンは不可欠アミノ酸ではないが，その大部分は食物から摂取され，イカ・タコや魚の血合肉などに多く含まれる．心不全では組織中のタウリンは低下しており，補充により心不全が改善することが動物実験で報告されているが，ヒトでは運動能力を検討した少数例の報告しかない．

これに対し，**ホモシステイン**は過剰であることがリスクとなる．ホモシステインは不可欠アミノ酸の一つであるメチオニンの代謝における中間生成物で，ジスルフィド結合する際に過酸化水素やスーパーオキシドラジカルといった酸化スト

レスを産生するため，直接の細胞障害や臓器線維化を促進し，動脈硬化疾患の危険因子となる．またホモシステインには陰性変力作用もあるため[*1]，心機能低下につながる．このような所見は臨床的にも証明されており，1948 年より米国ボストン郊外のフラミンガムで 2 年ごとに行われている大規模健康調査追跡研究である**フラミンガム研究**（Framingham Heart Study）においても，高ホモシステイン血症は心不全発症の危険因子であることが示されている．

アミノ酸以外の栄養関連の物質として，補酵素も重要である．**ビタミン B_1** の欠乏は衝心性脚気の原因であり，補充療法が行われている．心不全予防に働くと考えられる抗酸化作用をもつビタミンとして，ビタミン C，ビタミン E が検討されている．血中ビタミン C 濃度の低下は心不全発症の危険因子となることが報告されている．しかし，これらビタミンの補充療法の効果はいずれも否定されており，ビタミン E 投与による心不全予防効果は，一次予防，二次予防ともに認められていない．またビタミン E，ビタミン C 投与による生存率改善効果を検討したメタアナリシスにおいても，その長期効果は不明であった[3,4]．

補酵素の一つである**コエンザイム Q_{10}**（**CoQ_{10}**）は，抗酸化作用をもち，心筋をはじめとする体細胞のミトコンドリアにおいて電子伝達系の酸化還元にかかわる[*2]．細胞を用いた *in vitro* の検討では，心不全患者の心筋内では CoQ_{10} が減少しており，CoQ_{10} の補充により血中および細胞内 CoQ_{10} 濃度が上昇し，ATP 産生速度を速め心筋収縮力を改善する．しかし，心不全患者への投与については，いまだヒトでの効果は明らかになっておらず，今後の検討課題である．

[*1] 心機能に対し，心筋収縮力に変化をもたらす作用のうち，心筋収縮を増強するものを**陽性変力作用**（交感神経刺激など），減弱するものを**陰性変力作用**という．

[*2] CoQ_{10} については §14・2b を参照．

心房細動に与える食事の影響

フラミンガム研究をはじめいくつかの臨床研究から，塩分，糖分，高脂肪，チラミンを多く含有するチーズ，ソーセージ，カフェイン，アルコールは血圧，糖尿病，脂質異常症といった心房細動の危険因子を悪化させることから避けることが勧められる．

心房細動の予防や心拍数コントロールに対して，$n-3$ 系多価不飽和脂肪酸が心筋の興奮性を抑制することで有効である可能性が期待されているが，臨床的にはその有用性は示されていない[5]．ビタミン C，E，N-アセチルシステインのような抗酸化物質が術後などの心房細動の予防に有効であるとする報告もある．また漢方成分にはナトリウム，カルシウムチャネルを阻害することで発作性心房細動を抑制できるものがあり[5]，中国では心房細動治療に使われている．このほかにも，サンザシの成分には内向き整流性カリウムチャネル，Na^+-K^+ ATP アーゼやホスホジエステラーゼを抑制するものがあり，心保護作用があることが知られている．キナ（*Cinchona*）のようにキニン，キニジンを含む天然植物には抗不整脈作用が期待できる．

5・3　虚血性心疾患にかかわる食品成分

虚血性心疾患とは，冠動脈のいずれかの血流が途絶することで心筋が壊死を起こす疾患である．多くは**動脈硬化**を原因とするが，**血栓**の形成が原因となることもある．動脈硬化では，血管壁（すなわち血管内膜）にコレステロールやマクロ

ファージなどが蓄積し，**プラーク**（粥腫）を形成する（図5・4）．プラークが大きくなると血管が狭くなったり，また破綻すると血小板が集まることにより血栓を生じたり，さまざまな血管障害をひき起こす．心不全の項でも述べたように，動脈硬化の一番の危険因子は**脂質異常症**であり，その詳細は§6・2を参照してほしい．

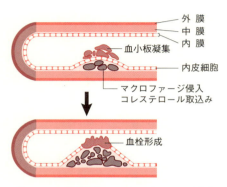

図 5・4　動脈硬化におけるプラークの形成

虚血性心疾患にかかわる個別の食品成分として，**カフェイン**は心筋の酸素消費量を上昇させるため，心筋虚血のリスクとなる．血栓予防薬として**ワルファリン**が使われている場合は，**ビタミン K**を多く含有する食品（納豆，ホウレンソウなど）を摂取するとワルファリンの効果が減弱するため，摂食を避ける必要がある（§18・4参照）．一方，カテキン（IC$_{50}$ 60〜70 μM），EPA，クエン酸，ポリフェノール（IC$_{50}$ ゆず由来 0.3 mg/dL，レスベラトロール 10〜20 μM）などは薬理量で血小板機能を抑制することが報告されており，血栓予防に働く可能性がある．

IC$_{50}$: half maximal Inhibitory Concentration の略．投与する薬剤が何かを阻害するときに50%の効果を示す濃度や投与量を意味する．

野菜や果物は，食物繊維に加え，カリウム，マグネシウムを多く含んでおり，疫学研究からは野菜，果物の種類によらず，摂取量が多いと虚血性心疾患発症リスクが低いことが報告されている．また，野菜や果物に含まれるポリフェノール類，特にフラボノイドには血栓予防効果が期待される．

タンパク質摂取と虚血性心疾患との間に一定した関連は報告されていないが，赤肉・加工肉の摂取が多いと虚血性心疾患発症リスクが高くなり，鶏肉，魚，ナッツ類，豆類の摂取が多いと発症リスクが低くなることが知られている．ただし，これらの多くの研究が米国で行われたものであり，食習慣の異なる日本人にどれくらい当てはまるかは検討する必要がある．

また，おもに脂肪酸をそのエネルギー源としている心筋でも，酸素不足の際には遊離脂肪酸よりも ATP 産生に酸素を必要としない糖を使用した解糖系に移行する．日本循環器学会による"虚血性心疾患の一次予防ガイドライン"では，エネルギー比率50%以上の炭水化物摂取を推奨している．一方，炭水化物の過剰摂取は，中性脂肪上昇や HDL コレステロール低下をきたす．そのため虚血性心疾患への影響が懸念され，1日50g以下のような炭水化物制限食が有効である

と主張する研究もある．しかし，炭水化物制限食は短期的に肥満や糖代謝を改善するが，その長期効果については明らかではなく，これまでの臨床研究のメタアナリシスによると低炭水化物食では総死亡率を上昇させる[6]．したがって一律の炭水化物制限は勧められず，患者ごとの疾患リスクを考慮した指導が必要である．

他方，**GI**（グリセミック指数），およびこれに摂取量を積算して求められる**GL**（グリセミックロード）に関しては，高 GI および高 GL は急激な血糖上昇によるインスリン抵抗性増大などをまねくことから，高 GL による虚血性心疾患のリスクと考えられている．さらに低 GI 食品である全粒穀物に関しては全粒穀物摂取が多い群での循環器疾患発症リスク低下が報告されている．一方，日本の主食である米（精白米）は高 GI 食品であり，糖尿病発症のリスクとなりうる．しかし，米と循環器疾患の関連については一定の見解を得られていない．

後述の抗酸化作用をもつ食品は，酸化ストレスによる血管障害の抑制と，虚血後の心筋障害の抑制により，虚血性心疾患の予防および予後改善効果が期待される．

> **GI と GL**：グルコース摂取 2 時間後の血糖上昇率を 100 として，ある食品の血糖上昇率を相対的に表したものが GI である．値が小さいほど血糖の上昇が低い．GI に炭水化物量を掛けた値を GL という．

5・4　高血圧にかかわる食品成分

5・4・1　高血圧の成因

血管を流れる血流は，オームの法則すなわち電流と同様に血管の圧較差（電圧）と血管抵抗（電気抵抗）の比によって規定され，血圧＝血流×血管抵抗となる．もし血管が弾力性のない筒であるとすると，心収縮期にのみ血流が生じ，拡張期には血流が止まることになる（血圧 0 mmHg）．実際には血管には弾力性があるため，血流は途絶えることがなく，収縮期血圧 120 mmHg，拡張期血圧 80 mmHg 程度に維持される．しかし，加齢や動脈硬化により血管の弾力性が低下すると収縮期の血圧が高くなる．

この血圧調節の異常が**高血圧症**や**低血圧症**，あるいは**起立性低血圧**などを生じる．心機能と同様，血圧も急性の調節と慢性の調節があると考えられており，それぞれを制御している因子を図 5・5 に示す．

5・4・2　血圧調節因子

a. 交感神経　交感神経系の緊張は細動脈のレベルまでの動脈を収縮させ，さらに静脈も収縮させることにより静脈還流量が増加し，心拍出量が増大する．また直接に心筋に作用し収縮力を高め，心拍数を増加させ，血圧を上昇させる．一方，副交感神経は血管への作用は小さく，心拍数を減少させる効果が大きい．これらの自律神経による血圧調節を担うのは中枢神経の橋延髄である．交感神経は主として血管抵抗を制御し，急性の血圧調節にかかわる．

b. 腎　臓　腎臓は体液量をコントロールし，慢性の血圧調節に重要な役割を果たす*．体液量が増加すると血圧が上昇するが，腎糸球体内圧も上昇することなどにより腎臓からナトリウムと水分の排泄が進み，体液量をもとに戻して，

> *　腎臓の機能については第 8 章を参照．

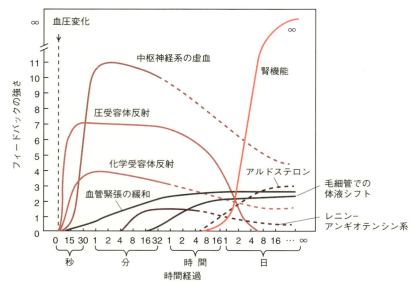

図 5・5 血圧調節にかかわる因子の強度と時間経過
[A.C. Guyton, *et al.*, *Hypertension*, 1029 (1990) より]

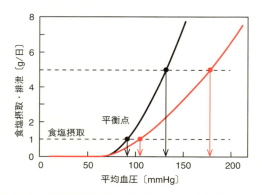

図 5・6 圧利尿曲線 [J. Hall, "Guyton and Hall Textbook of Medical Physiology 13 ed.", Saunders (2015) より]

血圧を低下させる．これを**圧利尿効果**とよぶ．水分は腎臓から速やかに排泄されるのに対し，ナトリウム排泄は緩やかであるため，圧利尿曲線は図5・6のようにナトリウムの摂取量と排泄量で描かれる．図の黒い曲線で示すようにナトリウム摂取量が増加すると，血圧を上昇させてナトリウム排泄を促進する．一方，腎機能が低下して圧利尿効果が弱まった赤線のような状況では，同じナトリウム摂取量でも正常に比べて高い血圧がないとナトリウムを排泄できず，体液量が貯留してしまう．つまり，この圧利尿曲線の傾きが低下する，あるいは右に移動すると，高血圧になると考えられる．さらに，体液量の貯留から始まった血圧上昇は，圧利尿効果で体液量が徐々に低下しても血管抵抗が高く維持されると血圧が下がらず，高血圧症となる．循環血液量は腎臓でのナトリウム排泄により調整される部分が大きく，このナトリウム排泄を調節する因子としてカテコールアミン，レニン-アンギオテンシン-アルドステロン系やバソプレッシンといったホ

ルモンが知られている．それぞれに特異的なナトリウムチャネル，輸送体の活性を調整することでナトリウムの再吸収を制御している．

c. ホルモンを介した血圧調節　**レニン-アンギオテンシン系**とはアンギオテンシノーゲンを基質とし，レニン，アンギオテンシン変換酵素（ACE），キマーゼの三つの酵素により強力な血管収縮物質であるアンギオテンシンIIを産生する一連の酵素反応系である（図5・7）．アンギオテンシンIIの生理作用は，1) 血管収縮作用，2) 体液貯留作用であり，いずれも血圧を上昇させる方向に働く．このうち血管収縮作用は急性の反応として重要で，たとえば大量出血時には腎血流量が減少することを受け，レニンが放出され，アンギオテンシンIIが産生されることで血管が収縮し数十分で血圧をもとのレベルに維持するように働く．一方，体液貯留作用は主として以下の二つのメカニズムを介する．腎臓尿細管各所（特に近位尿細管）のNa^+-H^+交換輸送体とNa^+-HCO_3^-共輸送体，ならびに各尿細管のNa^+-K^+ ATPアーゼを活性化させることでナトリウム再吸収を亢進させる作用と，副腎に作用し後述のアルドステロン分泌を刺激し，ナトリウム再吸収を亢進させる作用による．このようにレニン-アンギオテンシン系は血圧調節に重要な役割を果たすため，レニン阻害薬，ACE阻害薬あるいはアンギオテンシン受容体拮抗薬は有効な降圧薬として使われている．

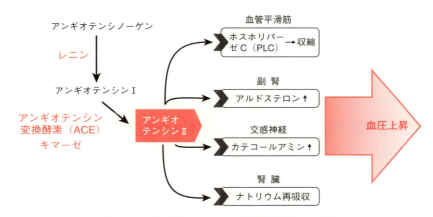

図5・7　アンギオテンシンIIと血圧調節メカニズム

アルドステロンは副腎皮質から分泌されるステロイドホルモンであり，ナトリウム，カリウム，水素イオンの調節に重要な役割を果たすミネラルコルチコイドの一種である．アルドステロンの分泌は前述のアンギオテンシンIIに加え，カリウム，副腎皮質刺激ホルモン（ACTH）がつかさどり，いずれもアルドステロン分泌を刺激する．アルドステロンの受容体は核内受容体のミネラルコルチコイド受容体である．アルドステロンは主として腎臓の集合管の主細胞のミネラルコルチコイド受容体に結合し，集合管の上皮ナトリウムチャネルおよびNa^+-K^+ ATPアーゼの転写を増加させることでこれらのチャネルを活性化させ，ナトリウムを再吸収し，ナトリウム再吸収時に水分も透過するため血中ナトリウム濃度はわずかしか上昇しない．

バソプレッシンは抗利尿ホルモンともよばれ，血液浸透圧の変化と血圧の二つの要素の変化に反応して分泌される．そして，フィードバック機構で浸透圧と血圧の維持に働く．バソプレッシンは，主として腎臓の遠位尿細管で cAMP を産生させ，水チャンネルのアクアポリンを活性化（リン酸化）することで水の透過性を高める．その結果，水の再吸収を促し，尿を濃縮して，体液量を増加させ血圧を維持，あるいは浸透圧を低下させる方向に働く．

このようにアンギオテンシン，アルドステロン，バソプレッシンは，体内のナトリウム総量，血中ナトリウム濃度，血液浸透圧，体液量の調節に互いに密接にかかわっている．たとえばラーメンを食べて大量のナトリウムを一時的に摂取した際には，レニン-アンギオテンシン-アルドステロン系は抑制され，尿中にナトリウムを排泄する方向に働く．アンギオテンシン II は同時に水の再吸収を増加させるが，さらに強力な作用をもつのがバソプレッシンである．過剰な塩分摂取で一過性に上昇した血液浸透圧は，バソプレッシンを刺激し，水を再吸収してナトリウム濃度を低下させることで浸透圧を正常に戻すように働く．これらの作用が相まって，血中ナトリウム濃度は一定に保たれる．

ブラジキニンは血管拡張に働くペプチドホルモンであり，循環血液中のカリクレインというペプチダーゼが活性化され，高分子キニノーゲンを限定分解することによって生成される．このほかに組織ブラジキニン合成系として膵，唾液腺，涙腺，汗腺などの外分泌腺の細胞およびその分泌液，腎，尿，腸管壁，気管支壁，血管壁に存在するカリクレインが低分子キニノーゲンに働き，カリジンを経てブラジキニンに変換される．ブラジキニンは 7 回膜貫通 G タンパク質共役型の受容体である B1 受容体および B2 受容体を介して作用する．B2 受容体は血管内皮細胞から一酸化窒素（NO）を遊離させ血管拡張に働く．一方，平滑筋では血管収縮に働くため，内皮が障害された状態では血管収縮が起こり，血圧を上昇させる．また尿細管で Na^+ 再吸収を強く抑制し，Na^+ の尿中排泄が増えるため血圧低下作用をもつ．

5・4・3　高血圧を抑制する食品成分

a. 昇圧メカニズムを抑制する食品　　前述のようにさまざまな昇圧メカニズムが働いて高血圧を発症しているため，薬物でも一つのメカニズムをターゲットにしたのでは十分な降圧は得られず，多剤を併用して降圧をはかるのが現状である．

食品成分としては，古くから交感神経抑制作用のある **γ-アミノ酪酸（GABA）** による降圧作用が知られている．GABA には二つの受容体を介した生理作用があり（図5・8），交感神経抑制作用としては，IC_{50} 75 μM 程度で受容体ヘテロ二量体を介して中枢神経においてノルアドレナリン放出を抑制することが *in vitro* の研究で明らかになっている．また末梢神経においては $GABA_B$ 受容体を介して 10 μM 程度でノルアドレナリン放出を抑制することが高血圧モデル動物で認められているが，正常血圧モデル動物ではこの作用が確認されていない．この交感神経抑制作用は腎臓においても認められ，長期間に GABA を経口投与すると腎臓の

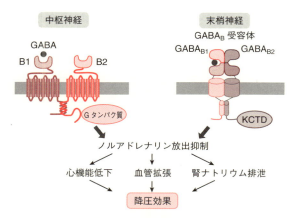

図 5・8　GABA の交感神経抑制による血圧低下作用
KCTD: K^+-channel tetramerization domain

交感神経活動を抑制してナトリウム利尿効果を示す．

一方，レニン-アンギオテンシン-アルドステロン系に作用する食品としては，**酢酸**や**ペプチド**などがある．ACE を阻害するペプチドとして，乳由来の 2 種類のラクトトリペプチド（Val-Pro-Pro, Ile-Pro-Pro），イワシ由来の Val-Tyr，ゴマ由来の Leu-Val-Tyr，大豆由来の Gly-Tyr，Ser-Tyr などがあげられ，これらは特定保健用食品として認められている．ゴマに含まれる他の成分としてセサミンの降圧作用も報告されているが，機序は不明の点も多い．抗酸化作用による機序が推定されているが，多くの他の強力な抗酸化剤では血圧が低下しないことから否定的である．今後の研究が期待される．

また，ACE を介さずにアンギオテンシンを産生する酵素であるキマーゼを阻害する天然物として，**タデスプラウト**が報告されている．動物実験では有効性が示されているものの，薬剤としての臨床治験では降圧効果が認められなかったため，2019 年現在，機能性表示食品として登録されている．

これら食品成分は，基礎実験では降圧に対して有効性が示されているものの，ヒトにおいて二重盲検試験を行うとその効果は限定的である．多くの臨床試験は軽症高血圧患者あるいは正常高値血圧患者を対象としたもので，かつ投与群が 50 名程度と小さく観察期間も 3 カ月程度と短い．血圧評価も外来血圧のみで 24 時間の血圧の評価はされておらず，降圧効果も 5 mmHg 程度である．

b．血管拡張作用のある食品　　生体内の血管拡張物質として，**一酸化窒素（NO）**があげられる．NO は血管内皮細胞などで産生され，血管平滑筋細胞の cGMP を介して平滑筋を弛緩させ，血管抵抗を低下させるため，結果として血圧を下げる作用がある．NO は酸化ストレスにより不活化されることから，抗酸化物質は NO の増強を介して血管保護効果があると考えられている．NO を増強する抗酸化物質として，**カテキン，EPA，ケルセチン**などがある．動脈リング*を用いた血管拡張反応の検討では，カテキンは 5～15 μM，ケルセチンでは 10 μM ほどで血管拡張作用を示す．ただしヒトにおいて，二重盲検試験でこれらの血管拡張作用を検討した論文はない．また脂質異常症患者を対象とした臨床試験で

*　**動脈リング**とは，胸部大動脈や腸間膜動脈を摘出して輪切りにし，張力を測定することで血管の収縮拡張機能を調べる実験方法．

は，EPA 単独での効果は認められず，EPA＋DHA の組合わせが必要との結果も認められる．また動物実験では，高血圧モデルラットで EPA：DHA＝6：1 の比率で計 500 mg/kg 体重/日を 5 週間投与することで有効とする報告がある．糖尿病モデルマウスに高脂肪食を付加すると，EPA 10 mg/日の 4 週間投与で，ラットではケルセチン 50 mg/kg 体重/日の 6 週間投与でアセチルコリン反応性の血管拡張が改善することが示されている．また，高血圧モデルラットでカテキン 200 mg/kg 体重/日の 3 週間投与において，同様にアセチルコリン反応性の血管拡張が改善することが報告されている．

他のメカニズムで作用する食品成分として，甘味料の一つである**ステビオシド**には，細胞内へのカルシウム流入を抑制し，血管拡張をひき起こすことによる降圧効果が期待される．中国で行われた少数例の二重盲検臨床試験では，プラセボ摂取に比べて 1 年にわたり収縮期で 14 mmHg 程度の降圧が認められている．

また，グレープフルーツなどに含まれる**フラノクマリン**は薬物代謝酵素の CYP3A4 を不活化するため，抗高血圧薬であるカルシウム拮抗薬の代謝を抑制しその血中濃度を上昇させ，薬の降圧効果を増強する（§18・2 参照）．

c. 食塩摂取と高血圧予防　高血圧発症において**食塩（ナトリウム）**の摂取量が重大な因子であることはすでによく知られている．わが国でも食塩摂取量を減らす努力がはらわれてきたが，残念ながら 1 日 6 g の目標を達したとはいえない．日本の食生活は，味噌，塩，醬油の文化ともいえ，減塩が難しいことが指摘されている．

また，高血圧患者には，食塩により血圧が上がりやすい**食塩感受性高血圧**と血圧が上がりにくい**食塩非感受性高血圧**があることが知られている．食塩感受性高血圧患者は，血圧を非感受性患者と同等にコントロールしても心血管予後が不良であることが日本人のコホート研究から明らかになっており，減塩のみならず食塩感受性そのものの改善も重要である．今までの研究からいくつかの候補遺伝子座やエピゲノム修飾が食塩感受性を規定することが明らかになっている．これら

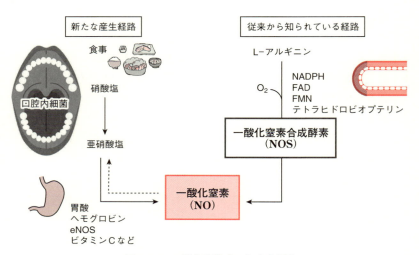

図 5・9　一酸化窒素（NO）産生経路

の遺伝子やエピゲノム修飾は，いずれも前述したような食塩摂取時に過剰に体液量が増加するメカニズムと密接に関連する．

　高血圧には体液量のみならず，血管抵抗が高く維持されることも深くかかわっている．特に食塩過剰摂取下での血管抵抗の制御には，NO が関与するという実験結果が多い．NO は，アルギニンから血管内皮細胞にある NO 産生酵素を介して産生される．高血圧患者では血管内皮機能が低下しているため，アルギニンを投与しても NO が十分に産生されない問題がある．しかし，最近の研究では食事由来の NO_3^- から口腔内細菌叢を使って硝酸塩が亜硝酸に還元され，さらに胃酸により還元されて NO が産生されることがわかり，食事による NO の供給の有効性が考えられている（図 5・9）．実際，野菜・果物が豊富で降圧効果が認められている DASH 食（§5・2・1 参照）には，硝酸塩が 250 mg/日以上含まれる．日本の野菜摂取量は 280 g 程度であり，これを推奨されている 350 g に増量することで硝酸塩の摂取量も増加し，食塩過剰状態の血圧コントロールに寄与することが期待される．

参考文献

1) J. Endo, *et al.*, '18-HEPE, an *n*-3 fatty acid metabolite released by macrophages, prevents pressure overload-induced maladaptive cardiac remodeling', *J. Exp. Med.*, **211**(8), 1673-87 (2014). DOI: 10.1084/jem.20132011.

2) L. J. Appel, *et al.*, DASH collaborative research group, 'A clinical trial of the effects of dietary patterns on blood pressure', *N. Engl. J. Med.*, **336**(16), 1117-24 (1997).

3) L. Al-Khudairy, *et al.*, 'Vitamin C supplementation for the primary prevention of cardiovascular disease', Cochrane Database of Systematic Reviews2017, Issue 3. Art. No. CD011114.

4) E. L. Abner, *et al.*, 'Vitamin E and all-cause mortality: a meta-analysis', *Curr. Aging Sci.*, **4**(2), 158-170 (2011).

5) J. Mariani, *et al.*, '*N*-3 polyunsaturated fatty acids to prevent atrial fibrillation: updated systematic review and meta-analysis of randomized controlled trials,' *J. Am. Heart Assoc.*, **2**(1), e005033 (2013).

6) H. Noto, *et al.*, 'Low-carbohydrate diets and all-cause mortality: a systematic review and meta-analysis of observational studies', *PLoS ONE*, **8** (1), e55030(2013). DOI: 10.1371/journal.pone.0055030.

6 代謝内分泌系に作用する食品成分

■ **6・1 糖尿病にかかわる食品成分**

6・1・1 血糖値調節の仕組みと糖尿病

グルコースは生体内で最もよく利用されるエネルギー源であり，必要に応じて全身の細胞に供給できるように，血液中には常に十分な一定量のグルコースが存在していなければならない．血液中のグルコース濃度（すなわち**血糖値**）は，食事などから摂取した供給量と体内の組織に取込まれて消費または貯蔵される量とが釣り合うことによりバランスが保たれている．

インスリンは血糖を低下させる唯一のホルモンであり，空腹時でも血液中に少量であるが常に分泌され，血糖値が調節されている（**基礎分泌**，図6・1）．一方，食事を摂ると血糖値が上昇するので，体は必要なだけインスリンを分泌し，血糖値が一定の範囲に保たれるよう調整する．これを**追加分泌**という．

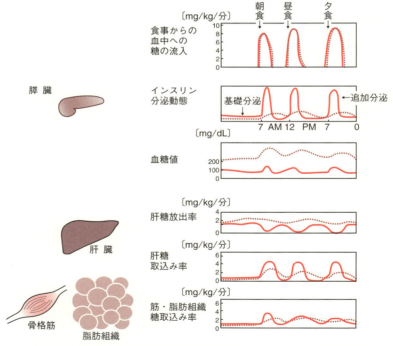

図 6・1 健常者（───）および 2 型糖尿病患者（┄┄┄┄）における血糖調節
[R. Kawamori, *et al.*, 'The biology of insulin action in diabetes', "Diabetes in the New Millenium", Wiley, 73-84 (1999) より改変]

食間時には，インスリン基礎分泌により肝臓におけるグリコーゲン分解や糖新生が抑制されている（図6・2a）．肝臓はこの二つの働きによって血糖調節に主要な役割を果たしている．グリコーゲンはグルコースが鎖のように連なった貯蔵多糖であり，空腹時など血糖値が低くなると分解してグルコースを生成する．また，アラニンなどの糖原性アミノ酸や乳酸，グリセロールなどからグルコースを生成することが可能であり（**糖新生**という），この代謝経路は肝臓と腎臓に特異的である．

一方，食事摂取後は，血糖上昇に伴うインスリンの追加分泌が起こり，門脈内のインスリン濃度が上昇することにより肝臓での糖新生・グリコーゲン分解がさらに抑制され，低下する（肝糖放出の低下）．それと同時に，肝臓でのグルコース輸送体であるGLUT2*を活性化してグルコースの肝細胞内への取込みが亢進する（図6・2b）．肝臓だけでなく，グルコースは筋肉や脂肪組織でも取込まれ，血糖値は食前の状態に戻る．

糖尿病においては，インスリン基礎分泌の低下や作用不足により，糖新生が増加し空腹時血糖が増加する．また，食後の肝臓におけるグルコースの取込みの低

* GLUT（グルコース輸送体）については，§3・1・1を参照．

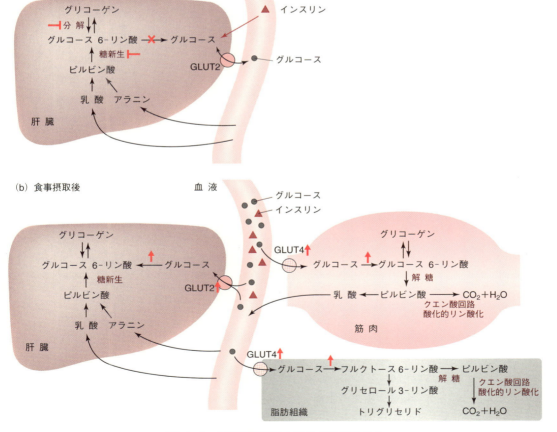

図6・2 血糖値調節における各臓器の働き

下，筋肉や脂肪組織におけるグルコースの利用低下により食後血糖が高くなる．糖尿病はこのような機序による慢性高血糖を主徴とし，種々の代謝異常を伴う症候群と定義される（図6・1参照）．

日本人の糖尿病で最も多いのが **2型糖尿病**（90%以上）である．2型糖尿病には，インスリン分泌低下を主体とするものと**インスリン抵抗性**（インスリンは十分な量が分泌されているが，効果を発揮できない状態）が主体で，それにインスリンの相対的不足を伴うものなどがある．インスリン分泌低下やインスリン抵抗性をきたす遺伝的因子に，過食・運動不足などの環境因子が加わってインスリン作用不足が生じ，2型糖尿病が発症する．

糖尿病の治療には，**食事療法**，**運動療法**，**薬物療法**があり，食事療法は特に2型糖尿病患者の根幹をなす治療である．食事療法の基本は，適正なエネルギー量（標準体重と身体活動量から算出）を摂取し，かつ栄養バランスのとれた食事（エネルギー比で炭水化物50〜60%，タンパク質20〜25%，脂質15〜25%）を行うことである．さらなる糖尿病の栄養療法を考えるうえで，治療ターゲットと血糖改善の機序を把握することは重要である．糖尿病治療薬の血糖改善機序（図6・3）を踏まえながら，本節では食品成分の血糖改善に関する知見をまとめる．

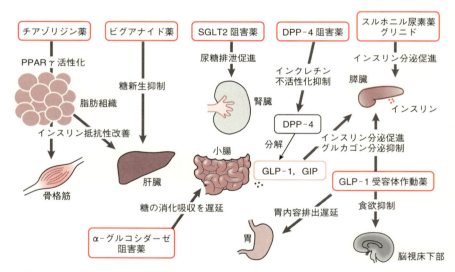

図6・3　糖尿病治療薬の血糖改善機序　DPP-4: dipeptidyl peptidase-4, GIP: gastric inhibitory polypeptide, GLP-1: glucagon-like peptide 1, PPARγ: peroxisome proliferator-activated receptorγ, SGLT2: sodium glucose cotransporter 2 ［勝山修行，柳内秀勝 著，'糖尿病における薬物療法', *J/JSMUFF*, **12**(1), 18-23 (2018) より改変］

6・1・2　糖の吸収にかかわる食品成分

a．食物繊維　　**食物繊維**とは，ヒトの消化酵素で消化されない食品成分の総称で，水に溶ける水溶性食物繊維と溶けない不溶性食物繊維に分類される．食物繊維の種類とおもな含有食品を表6・1に示す．**水溶性食物繊維**は，水に溶けると高い粘性を示し，食事内容物の胃内滞留時間を延長させ，胃から小腸への食物の移動や小腸での糖質の消化吸収を緩やかにする．そのため，グルコースの吸

> ### 糖尿病の診断基準
>
> 　日本糖尿病学会により定められている糖尿病の診断基準としては，1) 空腹時血糖≧ 126 mg/dL，2) 随時血糖≧ 200 mg/dL，3) 75 g 経口グルコース負荷試験（75 g OGTT）2 時間値≧ 200 mg/dL，これらのいずれかを繰返し認めるか，1)〜3) のいずれかに加えて，4) HbA1c ≧ 6.5 % を認めた際に，糖尿病と診断される．
>
> 　糖尿病は成因により，1) **1 型糖尿病**: 自己免疫によって膵臓の膵島 β 細胞を破壊することによりインスリンの分泌が著しく低下する，2) **2 型糖尿病**: 自己過食や運動量の低下などにより発症する，3) **その他の機序，疾患による糖尿病**: 特定の遺伝子異常や膵疾患・内分泌疾患などに伴って生じる，4) **妊娠糖尿病**: 妊娠中に発症する，の 4 種類に分類される．

収を緩やかにし，食後の急激な血糖上昇を抑制することができる．**不溶性食物繊維**は，保水性が高いため水分を吸収し糞便の量を増加させ便秘を防ぐ．また，いずれの食物繊維も，食物の咀嚼回数を増加させることにより唾液・胃液の分泌を促進し，胃で食塊を膨張させ胃内滞留時間を延長させ満腹感を与えることにより抗肥満効果が期待される．"糖尿病診療ガイドライン 2019"（日本糖尿病学会）では，**20 g/日**の食物繊維摂取が目標とされている．

表 6・1　食物繊維の種類と含有食品[a]

分　類	種　類	含有食品
水溶性	ペクチン グルコマンナン アルギン酸 アガロース	熟した果実 こんにゃく芋 昆布，ワカメ 天草，オゴノリ
不溶性	セルロース，ヘミセルロース β-グルカン キチン・キトサン	穀類の外皮，野菜 きのこ 甲殻類

a) 日本糖尿病学会編・著，"糖尿病専門医研修ガイドブック改訂第 6 版"より

b. フラボノイド　　フラボノイドはポリフェノールの一種で，天然に存在する有機化合物群の植物色素の総称であり，フリーラジカルを除去する抗酸化能をもつ．日本人の伝統的な食事様式では，味噌や豆腐などの大豆食品や，野菜や緑茶を多く摂取するため，日本人は 1 日に数百 mg のフラボノイドを摂っていると推定されている（緑茶の湯呑 1 杯に約 100 mg の**カテキン**が含まれる）．フラボノイド類の吸収については，カテキン 1 g（純物質）を摂取すると摂取後 1 時間で血中カテキン濃度が著しく上昇し，摂取前に比べて＋約 2〜2.5 mg/L 程度であったという報告がある[1]．メタアナリシスで，フラボノイド類を 1 日に 500 mg 摂取すると，糖尿病の発症を 5 % 減らすことが示されている[2]．

　アントシアニンは，脂肪細胞や骨格筋において，GLUT4 の細胞内から形質膜への移送（トランスロケーション）を増強する作用や，PPARγ の活性化，**アディポネクチン**（脂肪細胞から分泌されるホルモンで，抗炎症作用がありインス

成分別分類	関与する成分	推定作用機序	許可を受けた表示	分　布	製品形態
食物繊維・多糖類	難消化性デキストリン	糖質の消化吸収の遅延	糖の吸収を穏やかにするので，食後の血糖値が気になる方の食生活の改善に役立ちます．	加熱デンプン分解物	茶系飲料，清涼飲料水，即席味噌汁，乾燥スープ，乾めん，米飯類
ペプチド・タンパク質	小麦アルブミン	アミラーゼの阻害	糖質の消化吸収を穏やかにするので，血糖値が気になり始めた方の食生活の改善に役立ちます．	小　麦	乾燥スープ
ポリフェノール類	グアバ茶ポリフェノール	糖質分解酵素（α-アミラーゼ，マルターゼ，スクラーゼ）を阻害	糖の吸収を穏やかにするので，血糖値が気になる方に適した飲料です．	グアバ茶	茶系飲料

表 6・2　血糖改善作用をもつ特定保健用食品

リン感受性亢進・動脈硬化抑制に関与）や**レプチン**（脂肪細胞から分泌されるホルモンで，食欲を抑制し，エネルギー代謝を活性化）の分泌増加に関与しており，これらの機序により糖代謝を改善する[3]．つまりアントシアニンは図 6・3 に示した**チアゾリジン薬**と類似した作用をもつと考えられる．アントシアニンが豊富な食物を週 2 回以上食べている人では，アントシアニンをほとんど摂取しない人に比べ，2 型糖尿病を発症するリスクが 23％低いことが報告されている[4]．摂取量でみると 1 日約 22〜25 mg の摂取で 15％の 2 型糖尿病の低減効果がある．

　そのほかの研究では，**フラバノール** 1 日約 1100 mg の摂取で 46％（v.s. 324 mg/日），**フラバノン** 1 日 219 mg 摂取で 46％（v.s. 25 mg/日），**フラボン** 1 日 16.5 mg 摂取で 53％（v.s. 2 mg/日）とそれぞれ 2 型糖尿病発症リスクが低下することが示されている[5]．また，**イソフラボン**摂取が 1 日 0.1 mg 増加することにより 2 型糖尿病発症リスクが 1％減少する[6]．

　日本におけるコホート研究では，**コーヒー**を飲む回数が 1 日 3〜4 杯の人は，ほとんど飲まない人に比べて，2 型糖尿病を発症するリスクが，男性で 17％，女性で 38％低下することが報告されている[7]．糖尿病の発症予防として，コーヒーに含まれている**カフェイン**や**クロロゲン酸**がかかわっていると考えられる．カフェインには交感神経を刺激する作用があり，コーヒーを日常的に飲み続けると体脂肪の燃焼が促される．また，コーヒーに含まれるクロロゲン酸が炎症や酸化ストレスを抑え，糖尿病発症を抑制していると考えられている．コーヒー 1 杯には約 300 mg 弱のポリフェノール量が含まれている．

　c. 特定保健用食品　　血糖改善作用をもつ特定保健用食品の分類・成分・生理機能・表示・分布・食品形態を表 6・2 に示す．小麦アルブミンやグアバ茶ポリフェノールは，図 6・3 に示した経口糖尿病治療薬である**α-グルコシダーゼ阻害薬**と同様な作用をもつ．

6・1・3　インスリンの作用にかかわる食品成分

　a. n-3 系多価不飽和脂肪酸　　n-3 系多価不飽和脂肪酸（n-3 PUFA）には，調理油などに含まれている必須脂肪酸の**α-リノレン酸**，魚に多く含まれる**エイコサペンタエン酸（EPA）**や**ドコサヘキサエン酸（DHA）**などがある．

近年，遊離脂肪酸をリガンドとする新たな一群のGタンパク質共役受容体（GPR）ファミリーが発見され，脂肪酸は単なる栄養因子として利用されるだけでなく，シグナル伝達物質としても働くことが明らかになってきている．EPAやDHAなどの脂肪酸は，膵島β細胞の脂肪酸受容体であるGPR40に作用することでインスリン分泌を促進させること[8]，また，小腸L細胞に存在するGPR120に作用して**グルカゴン様ペプチド-1（GLP-1）**の分泌を亢進することが報告されている[9]（図6・4）．また，EPA・DHAは脂肪細胞に存在するGPR120に作用することにより抗炎症作用を発揮し，インスリン抵抗性を改善させることも明らかになってきている[10]．n-3 PUFAは，2型糖尿病の基盤となる病態であるインスリン抵抗性および膵島β細胞分泌不全を改善させる可能性がある．そして，これらGPRへの作用は，DHAの方がより強力であることが報告されている．

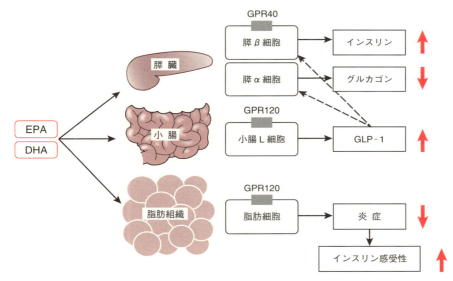

図6・4　EPA，DHAの糖代謝改善作用

　EPA・DHA摂取量と経口糖尿病薬であるジペプチジルペプチダーゼ-4（DPP-4）阻害薬（図6・3）の効果について検討した研究において，魚の摂取量，EPA・DHAの摂取量が多い方が，HbA1c低下度が有意に高いという結果もある[11]．

　メタアナリシスでは，1週間に魚を摂取する回数が1回増えることにより，2型糖尿病発症のリスクが2%減少すること，n-3 PUFA摂取が1日0.3g増えることにより2型糖尿病発症のリスクが10%減少することが明らかにされている[12]．日本における多目的コホート研究（JPHC研究）によると，1日当たりの魚介類の摂取量（中央値）は，最も多い群で男性172g，女性163g，最も少ない群で男性37g，女性35gであった．女性においては差がみられなかったが，男性において摂取が最も多い群で，最も少ない群に比べ27%糖尿病リスクが低下した．調査結果を魚の種類ごとに分析すると，糖尿病リスクの低下と関連が深

いのは，アジ，イワシ，サンマ，サバ，ウナギなどの小・中型魚であることがわかっている．また，魚を脂の量で分けると，脂の豊富なサケ，マス，アジ，イワシ，サンマ，サバ，ウナギ，タイ類などで糖尿病のリスクが低下していた．これらの魚では1食当たりでDHA 1〜2 g，EPA 0.5〜1 g程度を摂取することができる*．一方，魚以外のイカ，タコ，エビ，貝類などの魚介類や，塩魚・干物，水産加工品では，糖尿病リスクを低下させる効果はみられなかった．

*　魚類のn-3 PUFA含量については表6・5を参照．

　健康なヒトでの血中濃度は，DHAが約50 µg/mL，EPAが約10 µg/mLであり，3 g/日のDHA＋EPA剤（半量ずつ含む）を毎日摂取させると2週間でそれぞれの血中濃度がDHAで2倍，EPAで9倍程度まで上昇したという研究報告もある[13]．

b. 一価不飽和脂肪酸　　2型糖尿病患者における**一価不飽和脂肪酸**（**MUFA**）摂取の代謝パラメーターへの影響を検討したメタアナリシスでは，高炭水化物食（タンパク質17.3%，炭水化物54.1%，脂質27.6%，MUFA 11%）に比べて高MUFA食（タンパク質17%，炭水化物39.4%，脂質43.1%，MUFA 24.5%）は，約19週間後に空腹時血糖を10.3 mg/dL，体重を1.56 kg有意に低下させることが明らかにされている[14]．さらに，高PUFA食（タンパク質14.5%，炭水化物38.9%，脂質45.5%，MUFA 12.3%，PUFA 19%）に比べ，高MUFA食（タンパク質13.7%，炭水化物39.5%，脂質46.1%，MUFA 26.2%，PUFA 6%）が，約3週間半後に空腹時血糖を15.7 mg/dL低下させることも報告されている．耐糖能異常をもつ患者において高MUFA食（総摂取エネルギーの12%以上）と低MUFA食（総摂取エネルギーの12%以下）の血糖コントロールへの影響（6週間以上の研究期間）を比較検討したメタアナリシスでは，高MUFA食が低MUFA食に比べHbA1cを−0.21%有意に低下させることが示されている[15]．

MUFA: monounsaturated fatty acid

6・1・4　糖尿病にかかわる食品

a. 大 豆　　大豆は古来よりタンパク質源として利用されてきたが，近年では含有されている**大豆タンパク質**や**大豆イソフラボン**などの機能性成分が注目されている．大豆タンパク質（11.3〜40 g/日），イソフラボン（36〜132 mg/日）の摂取により，空腹時血糖が0.69 mg/dL低下することが示されており[16]，大豆製品，大豆タンパク質・イソフラボンの摂取は2型糖尿病の発症を抑制すると考えられる．

b. 野 菜・果 物　　野菜・果物には，カリウム，葉酸，ビタミン，抗酸化物質が多く含まれており，心血管疾患，脳卒中，がん，2型糖尿病の発症を抑制することが知られている．"健康日本21（第二次）"でも，生活習慣病予防と健康な生活維持のために野菜類を1日350 g以上食べることを目標の一つに掲げている．疫学研究で，イチゴ，ブルーベリー，リンゴおよびナシを週5回以上摂取している人では，ほとんど摂取しない人に比べ，2型糖尿病の発症リスクがそれぞれ11%，23%，23%低下することが示されている[4]．

c. 全 粒 穀 物　　全粒穀物とは，精白などの処理において，糠となる果皮，

種皮，胚，胚乳表層などを除去していない穀物をさし，玄米，オートミールなどがある．全粒穀物は精白したものより食物繊維，ビタミン B_1 などのビタミン B群，ミネラルが多く，栄養価に富む．コホート研究において，全粒穀物を毎日 50 g 以上摂っていた群では，ほとんど摂らない群に比べて，2 型糖尿病の発症リスクがそれぞれ男性で 34%，女性で 22% 低下することが示されている[17]．全粒穀物を使っていれば，ライ麦パン，パスタ，オートミール，シリアルなどどんな食品であっても，2 型糖尿病のリスクを低下させる効果がみられている．

全粒穀物は GI 値（グルコースを摂取した後の血糖上昇率を 100 としたときの，食品ごとの血糖上昇率を表す指標）が低く，食後の血糖変動が小さく，インスリンの過剰分泌を抑える．また，含まれる食物繊維により満腹感を長時間持続しやすくなり，摂取カロリーを抑えられ，肥満の抑制にもつながると考えられる．

6・2　脂質異常症にかかわる食品成分

脂質異常症は動脈硬化性疾患の主要な危険因子の一つであり，血中の LDL コレステロール（LDL-C）およびトリグリセリド（TG）の濃度が高いほど，また HDL コレステロール（HDL-C）が低いほど冠動脈疾患の発症頻度は高いことが知られている．脂質異常症の診断基準を表 6・3 に示す．

表 6・3　脂質異常症の診断基準[a]

LDL コレステロール	140 mg/dL 以上	高 LDL コレステロール血症
	120〜139 mg/dL	境界域高 LDL コレステロール血症
HDL コレステロール	40 mg/dL 未満	低 HDL コレステロール血症
トリグリセリド	150 mg/dL 以上（空腹時採血）	高トリグリセリド血症
	175 mg/dL 以上（随時採血）	
non-HDL コレステロール	170 mg/dL 以上	高 non-HDL コレステロール血症
	150〜169 mg/dL	境界域高 non-HDL コレステロール血症

a）日本動脈硬化学会，"動脈硬化性疾患予防ガイドライン 2022 年版"より抜粋．

脂質異常症にかかわる食品成分についてはこれまでに数多くの研究が行われているが，その有効性に関しては，対象者や食品の種類および摂取量，試験（介入）期間などの研究デザインが異なるため，評価が一致していないものも多い．本節では，脂質代謝に関与する食品成分および食品について，一定の見解が得られている食品成分について概説する．

脂質異常症にかかわる食品成分の機能性としては，① コレステロールの吸収阻害・排泄増加およびコレステロール異化亢進作用，② 脂質合成酵素系の活性および遺伝子発現の抑制，③ 抗酸化作用に集約される．これらは，食品を調理・加工する過程を経ることで発現し，複数の食品成分を摂取することによる相乗効果や，食品成分自体が体内で代謝を受けた後に機能性を示すことも示唆されている．

6・2・1 脂質異常症にかかわる食品成分

a. 多価不飽和脂肪酸　適正な総エネルギー摂取量および脂質エネルギー比率のもとで，飽和脂肪酸を多価不飽和脂肪酸に置換することは，血清脂質の改善ならびに冠動脈疾患発症予防に有効である．多価不飽和脂肪酸（PUFA）は大きく **n-6系多価不飽和脂肪酸（n-6 PUFA）** と **n-3系多価不飽和脂肪酸（n-3 PUFA）** に分けられ（図6・5），血中脂質への影響としては，一般的に n-6 PUFA は血清総コレステロール（TC）および LDL-C を低下させる．これは，おもな n-6 PUFA であるリノール酸は LDL 受容体に対する親和性が高いこと，LDL 受容体数を増加し，肝臓での LDL の取込みを促進することによる．しかし，n-6 PUFA の摂取量が多いと HDL-C 低下をもたらす．一方，n-3 PUFA は n-6 PUFA には明らかにみられない強力な TG 低下作用をもつ．この TG 低下のメカニズムとして，n-3 PUFA は核内受容体であるペルオキシソーム増殖因子活性化受容体（PPAR）α を介して脂肪酸の β 酸化を亢進し，ステロール調節配列結合タンパク質（SREBP）1c を低下させることで脂肪酸合成を抑制する．つまり，肝臓内での脂肪酸および VLDL の合成抑制やカイロミクロンおよび VLDL

PUFA; polyunsaturated fatty acid

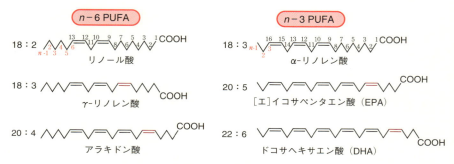

図 6・5　多価不飽和脂肪酸（PUFA）の種類

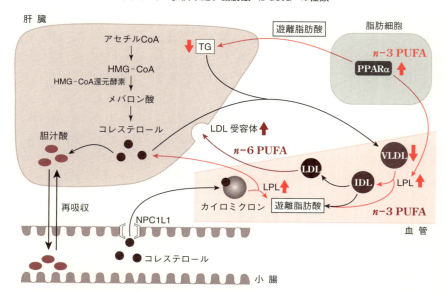

図 6・6　脂質代謝に対する n-3 PUFA および n-6 PUFA の作用

からの TG 異化亢進により，血中 TG の低下をもたらす．図 6・6 に脂質代謝に対する $n-3$ PUFA と $n-6$ PUFA の作用をまとめた．

$n-3$ PUFA の代表である魚油（EPA および DHA）摂取に関するメタアナリシスでは，脂質異常症患者において TG の有意な低下を認めたが，HDL-C と LDL-C のわずかな上昇をもたらし，魚油は TC および LDL-C の低下には寄与しないとしている[18]．また，$n-3$ PUFA と $n-6$ PUFA それぞれの脂肪酸から生成されるエイコサノイドの生理作用（血小板凝集能や炎症性サイトカインの産生など）については，$n-6$ PUFA が作用促進的，$n-3$ PUFA が作用抑制的であることから両者は互いに競合するため，その摂取比率が重要とされている．

これらのことから，PUFA は LDL-C の低下を示し，なかでも $n-3$ PUFA は TG 低下作用をもつが，PUFA の種類により脂質代謝への影響は異なる．さらに PUFA の抗動脈硬化作用をより高めるには，抗酸化作用をもつ食品成分やビタミンを併せて摂取することが重要である．

b. 中鎖脂肪酸 高カイロミクロン血症は，摂取した脂質の代謝経路におけるリポタンパク代謝異常であり，通常 1,000 mg/dL を超えるような著明な高 TG 血症を呈する．高カイロミクロン血症では急性膵炎の発症リスクが高いことから，脂質エネルギー比率を 15% 以下に制限し，**中鎖脂肪酸**（MCT）を用いることが勧められる．

MCT: medium chain triglyceride

MCT は炭素数が 8〜12 程度の脂肪酸をさし，炭素数が 14 以上である長鎖脂肪酸（LCT）とは体内での消化吸収が異なるのが特徴である（図 6・7）．MCT は小腸に達するまでにほぼ加水分解され，水との親和性が高いことから膵リパーゼの作用および胆汁酸とのミセル形成を必要とせず，小腸上皮吸収細胞から速やかに（LCT の約 4 倍の速度で）吸収される．また，MCT はその大部分が門脈に取

LCT: long chain triglyceride

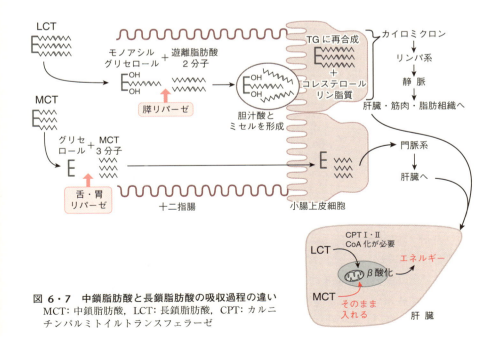

図 6・7 中鎖脂肪酸と長鎖脂肪酸の吸収過程の違い
MCT: 中鎖脂肪酸，LCT: 長鎖脂肪酸，CPT: カルニチンパルミトイルトランスフェラーゼ

込まれて肝臓に送られた後，肝細胞で β 酸化を受け，速やかにエネルギーとなる．この MCT による TG 低下作用は，腸管におけるカイロミクロン合成がきわめて少ないことによるためであり，特に食後の高 TG 血症改善につながる．

c. ポリフェノール類　ポリフェノール類は，その分子内にフェノール系水酸基を多数もつ植物成分であり，天然物としてはこれまでに 8000 以上の化合物が同定されている．ポリフェノールの分類を図 6・8 に示す．なかでも**フラボノイド類**は最も研究されており，フラボノイド類高含有食品やフラボノイド類の高摂取は冠動脈疾患やその他の死亡率を減じる．このようなポリフェノールの機能性は抗酸化能に基づく作用と考えられているが，体内での代謝経路や，種類による化学構造の違いにより，抗酸化能や生体利用性，吸収率が異なる．

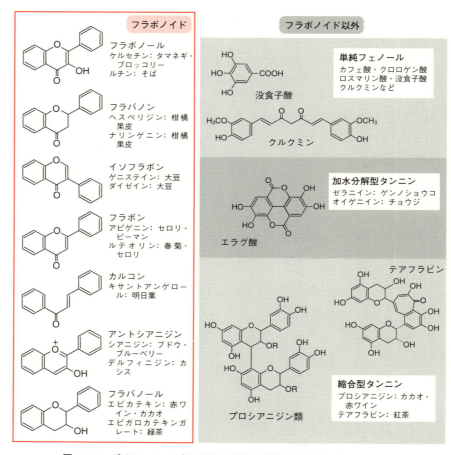

図 6・8　ポリフェノール類の分類と構造　[越阪部奈緒美，化学と生物，54(10) 726-731 (2016) より]

フラボノイド類の腸管内における挙動を図 6・9 に示す．ほとんどのフラボノイド類は，配糖体（アグリコン＋糖）として植物中に存在し，摂取後，腸管上皮細胞内に取込まれ，配糖体の一部が乳糖-フロリジン加水分解酵素や β-グルコシダーゼの作用によって加水分解される*．この際にアグリコンが切出され，生体内に吸収される．その後，アグリコンはグルクロン酸抱合や硫酸抱合，メチル

*　フラボノイドの吸収については §3・7 および図 3・13 を参照．

化を受け，循環血液中に入った後，さらに代謝され*，尿中に排泄される．一方で，大腸に到達したポリフェノール類は腸内細菌叢によっても分解され，吸収される．

* ポリフェノールは摂取後，体内に吸収されにくく生体内で代謝を受けることから，組織内濃度が低いにもかかわらず，疫学調査や介入研究では心血管疾患の明らかな予防効果を示す．このことを**ポリフェノールパラドックス**とよぶ．

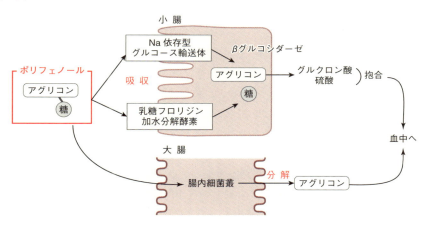

図 6・9　ポリフェノール類の腸管吸収

代表的なフラボノイド類として，フラバノールとイソフラボンについて以下に述べる．

ⅰ) **フラバノール（カテキン）**: おもに，カカオや赤ワインなどに含まれるエピカテキン(EC)と緑茶などに含まれるエピガロカテキンガレート(EGCG)がある．エピカテキンは，血圧および血小板凝集反応の低下や血管内皮機能・インスリン感受性の改善，抗炎症作用などをもち，豊富なフラボノイド類が，血管内皮中に存在する一酸化窒素合成酵素（NOS）の活性を高めることによるとされている．

脂質代謝に関しては，カカオを加工して製造されるココアは，LDL酸化抑制作用やLDL-Cおよび酸化LDLの低下とHDL-Cの増加作用をもつ．一方，赤ワインは，LDLの酸化を抑制し，同時に摂取するアルコール成分によるHDL-C上昇作用をもつ．また赤ワインの原料となる赤ブドウ中のフラボノイドは，内皮依存性血管拡張作用により心血管イベントを予防する可能性が示されている．

緑茶に含まれるカテキンは，小腸内腔で胆汁酸ミセル中のコレステロールとともに沈殿し，ミセルコレステロール濃度を低下させることでコレステロール吸収を抑制すると考えられており，複数存在する緑茶カテキンのなかでもEGCGはこの作用が最も強いとされている．また，緑茶カテキンは膵リパーゼ活性阻害によりTG吸収を遅延し，食後の高TG血症を抑制する．市販の緑茶飲料の場合，製造過程において加熱殺菌が施されるが，加熱時に約50%が異性化した熱異性化ガレート型カテキンは，通常の緑茶ガレート型カテキンよりも強いミセルコレステロール沈殿作用とコレステロール吸収抑制作用を認め，ヒトを対象とした介入試験においてもLDL-C低下作用が観察されている．

ⅱ) **イソフラボン**: イソフラボンは，大豆，特に大豆胚芽に多く含まれる複数の物質の総称であり，ダイゼインやゲニステインなどの大豆イソフラボンアグリコンが知られている．イソフラボンそのものにおける血清脂質への影響は認めら

れないとするメタアナリシスの報告が多いが，大豆あるいは豆腐や味噌などの大豆加工品は，多価不飽和脂肪酸や食物繊維，ビタミン，ミネラルが多く，飽和脂肪酸含量が少ないという点で心血管疾患の予防や健康維持に有益である．また，大豆・大豆製品は，ほかに大豆タンパク質や植物ステロール，レシチンなど脂質代謝に有用とされる栄養素や食品成分を含む（§6・2・2a参照）．

d．カロテノイド 動植物に広く存在する黄〜赤色の色素であり，大きく非極性の**カロテン類**（β-カロテン，リコピンなど）と極性のある**キサントフィル類**（アスタキサンチン，ルテインなど）に分けられる．体内において脂溶性抗酸化物質として作用する．カロテノイドは，消化によって食品から遊離され，小腸でのミセル形成を経て小腸上皮細胞でカイロミクロンに取込まれ，リンパ管へ移送される．その後，リポ蛋白代謝経路によって各組織に運ばれる．

カロテノイドの生理作用として最も重要なのは**一重項酸素消去活性**であり，構造上両端とも非環状構造であるリコピンの方が環状構造である β-カロテンよりも活性が強く，4，4′位にオキソ基をもつアスタキサンチンの方が β-カロテンよりも活性が強いと考えられている（図6・10）．

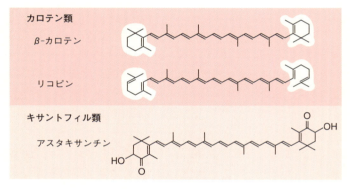

図 6・10　おもなカロテノイドの構造

ⅰ）**アスタキサンチン**：サケやカニ，エビなどの甲殻類や海産物に多く含まれ，強力な抗酸化作用をもつ．アスタキサンチンは，肝臓での脂肪酸の β 酸化亢進による TG 低下や HDL-C 上昇作用がある．さらに LDL を酸化変性から保護し，α-トコフェロールやルテインに比べより高い LDL 酸化抑制効果を示す．このような抗酸化作用は，アスタキサンチンのイオン環が水酸基およびケト基の一部において共役ポリエン鎖を含み，細胞内外の膜をつなぐ特徴的分子構造から他の抗酸化物質よりも高い生物活性を示すことによるとされている．アスタキサンチンのポリエン鎖は細胞膜のラジカルを捕らえ，終末環では細胞膜の表面と内側の両方でラジカルを捕捉することができる．また，アスタキサンチンは，酸化ストレスや炎症，脂質および糖代謝の改善による冠動脈保護作用をもつことが示唆されている[19]．

ⅱ）**リコピン***：リコピンは限られた食品にしか含まれず，ピンクグレープフルーツ，アプリコット，スイカ，金時ニンジン，トマト，トマト加工品などがあ

*　リコピン（lycopene）はリコペンともよばれる．

る．植物中のリコピンはトランス型として存在し，トランス型リコピンは体内吸収性が低い一方，トマト加工品にはシス型リコピンが多く，体内に吸収されやすい．これは，トマト加工品が物理的処理もしくは加熱調理されていることでリコピンの熱異性化を促進すること，一部のリコピンは吸収の過程でシス型に変換されるためと考えられている．一重項酸素の消去活性は，β-カロテンの2倍強いとされ，ヒトではトマトジュースを摂取することでLDLにリコピンが蓄積し，LDLの一重項酸素による酸化変性を強く抑制することが報告されている．

ⅲ）**カロテン**: β-カロテンやα-カロテンなどがあり，体内でビタミンA活性をもつ化合物である．おもに緑黄色野菜に含まれる．特にβ-カロテンは老化やがん予防効果について研究が進められているが，リコピンと同様，VLDLやLDLに分布しやすく，これらのリポ蛋白の抗酸化に寄与している．

e. 植物ステロール 植物ステロールは植物の細胞膜を構成する成分で植物に広く含まれている（表6・4）．多くは油脂中に存在し，米油やナタネ油に含まれ，LDL-C低下作用をもつ．コレステロールに似た構造をしており，主要な植物ステロールとして，シトステロールやカンペステロール，スチグマステロールなどがある（図6・11）．単一の化合物である動物性のコレステロールと違い，植物ステロールはいくつかのステロールの混合物として存在しており，その組成の違いによる生理作用についてはほとんど検討されていない．

表 6・4 植物ステロールを多く含む食品

食品	含 量 〔mg/100 g 可食部〕
米 油	961
ゴマ油	800
ナタネ油	760
コーン油	660
トウモロコシ	177
ブロッコリー	50
サラダ菜	38
タマネギ	15
かんぴょう	119
インゲン	127
大 豆	161

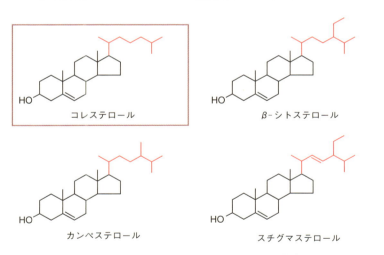

図 6・11 コレステロールと植物ステロールの構造

植物ステロールの血清コレステロール低下作用のメカニズムとして，① 植物ステロールの摂取により糞便へのコレステロール排泄量が増加すること，② *in vitro* において植物ステロールがコレステロールと同様に胆汁酸ミセルに溶解し，コレステロールの溶解を相対的に減少させること，③ ラットにおいて小腸粘膜へ吸収されるコレステロール量とリンパへ流入するコレステロール量の減少が，植物ステロールによるミセル溶解度の低下と同程度であることなどから，植物ステロールによるコレステロールのミセル溶解阻害が，コレステロール吸収抑制の主因であると考えられている（図6・12）．

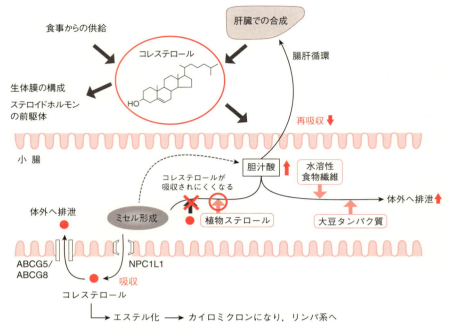

図 6・12 植物ステロールおよび食物繊維，大豆タンパク質による血中コレステロール低下のメカニズム

f. 食物繊維　粘質多糖類である水溶性食物繊維において，血中の総コレステロール（TC）濃度低下作用が示されている．水溶性食物繊維には，大麦やきのこ類に含まれる β-グルカンや，グアガム（豆類），ペクチン（果物），アルギン酸（海藻類），グルコマンナン（こんにゃく）などがある．このメカニズムは正確には明らかになっていないが，主として水溶性食物繊維の性質である粘調性や吸着作用によって胆汁酸の異化が亢進し，血中 TC 値が低下すると考えられている（図 6・12）．また日本人では，食物繊維摂取量と冠動脈疾患および心血管死亡数との間には負の相関が認められている[20]．

g. 食事性コレステロール　体内のコレステロール量のうち，食事から摂取し吸収された食事性（外因性）コレステロールは 20～30% 程度であり，残りは肝臓で合成されている．また，食事性コレステロールの吸収率は 20～80% と個人差が大きいことから，2015 年以降，米国や日本の食事ガイドラインにおいて，健常者における食事性コレステロールの摂取制限が撤廃されている．

食事性コレステロールが血中 TC 濃度にどの程度影響するのかについては，1000 kcal 当たり 200～250 mg のコレステロールを食事から摂取することで 4～30 mg の血中濃度上昇が想定されるが，コレステロール摂取量 400～500 mg あたりから 800 mg にかけて血中濃度の上昇が頭打ちになるとの報告がある[21]．同様に，コレステロール摂取量 600 mg/日までは，血中 TC 濃度との間には直線的関係があり，コレステロール摂取量が過剰な場合（1 日 800 mg/日 ≒ 鶏卵 3～4 個分に相当）には，食事からのコレステロール摂取を制限することにより，TC および LDL-C，LDL-C/HDL-C 比の低下が得られることも示されている[22]．さら

に，TC 濃度はエネルギー摂取量や飽和脂肪酸，トランス脂肪酸，食物繊維など の栄養因子が関与すること，コレステロールの多い食品は脂質や飽和脂肪酸を多く含み，食物繊維含有量が少ない傾向にあるなどの特徴を考慮する必要がある．

日本人のコレステロール摂取量は平均 319 mg/日（平成 29 年国民健康・栄養調査）であり，1 日 300～500 mg/日程度のコレステロール摂取による血清脂質への影響についてはエビデンスに乏しいといえる．

したがって，TC 濃度の管理として，食事性コレステロールの過剰摂取を認める場合には摂取制限が必要である．さらにコレステロール高含有食品の摂取を減らすことは，同時に脂質や飽和脂肪酸，トランス脂肪酸の摂取制限に寄与する．

h. トランス脂肪酸　牛などの反芻動物由来の食品にわずかに含まれるが，ヒトが食品から摂取するトランス脂肪酸の大部分は，工業的に油脂を加工・精製する過程で合成されるものである．トランス脂肪酸は，LDL-C 上昇および HDL-C 低下やリポ蛋白(a)［Lp(a)］の増加をもたらし，冠動脈疾患のリスクを高める．トランス脂肪酸を多く含む食品には，マーガリンやショートニング，ファットスプレッドなどの加工油脂をはじめ，これらを原料として作られたパンやクッキー，油脂による調理工程を伴うフライドポテトやポテトチップス，ドーナツなどがあげられる．農林水産省や食品安全委員会による日本人のトランス脂肪酸摂取量の推定調査では，世界保健機構（WHO）の目標量（総エネルギー摂取量の 1% 未満）を下回っており，その影響は小さいとされているが，これらの食品を日常的かつ多量に摂取する食生活には注意が必要である．

i. 飽和脂肪酸　飽和脂肪酸（SFA）摂取量と TC 濃度の間には正の相関があるが，脂肪酸の種類（炭素数の違い）により異なる．LDL-C 濃度への影響としては，ラウリン酸（C12：0），ミリスチン酸（C14：0）およびパルミチン酸（C16：0）では有意な上昇を示すが，ステアリン酸（C18：0）では変化を認めない[23]．このメカニズムとして C12：0，C14：0，C16：0 は肝臓における LDL 受容体の活性を低下する一方，C18：0 では低下しないことが示唆されており，炭素数の比較的少ない SFA が TC 濃度の増加に影響を及ぼすと考えられる．

一方，SFA の摂取制限に対しては，これまでと異なる見解も存在する．18 カ国を対象とした栄養素と血清脂質および血圧に関する研究（PURE study[24]）によると，SFA 摂取量を減らすことは血清脂質に対して必ずしも望ましい効果を示さなかった．ただし TC/HDL-C 比は SFA 摂取量が少ないと低下している．コクランデータベースでは，SFA 8% 未満から明らかな心血管イベントリスクの低下がみられている[25]．以上のことから，SFA の適正摂取量については今後さらなる議論が必要であろう．

6・2・2　脂質異常症にかかわる食品

a. 大豆　大豆はわが国の伝統的食文化である和食を代表する食品の一つであり，豆腐や味噌，醤油といった大豆加工品を含め，日本人の食生活において欠かすことのできない食品である．大豆は豆類に属するが，含有栄養素の特徴としてタンパク質を多く含むことから，インゲン豆など炭水化物の多い一般的な豆

コクランデータベース: 国際的な医療評価プロジェクトであるコクラン共同計画が発行するコクランライブラリーの情報源であり，EBM の情報基盤となるもの．RCT（無作為化比較試験）を中心として臨床試験をくまなく収集，評価，分析するシステマティックレビューを行い，医療上の意思決定に役立つ質の高い情報を提供している．

類とは区別される.

"動脈硬化性疾患予防ガイドライン2017年版"では,大豆・大豆製品は,血清脂質の改善や冠動脈疾患の予防に有用とされ,前述の脂肪酸組成や植物ステロール,食物繊維のほか,大豆に含まれるタンパク質やリン脂質などが脂質代謝に好影響をもたらすことが期待できる.

ラットやマウスでは,大豆タンパク質の摂取により,カゼイン(乳タンパク質)摂取と比較して糞便中への胆汁酸およびコレステロールの排泄量が増加することが観察されている.これは,大豆タンパク質由来のペプチドが胆汁酸との強い結合能を示し,胆汁酸の異化を亢進すること,胆汁酸の減少により食事由来の脂肪やコレステロールとのミセル形成が減少し,吸収が低下することによると考えられる(図6・12参照).また,大豆タンパク質は,ラットにおいてインスリン/グルカゴン比の低下による肝臓でのSREBP-1cや,HMG-CoA還元酵素,コレステロールから胆汁酸への異化経路の律速酵素である小胞体酵素コレステロール7α-ヒドロキシラーゼ(CYP7A1)の遺伝子発現を抑制し,脂質代謝に関連する酵素の遺伝子発現に影響を与えている可能性がある.一方,健常者では,タンパク質源による血中コレステロールへの影響はないとする報告もあるが,大豆の内因性効果およびSFAやコレステロールの多い食品と大豆との置き換えとの組合わせによるLDL-C低下効果を検討した報告では,大豆はTCを低下させる食品の一つであるとしている[26].

さらに大豆リン脂質は,肝臓での脂肪酸合成を低下させることにより脂質代謝改善作用をもたらす.

b. 豆　類　豆類は食物繊維が豊富であり,またポリフェノールを含む.豆類に含まれる食物繊維の大部分は不溶性で,小豆やインゲン豆では高い抗酸化活性を示す.豆類は中近東やインドなどでよく食されており,イラン人を対象とした横断研究では,豆類の摂取頻度と脂質代謝異常のリスクは逆相関することが示されている[27].

c. 野菜,果物　野菜や果物には,β-カロテンやβ-クリプトキサンチンなどのプロビタミンA,およびビタミンCといった抗酸化ビタミンや,ポリフェノールなどの抗酸化物質,ホモシステインの代謝に必要な葉酸が豊富に含まれることから,LDLの酸化変性を抑制し,血中ホモシステイン濃度の低下や血管内皮機能の改善などの抗動脈硬化作用をもたらすと考えられる.

さらに野菜は大豆と同様,植物ステロールを含む.緑黄色野菜に含まれるカロテノイドは脂溶性であるため,油脂とともに調理して摂取するとその吸収率が高まる*.

果物は,ミカンなどの柑橘類にβ-クリプトキサンチンが多く含まれ,生食することがほとんどであるため,ビタミンCを効率よく摂取できる.しかし,糖質含有量の高い果物の過剰摂取は,血清TGの増加をきたす可能性があることに留意しなければならない.

また,異なる種類の野菜や果物の混合ジュースによる摂取でも,さまざまなポリフェノールやビタミン,ミネラルが摂取できるため,血清脂質および血圧の低

*　野菜の調理に食塩や醤油などの調味料を多用した食べ方や漬物や汁物での野菜摂取は,食塩摂取量が過剰となるため,注意が必要である.

下に有用とされている．

　野菜・果物および豆類をより多く摂取することは，心筋梗塞および冠動脈疾患での死亡率を有意に低下させる[28]こと，日本人においても野菜・果物を高頻度あるいは量を多く摂取した集団では心血管および冠動脈死亡率が低いこと[29]が，疫学研究によっても示されている．

　d．魚　類　　魚類は日本人の食生活における $n-3$ PUFA の主要な供給源である．特に脂質含有量の多いイワシ，サバ，サンマなどの青魚やブリなどに多く含まれ，高い抗酸化能をもつビタミン E も多く含む．1 日 200～500 mg の EPA・DHA 摂取で，TG 低下効果を認めたという報告[30]もあり，これは魚類の摂取頻度として脂質の少ない魚類・魚介類を除き，週 2～3 回程度に相当する．魚類の $n-3$ PUFA およびビタミン E 含量を表 6・5 に示す．

表 6・5　魚介類の $n-3$ 系多価不飽和脂肪酸およびビタミン E 含有量（常用量当たり）[a]

食品名	重量〔g〕	脂質〔g〕	$n-3$ PUFA〔g〕	EPA〔mg〕	DHA〔mg〕	ビタミン E[†]〔mg〕
マアジ	60	2.1	0.63	180	342	0.4
マイワシ	60	4.4	1.26	468	522	1.5
カツオ（秋獲り）	70	3.4	1.10	280	679	0.1
シロサケ	70	2.6	0.64	168	322	0.8
マサバ	80	10.2	1.70	552	776	1.0
タイセイヨウサバ	80	18.7	5.25	1440	2080	0.6
サンマ	100	22.7	5.59	1500	2200	1.7
マダラ	80	0.1	0.06	19	34	0.6
ブリ	80	10.5	2.68	752	1360	1.6
クロマグロ（養殖・赤身）	80	5.4	1.50	336	800	1.2
カキ（養殖）	100	1.3	0.52	230	180	1.3
スルメイカ	80	0.2	0.14	34	104	1.7

† α-トコフェロールとして
a）"日本食品標準成分表 2020 年版"および"脂肪酸成分表編"より．

6・3　肥満にかかわる食品成分

6・3・1　肥満と肥満症

　肥満は，脂肪組織に中性脂肪が過剰に蓄積した状態を表しており，ただちに病気に分類されるわけではない．しかし，肥満は糖尿病，脂質異常症，高血圧をはじめとした代謝性疾患を併発しやすく，それらを基盤として冠動脈疾患や脳血管障害などの健康障害をひき起こしやすくする．日本肥満学会では，治療の対象となる肥満とそうでない肥満を区別するため，<u>肥満と肥満症に分けて定義している</u>．日本肥満学会の定義では，［体重(kg)］/［身長(m)］^{2} で算出される体格指数（**BMI**）25 以上を**肥満**とよぶ．一方，BMI 25 以上の肥満があり，① 肥満に起因ないし関連して発症する健康障害をもち，医学的に減量の必要な状態であること，または，② ウエスト周囲長で内臓脂肪蓄積を疑われ（男性 85 cm 以上，女性 90 cm 以上），腹部 CT 検査で確定された内臓脂肪型肥満を有する場合を，肥

BMI: body mass index

満症と定義している．本節では，肥満と肥満症をまとめて肥満と記載する．

脂肪組織は，皮下脂肪組織と内臓脂肪組織に大別される．脂肪組織に貯蔵された中性脂肪（トリグリセリド）は，脂肪酸へと脂肪分解され（リポリシス），全身の臓器でエネルギー源として利用される．脂肪組織は**アディポサイトカイン**（アディポカイン）とよばれる生理活性物質を産生する内分泌臓器でもある．内臓脂肪蓄積時には，アディポサイトカイン産生異常が起こり生活習慣病の発症につながる．

6・3・2　肥満予防にかかわる食品成分

肥満は，エネルギー産生の基質となる糖質・脂質の過剰摂取が，身体活動によるエネルギー消費を上回る状態が慢性的に持続するときに現れる．糖質・脂質の量，質および摂取期間などと肥満症の関係を示す多くの研究がある．本項では，肥満予防にかかわる食品成分として，その作用を① エネルギー産生の基質となる糖質・脂質の吸収抑制・遅延，② エネルギー消費亢進，③ 摂食抑制・調整，④ 脂肪細胞への作用に分けて解説する．

a．糖質・脂質の吸収抑制・遅延　　食事に含まれる糖質や脂質は，胃や十二指腸で分泌される消化酵素で消化され，小腸で吸収される．糖質は，多糖類（デンプン）から二糖類を経て単糖類（グルコース，フルクトース，ガラクトース）に分解されて，小腸上皮細胞にある糖輸送体で吸収される．二糖類から単糖類に分解する酵素の一つである**α-グルコシダーゼ**（マルターゼともよばれる）の阻害薬は，糖の吸収を抑制・遅延し食後血糖を低下させるため，糖尿病治療薬として用いられている．茶葉ポリフェノール（カテキン）には，α-グルコシダーゼ阻害作用がある．緑茶抽出粉末（カテキン 456 mg 含有）を 2 カ月服用すると血糖コントロール指標（HbA1c）が改善したと報告されている[31]．

脂質は，膵リパーゼによりトリグリセリドから脂肪酸へと分解され，小腸で吸収される．**難消化性デキストリン**は水溶性食物繊維の一種で，吸水性・吸着性が高く，食物とともに胃内で膨張し粘性を高め，胃から小腸への移行時間を延長させることから食後血糖の上昇抑制作用がある．また，難消化性デキストリン（1日 5～10 g）の摂取は，腸管内の脂肪が胆汁酸とミセルを形成する反応も抑制するため，小腸での脂肪吸収が抑えられ，食後中性脂肪が低下する．

全粒穀物にも食後血糖低下作用があり，減量や糖尿病発症抑制を含む食品機能性を示す．糖質の吸収にかかわる重要な指標に **GI**（**グリセミック指数**）があり，一定の糖質を含む食事ごとの血糖値の上昇度合い（速さ，程度）を間接的に表現する数値である．一般に低 GI 食は肥満を改善する．玄米食は，歯ごたえがあり噛む時間が長くなること，消化吸収が遅いこと，食物繊維を多く含むことなどから，白米に比べ GI 値が低い．このため，摂食後のインスリン分泌が緩やかになり過食が減ることで体重減少効果を示すと考えられる．

b．エネルギー消費亢進　　食物に含まれる主要なエネルギー源は，脂質，炭水化物，タンパク質である．健康な状態では，主として脂質，炭水化物が，生体内の各臓器のそれぞれの細胞のミトコンドリアで代謝され，ATP を産生し細

胞活動に利用される．エネルギーの産生は，熱産生，呼吸，消化吸収，循環の維持，精神活動などの恒常性維持や身体活動に必須である．肥満は，エネルギー源となる脂質，炭水化物，タンパク質を，日常活動に必要な量を超えて持続的に過剰に摂取することで，余分な脂肪として蓄積した状態である．

脂肪細胞のうち，**褐色脂肪細胞**は，高い熱産生能をもち糖質や脂質を基質としてエネルギーを産生するため，その活性化が肥満予防，改善に有効と考えられている．複数の食品成分が褐色脂肪細胞の機能を亢進させると報告されている．唐辛子に含まれる辛味成分である**カプサイシン**のようなカプシノイドは，消化管細胞に存在する温度感受性陽イオンチャネル TRPV1 を活性化し，交感神経活性亢進により褐色脂肪細胞の機能を刺激して，熱産生を促すという報告がある（図6・13）．カプシノイド摂取はヒトでも肥満の予防，改善効果を示す．平均 BMI 30.4 の 80 人にカプシノイド 6 mg を 1 週間摂取させると，体重減量は対照群と変わらなかったが腹部脂肪は有意に減少したという報告がある[32]．魚油そのものや魚油に特徴的な脂肪酸である **EPA・DHA** を摂取したマウスでも，カプシノイドと同様に消化管 TRPV1 を介した褐色脂肪細胞の機能亢進が示されており[33,34]，魚油や EPA・DHA がヒトにおいて減量効果を示す機序である可能性がある[35]．

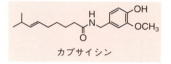

カプサイシン

TRPV1: transient receptor potential cation channel subfamily V member 1

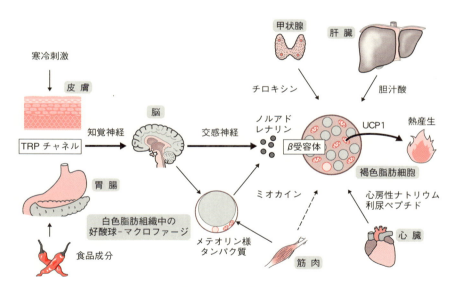

図 6・13 **交感神経および内分泌調節による褐色脂肪組織からの熱産生** ノルアドレナリンが褐色脂肪組織の β 受容体に結合すると，ミトコンドリアにある脱共役タンパク質 1（UCP1）が増加し，熱が産生される［M. Saito, et al., Best Practice & Research Clinical Endocrinology & Metabolism, **30**, 537-547(2016)］

消費エネルギーには，基礎代謝，身体活動代謝，食事誘発性熱産生の三つがあり，食事誘発性熱産生は消費エネルギーが約 10〜15 % とされる．ポリフェノールの一種であるカテキンの摂取により，食事誘発性熱産生が上昇するとされ，茶カテキン 540 mg で 1 日当たり約 100 kcal に相当する．内臓脂肪が多い人では食事誘発性熱産生が低いとされ，カテキンの摂取により消費エネルギーが増加し，

90　　6. 代謝内分泌系に作用する食品成分

肥満改善に有効であるとされる.

c. 摂食抑制・調整　　中枢神経系は，身体全体や組織のエネルギー状態を常にモニターしてその情報を統合することで摂食行動を制御している. 摂食行動には，代謝恒常性を維持する機構（**恒常性調整**）と代謝恒常性を超えて摂食する機構（**快楽性調整**）がある. 恒常性調整は視床下部と脳幹が主体で，快楽性調整は“報酬系”とよばれる中脳皮質辺縁系経路がかかわる. 中枢神経系と末梢臓器（脂肪細胞，胃十二指腸，小腸，膵臓，肝臓など）のネットワークには，脂肪細胞由来分子（食欲抑制ホルモンレプチン），消化管ホルモン（グレリンなど），神経ホルモン（ヒスタミンなど），自律神経，エネルギーセンサー（AMP キナーゼ）など多くの分子や神経路がかかわる.

視床下部の AMP キナーゼは，レプチン，グルコース，グレリンの作用を伝達する細胞内シグナル分子として摂食を調節する. α-リポ酸は，視床下部の AMP キナーゼ活性を減少させることで食欲を抑制する.

魚に多く含まれるアミノ酸であるヒスチジンは，視床下部のヒスタミンニューロンを活性化することで摂食抑制作用を発揮するほか，肝臓による糖産生も抑制する. ヒスチジンを多く含む食材には，マグロ，カツオ・ブリ・サバ・サンマなどの青魚，肉類，乳製品，大豆製品がある. 特に青魚に多く，カツオは 100 g 当たり約 2,500 mg，サバは約 1,250 mg，イワシは約 1,000 mg のヒスチジンを含む. 成人の 1 日の必要摂取量は，体重 1 kg に対し約 10 mg とされる.

小胞体は，タンパク質の合成，修飾，立体構造への折りたたみをつかさどる細胞小器官で，正常に折りたたまれないタンパク質が小胞体に蓄積した状態を**小胞体ストレス**という. 肥満動物では視床下部の摂食中枢で小胞体ストレスの亢進が起こっており，これが食欲抑制ホルモンであるレプチンの抵抗性にかかわるとされる[36]. また，高脂肪食は食欲中枢の小胞体ストレスを起こすことで，高脂肪食に対する嗜好性にかかわる可能性が報告されており，マウスでは，玄米やγ-オリザノール投与で，高脂肪食に対する嗜好性が軽減し，肥満を改善するという[37].

d. 脂肪細胞への作用　　脂肪細胞は，分化により未熟で小型な状態から成熟することで脂肪を貯蔵する能力を獲得する. したがって，脂肪細胞の分化を抑制できれば，脂肪が溜まらず肥満が起こりにくくなる. コーヒーの消費がこの作用により肥満低下とかかわっているほか，ポリフェノール，テオフィリン（茶葉）にも脂肪細胞の分化抑制にかかわる可能性が報告されている.

6・3・3　脂肪肝にかかわる食品成分

a. 脂肪肝　　肝臓に中性脂肪が過剰に蓄積した状態を**脂肪肝**といい，飲酒によらない場合を**非アルコール性脂肪性肝疾患**（NAFLD）とよぶ. NAFLD の 10〜20％が炎症，線維化をきたし**非アルコール性脂肪性肝炎**（NASH）となって，一部が肝硬変，肝がんに移行していく. NAFLD は，中性脂肪の過剰な蓄積とともにインスリン抵抗性をきたすが，飽和脂肪酸やその生成分子による慢性炎症，酸化ストレス，小胞体ストレスが関与すると考えられる（図 6・14）. 複数の食品成分に NAFLD，NASH，肝硬変，肝がんの進展抑制作用があることが示され

NAFLD: nonalcoholic fatty liver disease

NASH: nonalcoholic steatohepatitis

ている[38]．アスタキサンチンをはじめとしたカロテノイド，フラボノイド類（ケルセチン，カテキン，ブルーベリーに含まれるアントシアニンなど），クルクミン，シリマリン，コーヒーに含まれるクロロゲン酸，ビタミンC，ビタミンE，ビタミンD，ブドウの果皮に含まれるレスベラトロール，魚油などがあげられる（図6・15）．

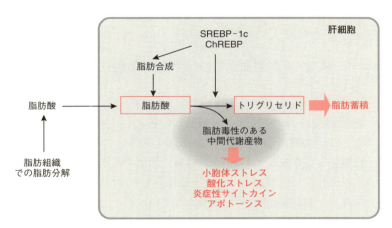

図6・14　NAFLDにおける脂肪毒性のメカニズム　肝細胞に過剰な脂肪が蓄積すると，小胞体などの細胞小器官の機能に影響を与えたり，細胞内シグナル伝達経路に直接影響して代謝と炎症に変化を起こしたりする［文献38）より］

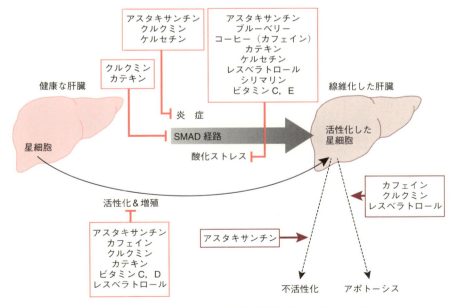

図6・15　さまざまな食品による脂肪肝の予防［文献38）より］

b. 肝硬変，アンモニアおよび分枝アミノ酸　非アルコール性脂肪性肝疾患が進行して肝硬変になると，タンパク質合成能が低下し，臨床的に血清アルブミンが低下する．血清アルブミン3.5 g/dL未満は生命予後が著しく低下する．高タンパク質摂取では，肝臓での尿素合成が低下しているためアンモニア産生が増

* 分枝アミノ酸については §14・1・2b を参照．

AAA: aromatic amino acid

BTR: BCAA tyrosine ratio

え，肝性脳症をきたしやすい．骨格筋や脳では，アンモニアは選択的に分枝アミノ酸（BCAA と略される*．バリン，ロイシン，イソロイシン）と共役して酸化されるため BCAA が減少する．一方，芳香族アミノ酸（AAA と略される．フェニルアラニン・チロシン）は減らない．そこで，BCAA/AAA（**フィッシャー比**，健常者では 3〜4）または簡易版である BCAA/チロシンモル比（BTR）を肝臓アミノ酸代謝機能の指標としている．

6・4 痛風・高尿酸血症にかかわる食品成分

6・4・1 尿酸の代謝と高尿酸血症

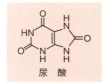
尿　酸

a．尿酸の生理的・病理的意義　尿酸は化学式 $C_5H_4N_4O_3$ で表される有機化合物である．生理的観点においては，尿酸はビタミン C を凌駕する高い抗酸化能をもつ抗酸化物質である．血中の尿酸濃度が低値である低尿酸血症（血清尿酸値 ≦ 2.0 mg/dL）では，尿酸のラジカル捕捉作用の不足に伴い，運動後急性腎不全の発症リスクが高値となることが知られている．

一方，血清尿酸値が高すぎる状況（血清尿酸値 > 7.0 mg/dL）は**高尿酸血症**と称される．高尿酸血症の代表的な寄与疾病は，**尿酸塩沈着症**，すなわち**痛風関節炎**および腎髄質への尿酸塩沈着に起因する腎障害（いわゆる**痛風腎**）である．そのほか，複数の疫学研究より，高尿酸血症とメタボリックシンドローム，高血圧，心不全を含む心血管系疾患，悪性腫瘍，総死亡上昇などとの関連性が推察されている．なお，尿路尿酸結石と高尿酸血症との関連性は現時点では判然としない．高尿酸血症・痛風の治療指針を図 6・16 に示す．

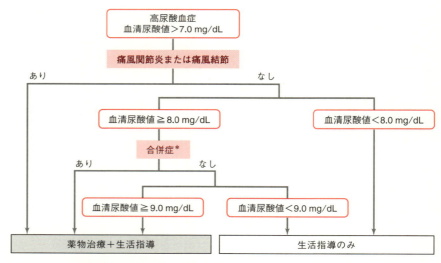

図 6・16　**高尿酸血症の治療指針**　高尿酸血症の治療の基本は，食事指導を中心とした生活指導である．図中＊の合併症とは腎障害，尿路結石，高血圧，虚血性心疾患，糖尿病，メタボリックシンドロームなどをさす．［日本痛風・核酸代謝学会ガイドライン改訂委員会 編，"高尿酸血症・痛風の治療ガイドライン 第 2 版（2012 年追補 ダイジェスト版）"，メディカルレビュー社（2012）より一部改変］

b. プリン体の代謝

尿酸は**プリン体**代謝の最終産物である．プリン体とはプリン環をもつ化合物の総称であり，このプリン体に含まれる物質として，遺伝子の本体であるデオキシリボ核酸（DNA），生体内のエネルギー通貨であるアデノシン 5′-三リン酸（ATP）などがあることから，プリン体が生きとし生けるものすべてにおいて必須の物質であることがうかがえる．ATP の構造は，プリン塩基の一つであるアデニンと五炭糖リボースの化合物（アデノシン）に 3 分子のリン酸が結合した形である．

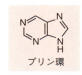
プリン環

プリン体の代謝経路を図 6・17 に示す．生体内のプリン体は摂取食物中のプリン体に直接由来するものもあるが，一方でプリン骨格はアミノ酸代謝の結果としても構成される．プリン骨格は，リボース 5-リン酸からホスホリボシルピロリン酸（PRPP）合成酵素によって合成される PRPP にアミノ酸であるグルタミン，グリシン，アスパラギン酸が積み上げられた後，さらに二つの閉環段階を経て形成される．このプリン体合成経路は，ヌクレオチドの ***de novo*** **合成経路**とよばれている．一方，ヒポキサンチンを含むかなりの量の遊離プリン体は**サルベージ経路**とよばれる経路を介して回収され，ヌクレオチドに再構成される．サルベージ経路における遊離プリン体捕捉の機序は，*de novo* 合成経路と同様の PRPP との結合であり，PRPP はプリン体の合成と回収のいずれにおいても重要な物質である．

PRPP: phosphoribosyl pyrophosphate

プリン体は代謝中間体であり，3 大うま味成分の一つのイノシン酸として知られるイノシン 5′-リン酸（IMP）から，遊離プリン誘導体であるヒポキサンチン，キサンチンを経て，最終産物として尿酸に代謝される．このヒポキサンチン→キサンチン→尿酸への代謝は，キサンチンオキシドレダクターゼ（XOR）という酵素を触媒として行われる．XOR が多く分布している臓器は，肝臓，腎臓，小腸粘膜，血管内皮細胞などである．

XOR: xanthine oxidoreductase

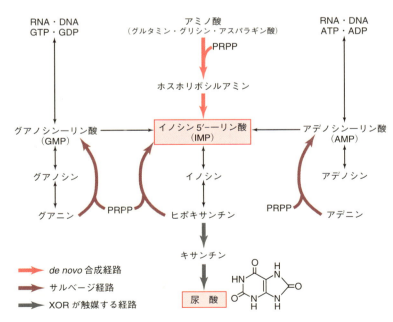
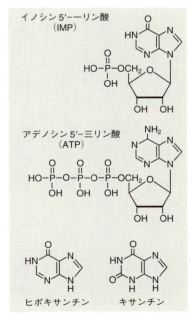

図 6・17 プリン体代謝経路の概略 PRPP: ホスホリボシルピロリン酸, XOR: キサンチンオキシドレダクターゼ

尿酸代謝の生物間の違い

尿酸はヒトではプリン体代謝の最終産物であるが，鳥類・爬虫類・昆虫類などにおいては窒素代謝の最終産物でもある．ヒト科以外の哺乳類では，尿酸は尿酸酸化酵素（ウリカーゼ）によってプリン骨格が壊され，水溶性のアラントインに代謝される．しかし，ヒト科では約1540万年前にウリカーゼ合成をつかさどる遺伝子が偽遺伝子化したため尿酸からアラントインへの代謝は行われず，結果としてヒト科における血中尿酸濃度は他の哺乳類よりも高値となった．しかし，排泄経路である腎臓において尿酸の約90%が再吸収されて血中に回収されることから，ヒトの生体では一定量必要とされている物質であると考えられる．ウリカーゼ活性をもつ典型的な（霊長目や翼手目を除くほとんどの）哺乳類は，ヒトと異なりビタミンC合成能をもっており，ビタミンC合成能をもたないヒトにおいては，尿酸の抗酸化作用が有用であると考えられる．

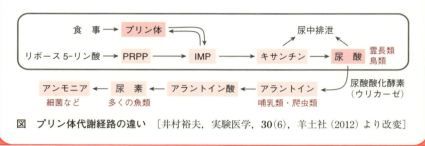

図 プリン体代謝経路の違い ［井村裕夫，実験医学，**30**(6)，羊土社 (2012) より改変］

c. 尿酸の排泄と再吸収 尿酸の主たる排泄経路は腎臓であるが，腎糸球体で原尿内に沪過された尿酸の90%以上は近位尿細管の管腔側に分布する輸送体のURAT1によって再吸収される（図6・18）．尿細管上皮細胞内に再吸収された尿酸は，近位尿細管の血管側に分布する輸送体のGLUT9によって血管内へ輸送され，尿酸は血中に回収される．

一方，尿酸を吸収するのではなく排泄する膜輸送体として，ABCG2が知られている．ABCG2は輸送活性の駆動力としてATPを要するABC型の輸送体に属し，小腸粘膜や尿細管管腔側に分布している．なおこのABCG2は尿酸排泄だけでなく，多種類の生体異物因子を体外へ排出することに寄与している．

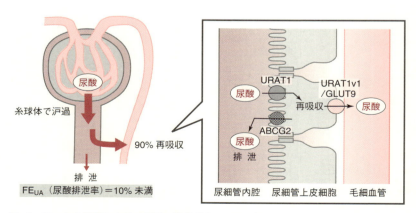

図 6・18 ヒト腎臓における尿酸の膜輸送体 FE_{UA} (fractional excretion of UA) すなわち尿酸の排泄率は10%未満であり，90%以上が再吸収されている．

このように尿酸の体外への喪失の程度は，URAT1 と GLUT9 を主体とする再吸収系と，ABCG2 を主体とする排泄系とのバランスによって決定される．なお，再吸収系を構成する膜輸送体（URAT1 と GLUT9）が ATP を必要とせず輸送物質の濃度勾配に依存する SLC 型の輸送体であるのに対し，排泄系を構成する膜輸送体（ABCG2）が ATP を要する ABC 型であることは，生体の尿酸に対する取扱い方針を端的に示唆している．すなわち，生体にとってはエネルギーを使用せず"自動的に"遂行される尿酸の再吸収が原則であり，排泄は必要に応じエネルギーを使用して行う方針なのである．このことは，生体が尿酸を不要物質とはみなしていないことを意味しており，文明社会において蔓延している高尿酸血症および痛風が，基本的には原因食品の過剰摂取に起因することを示唆している．

6・4・2　尿酸代謝にかかわる食品成分

　高尿酸血症・痛風には，近現代にかけての食事内容の急激な変化が寄与しており，その意味で高尿酸血症・痛風に対する食事療法の意義はきわめて大きい．

　血清尿酸値に影響を及ぼす食品成分は，1）尿酸合成を促進する食品成分と，2）尿酸合成を抑制する食品成分に大別することができる．これらのうちで高尿酸血症の成因としての意義が大きいのは 1）の過剰摂取であり，したがって食事療法の要点も，1）の摂取をいかにコントロールするかがポイントとなる．

a. 尿酸合成を促進する食品成分

　ⅰ）**プリン体**：経口摂取されたプリン体は代謝経路に取込まれて尿酸の合成を促進しうるため，高尿酸血症を呈する場合にはプリン体の摂取量を一定量以下に抑えることが推奨される．"高尿酸血症・痛風の治療ガイドライン（第2版）"では，プリン体の1日摂取上限量を 400 mg 程度としている．食品中のプリン体含有量を表 6・6 に示す．

表 6・6　食品のプリン体含有量[a]（100 g 当たり）

きわめて多い（300 mg 以上）	鶏レバー，マイワシ干物，イサキ白子，アンコウ肝酒蒸し
多い（200〜300 mg）	豚レバー，牛レバー，カツオ，マイワシ，大正エビ，マアジ干物，サンマ干物
少ない（50〜100 mg）	ウナギ，ワカサギ，豚ロース，豚バラ，牛肩ロース，牛タン，マトン，ボンレスハム，プレスハム，ベーコン，ツミレ，ホウレンソウ，カリフラワー
きわめて少ない（50 mg 以下）	コンビーフ，魚肉ソーセージ，かまぼこ，焼ちくわ，さつま揚げ，カズノコ，スジコ，ウインナーソーセージ，豆腐，牛乳，チーズ，バター，鶏卵，トウモロコシ，ジャガイモ，サツマイモ，米飯，パン，うどん，ソバ，果物，野菜，海藻類

a)　日本痛風・核酸代謝学会ガイドライン改訂委員会 編，"高尿酸血症・痛風の治療ガイドライン第2版（2012年追補ダイジェスト版）"，メディカルレビュー社（2012）をもとに作成．

　ⅱ）**果糖（フルクトース）**：フルクトースの過剰摂取も，尿酸の合成を促進することが確認されている．砂糖（スクロース）や異性化糖（ブドウ糖果糖液）に含まれるフルクトースは，肝細胞においてフルクトキナーゼによりフルクトース1-リン酸に代謝されて解糖系に入っていくが，この反応は ATP の消費

（ATP → ADP）を伴うため，フルクトースの過剰摂取は大量の ADP 産生をもたらし，この ADP が AMP，IMP を経て速やかな尿酸の合成につながる．フルクトースは嗜好品であるソフトドリンク（コーラや果物ジュースなど）に多く含まれていることより，高尿酸血症・痛風の患者に食事指導を行う場合には，ソフトドリンクの摂取を控える指導も重要と考えられる．

iii）**アルコール**：アルコール含有飲料すなわち酒類の摂取も血清尿酸値の上昇につながるが，その主たる機序はフルクトースと同様で，代謝における ATP の消費＝ADP の大量産生である．アルコールはアルコール脱水素酵素によってアセトアルデヒドへ，アセトアルデヒドはアセトアルデヒド脱水素酵素によって酢酸に代謝されるが，酢酸からアセチル CoA となって解糖系に入る際に ATP の消費を伴うため，やはり大量に産生された ADP が尿酸合成につながる．なお，アルコールの大量摂取は解糖系を経た乳酸の大量産生をもたらし，この乳酸が尿細管において URAT1 を介し尿中に排泄される際に尿酸の再吸収を促すという機序も想定されている．また，酒類のなかでもビールはプリン体の含有量が高く，そのため血清尿酸値の上昇リスクは他の種類よりも高いと考えられる．

b. 尿酸合成を抑制する食品成分

i）**ポリフェノール類**：複数のポリフェノール類において血清尿酸の降下作用が報告されているが，培養細胞やラットを用いた検討結果より，その主たる降下機序は XOR の活性抑制と考えられている（図6・17参照）．具体的には，コーヒーに含まれるクロロゲン酸，チェリー・ムラサキイモ・赤ワインなどに含まれるアントシアニン，赤ワインに含まれるレスベラトロール，ウイスキーに含まれるオーク樽由来成分であるエラグ酸，緑茶ポリフェノール（カテキン類），タマネギ・ソバ・柑橘類などに含まれるケルセチン，ウコンに含まれるクルクミンなど，多種類のポリフェノールで XOR 抑制効果が確認されている．一般にポリフェノールは抗酸化作用をもつため，同じ抗酸化物質である尿酸の合成を抑制するという現象は，理にかなっているように思われる．

ii）**ビタミン C**：2008 年の男性 1,387 人を対象とした横断的検討によると，ビタミン C 摂取量が多いほど血清尿酸値が 6 mg/dL を超える比率が低くなる状況が確認されている[39]．この研究グループは翌年，46,994 人の男性を対象としたコホート研究においてビタミン C 摂取量が多いほど痛風リスクが減少すると報告している[40]．別の研究グループによる 184 人を対象とした無作為化対照試験（対照はプラセボ）では，ビタミン C 500 mg/日の 2 カ月にわたる摂取により血清尿酸値が平均 0.5 mg/dL 下降する（対照群は有意な下降なし）と報告されている[41]．

その一方で，2013 年に発表された痛風患者 20 人を対象とした無作為化対照試験（対照は XOR 抑制薬であるアロプリノール：最大投与量 100 mg/日）によると，ビタミン C 500 mg/日の 8 週間にわたる摂取によって血清尿酸値の有意な減少は得られなかった（対照群では 1.9 mg/dL 下降）と報告されている[42]．ビタミン C が尿酸の再吸収系・合成系に及ぼす影響が不明であることを含め，ビタミン C の積極的な摂取が血清尿酸値を下降させるか否かについては，2019 年現在では不明と判断するのが妥当であろう．

6・5　内分泌系に作用する食品成分

　ヒトは多数の臓器や組織からなり，これら臓器・組織間での情報伝達には**内分泌**とよばれる仕組みが関与している．内分泌では，内分泌臓器が伝達物質であるホルモンを血液中に分泌し，そのホルモンに特異的な受容体をもつ細胞や臓器のみが情報を受取る．内分泌臓器には**下垂体**，**甲状腺**，**副甲状腺**，**副腎**，**生殖腺**，**膵臓**などがある．また，**脂肪組織**や**消化管**，**心臓**などもホルモンを産生しており，内分泌臓器としての役割も果たしている．

　内分泌臓器より分泌されるホルモンの血中濃度は，生体のさまざまな機構によって一定の範囲に制御されている．この制御機構に，種々の食品成分が直接的もしくは間接的に関与し，ホルモンの分泌に影響を与えることがある．本節ではおもに，甲状腺，副甲状腺，副腎，卵巣，膵臓に焦点を当て，それぞれの臓器において，どのような食品成分がどのよう仕組みを介してホルモン分泌に影響を与えるかについて概説する．

6・5・1　ホルモン分泌と食品成分

　一口にホルモン分泌に影響を与える食品成分といっても，その機序はさまざまであり，以下のように分けられる．
　1) 食品成分がホルモン分泌の直接の刺激物質となる（例：血中グルコースの増加→インスリン分泌の直接刺激）
　2) ホルモンの材料となる特定の食品成分の不足あるいは過剰により，ホルモン分泌に異常をきたす（例：ヨウ素摂取の不足→甲状腺ホルモン分泌の低下）
　3) ホルモンが食品成分の血中濃度の調節をつかさどる役目をもつため，その成分の不足あるいは過剰により，フィードバック機構を介してホルモン分泌が変化する（例：血中カルシウムの低下→副甲状腺ホルモンの分泌上昇）
　4) 特定の食品成分の構造がホルモンと類似するために，その成分がホルモンとして生体内で作用する（例：イソフラボンの摂取→女性ホルモン様作用）
　それぞれの食品成分の作用がこのいずれにあたるのかを考慮しながら，内分泌に与える影響を理解することが大切である．

6・5・2　甲状腺ホルモンにかかわる食品成分

　甲状腺から分泌される**甲状腺ホルモン**は，熱・エネルギー代謝や成長，心機能亢進などさまざまな生命活動を維持するホルモンである．甲状腺ホルモンは甲状腺において，アミノ酸であるチロシンが二つ縮合し，側鎖に**ヨウ素**（ヨードともよばれる，元素記号 I）が付加されることにより産生される．甲状腺ホルモンには**チロキシン**（T4）と**トリヨードチロニン**（T3）の 2 種類があり，それぞれヨウ素を 4 個，もしくは 3 個もつ（図 6・19）．甲状腺が産生する甲状腺ホルモンはチロキシン（血中濃度は 10 µg/dL 程度）の方が多いが，生理活性はトリヨードチロニン（血中濃度は 100 ng/dL 程度）の方が高い．またチロキシンの一部は，分泌後に 5 位の炭素が脱ヨウ素化されトリヨードチロニンに変換される．

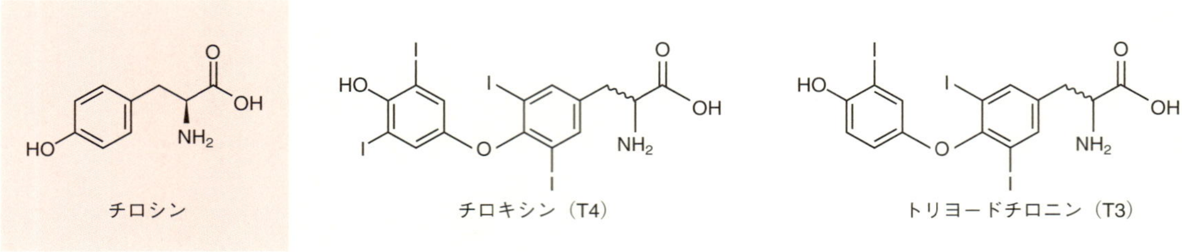

98　　**6. 代謝内分泌系に作用する食品成分**

チロシン　　　　　チロキシン（T4）　　　　トリヨードチロニン（T3）

図 6・19　チロシンと甲状腺ホルモンの構造

　甲状腺ホルモン分泌に影響を与える食品成分としてヨウ素があげられる．ヨウ素はコンブ・ワカメ・ノリなどの海藻に多く含まれる微量ミネラルであり，おもに食事から摂取される（表6・7）．ヨウ素の過剰摂取や摂取不足により，甲状腺ホルモン分泌に異常が起こることがある．

表 6・7　ヨウ素を多く含む食品[a]

食品名	常用量（1食平均量）	常用量ヨウ素含有量〔µg〕
コンブ（乾燥）	5 cm角（5 g）	10000
コンブの佃煮	大さじ1杯（15 g）	1650
ワカメ（水戻し）	1人前（10 g）	190
ところてん	1人前（100 g）	240
焼き海苔	大1枚（1 g）	21
青海苔（乾燥）	1人前（1 g）	27
タラ（マダラ）	大1切（100 g）	350
タラ（スケトウダラ）	大1切（100 g）	160
アワビ	中1個（100 g）	200

a）"日本食品標準成分表2020年版"より．

　ⅰ）**ヨウ素の体内動態:** ヒトの身体内にあるヨウ素のうち70～90％は甲状腺に存在している．食物から摂取されたヨウ素は体内に吸収された後，おもに甲状腺において甲状腺ホルモンの合成に利用される．放射性ヨウ素を用いた検討において，摂取されたヨウ素のうち甲状腺に取込まれるのは約20～35％程度とされており，残りはおもに尿から体外に排泄される．

　ⅱ）**ヨウ素摂取不足と甲状腺ホルモン:** ヨウ素は甲状腺ホルモン産生に必須であり，摂取が不十分であると甲状腺の異常が生じる．しかしながらヨウ素の必要量は微量で，"日本人の食事摂取基準（2020年版）"では成人のヨウ素摂取推奨量は 0.13 mg/日とされている．日本人の平均摂取量はおよそ1～3 mg/日であることから，日本ではヨウ素欠乏となる者はほとんどない．一方，大陸内陸部に位置する国などでは海藻などの摂取の機会が少なく不足を生じることがある．ヨウ素不足によるおもな甲状腺の異常は，**甲状腺腫**と**甲状腺機能低下症**である．ヨウ素不足により十分に甲状腺ホルモンが産生できないと，甲状腺は代償的に肥大し甲状腺腫を生じる．欧州などでは，以前は山岳地域を中心に患者が多かったこと

6・5 内分泌系に作用する食品成分　　99

から**地方性甲状腺腫**とよばれていた．現在では飲料水にヨウ素を加えるなどの対策により発症は激減しているが，アフリカやヨーロッパの一部の地域ではヨウ素欠乏者の比率はいまだ少なくない[43]．また妊娠時，特に妊娠後期は胎児の甲状腺での甲状腺ホルモン産生などにより，非妊娠時より多くのヨウ素を必要とする．妊娠中に十分なヨウ素が供給されないと，胎児の甲状腺ホルモン産生・分泌が不十分となり，**先天性甲状腺機能低下症**による発育障害や精神発達遅延を生じる．

iii）**ヨウ素過剰摂取と甲状腺ホルモン**: ヨウ素不足が甲状腺ホルモン産生の低下を起こす一方で，ヨウ素の過剰摂取もまた甲状腺ホルモン産生を抑制することが知られている*．そのメカニズムは不明の部分も多いが，過剰のヨウ素が甲状腺濾胞内でのヨウ素の取込みやホルモン合成の複数のステップを抑制することが明らかとなりつつある[44]．このため多くの海藻を摂取し続けるなどヨウ素を過剰に摂ると，**甲状腺機能低下症**となることがある．"日本人の食事摂取基準（2020 年版）"ではヨウ素の耐容上限量を定めており 3.0 mg/日を成人男女共通の上限量としている．

> * この現象は発見者の名前をとって，ウォルフ-チャイコフ効果（Wolff-Chaikoff effect）とよばれる．

iv）**甲状腺疾患をもつ患者とヨウ素摂取**: バセドウ病や橋本病などの甲状腺疾患をもつ患者では，ヨウ素の過剰摂取や不足により病気が悪化・再発したり薬が効きにくくなるという意見があるが，事実であるかどうかについては一定の見解がない．ヨウ素の多い食事を極端に過剰摂取することなどがなければ，通常の食事に含まれるヨウ素量の多少については，それほど気にする必要はないとされている．

なお甲状腺からはチロキシン，トリヨードチロニンのほかに，**カルシトニン**も分泌される．カルシトニンはカルシウム代謝に関与する．

> **カルシトニン**: おもに甲状腺の傍濾胞細胞より分泌される．骨に対する副甲状腺ホルモンの作用（§6・5・3 参照）に拮抗し，血中カルシウム濃度を低下させる働きがある．カルシトニンは甲状腺から分泌されるが，甲状腺ホルモンとはよばれない．

6・5・3　副甲状腺ホルモンにかかわる食品成分

副甲状腺からは血中カルシウム濃度を制御する**副甲状腺ホルモン（PTH）**が分泌される．PTH は 84 個のアミノ酸から構成されるペプチドホルモンである．副甲状腺細胞にはカルシウムイオンを感知する受容体が存在し，PTH 分泌は血清カルシウムイオン濃度の低下によって促進され，上昇により抑制される．PTH はおもに骨と腎臓に作用する（表 6・8）．また後述するようにビタミン D の活性化を促進することにより，腸管からのカルシウム吸収を増やす．

> **PTH**: parathyroid hormone

表 6・8　臓器別の副甲状腺ホルモンのおもな作用

臓　器	おもな作用
骨	破骨細胞の形成促進と活性化による骨吸収の促進 骨芽細胞活性化による骨形成促進†
腎	遠位尿細管におけるカルシウム再吸収促進 近位尿細管におけるビタミン D 活性化とリン再吸収抑制
小 腸	直接は作用しない （ビタミン D 活性化を介してカルシウム吸収を促進）

† 研究レベルで確認されている．

a. カルシウムと副甲状腺ホルモン　　成人の体内には約 1 kg の**カルシウム**が存在しており，そのうち 99% が骨に，残り 1% のほとんどは細胞内に存在し，血液中に存在するカルシウムは全体の約 0.1%（約 1 g）にすぎない．骨と血液，細胞内と血液との間でカルシウムは動的な平衡関係が保たれている．PTH はこれらの臓器と血液との間のカルシウムの出入りを調節することにより血清カルシウム濃度を一定に維持する役割を果たしている．

PTH の調節機構により，食事で摂取するカルシウムが不足しても，容易に低カルシウム血症とはならない．逆に多量のカルシウムをとっても，PTH の働きによって腎臓での排泄上昇や小腸での吸収抑制が起こるため，すぐに骨量が増加するわけではない．実際に成人では，カルシウムの摂取量を増やしても骨量は増加しないとする研究結果も多い[45]．しかしながら長期にカルシウムの摂取が不足すると PTH の分泌が持続的に促進され，骨吸収が高まることにより骨量が減少し，結果として骨粗鬆症を生じる．また，高齢者においては加齢により骨形成よりも骨吸収が高まっているため，十分なカルシウムを摂取してカルシウム不足による PTH の作用亢進を回避することは，骨粗鬆症の進行を軽減するためにも有用である（§13・1 参照）．

b. ビタミン D と副甲状腺ホルモン　　ビタミン D には**コレカルシフェロール**（魚介類や卵などに多く含まれる）と**エルゴカルシフェロール**（おもにきのこ類などに含まれる）がある．食事からの摂取だけでなく，コレカルシフェロールはヒトの皮膚において紫外線によりコレステロールからも合成される．ビタミン D は肝臓で水酸化を受け 25-ヒドロキシビタミン D となり，さらに腎臓で水酸化を受け 1α, 25-ジヒドロキシビタミン D（**活性型ビタミン D**）となる．活性型ビタミン D は小腸での輸送を活性化することで食事由来のカルシウムの吸収を増やすとともに，ナトリウム・リン酸共輸送体の発現を増強し，腸でのリンの吸収を増やす．

PTH には腎臓でのビタミン D 活性化を調節する働きがある．多量のカルシウムを摂取しても PTH の作用によりビタミン D の活性化抑制が起こり，体内に吸収されるカルシウムは一定に抑えられる．ところが活性型のビタミン D 製剤を摂取すると，PTH の作用に影響を受けず，小腸でのカルシウム吸収を増加させることが可能となる．このため活性型ビタミン D とカルシウムの併用療法は**骨粗鬆症**の治療などに用いられる一方で，血中カルシウムの過度の上昇により**異所性石灰化**などの副作用が生じることがある．

"日本人の食事摂取基準（2020 年版）"では 1 日のビタミン D の摂取の目安量を，18 歳以上で 8.5 µg としている．また 1 日 100 µg を耐容上限量としている．

異所性石灰化: 骨以外の部分にカルシウムが沈着すること.

6・5・4　副腎ホルモンにかかわる食品成分

a. 副腎皮質ホルモン　　副腎皮質は 3 層に分けられ，外側の球状層からは**ミネラルコルチコイド**（アルドステロンなど），中央の束状層からは**グルココルチコイド**（コルチゾールなど），内側の網状層からは性ホルモン（アンドロゲンなど）が分泌される．これらのホルモンは**コレステロール**を前駆体として生成さ

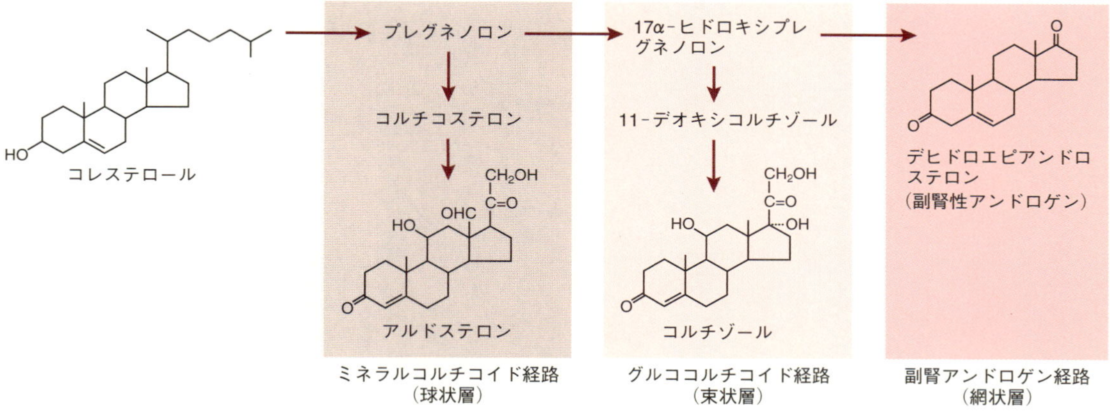

6・5 内分泌系に作用する食品成分　　101

図 6・20　副腎皮質におけるステロイドホルモンの生合成

れ，**ステロイドホルモン**と総称される（図6・20）．なお副腎皮質から分泌される性ホルモンの量は性腺から分泌される量に比べて少なく，また活性も低いため，生理的な作用は少ない．

　ⅰ）**コルチゾールと栄養代謝**：コルチゾールは生命維持に不可欠なホルモンであり，血圧や血糖の維持，免疫調節，ストレス防御などさまざまな役割を担う．コルチゾールの1日当たりの産生量は通常時では体表面積（m²）当たり5～10 mg程度であり，わずか10～20 mg程度のコルチゾールが生命活動を維持していることになる*．コルチゾールは朝に多く分泌され，その分泌は下垂体から分泌される副腎皮質刺激ホルモン（ACTH）によって制御されている．特定の食品因子によってその分泌が影響を受けることはほとんどないが，糖質・脂質代謝やタンパク質代謝などに関与し，食事や栄養との関連は深い．

　コルチゾールの糖代謝に対するおもな作用は，**血糖上昇作用**である．低血糖やストレス時において，各器官に働きかけて血糖を上昇させる．肝臓では糖新生亢進に働き，骨格筋ではタンパク質を分解して糖新生の材料を供給する．また脂肪細胞では，インスリン作用に拮抗してグルコースの取込みを抑制する．その結果，脂肪分解が促進される．

　コルチゾールの**脂質代謝**に対する作用は，少々複雑である．コルチゾールは肝臓においてトリグリセリドの合成酵素である長鎖アシルCoA合成酵素（Acsl），グルセロール-3-リン酸 O-アシルトランスフェラーゼ（Gpat），ホスファチジン酸ホスファターゼ（PAP），ジアシルグリセロール O-アシルトランスフェラーゼ（Dgat）などの活性を亢進するためVLDL産生が増加する．また脂肪酸合成にかかわるアセチルCoAカルボキシラーゼ（Acc）や脂肪酸合成酵素（Fas）の活性を亢進し，脂肪酸合成を増加させる（図6・21）．一方，脂肪組織では通常コルチゾールは，前述のように脂肪分解に働く．しかしながら，コルチゾールの慢性過剰のあるクッシング症候群や長期のステロイド製剤の使用では，肥満，すなわち脂肪の蓄積が起こることが知られている．脂肪組織におけるこのような二面性作用のメカニズムについてはいまだ不明の部分も多いが，コルチゾールがイ

* コルチゾールはストレス時には生体における必要量が増大する．このため，ショック状態のような緊急ストレス時などさまざまな疾患の治療にコルチゾールを含むステロイドホルモン製剤が使用される．しかしながら，長期に使用すると副腎でのステロイド産生が抑制されることが知られており，使用には留意が必要である．内服を中止する際にはいきなり中止するのではなく，体調をみながら少しずつ減らす必要がある．

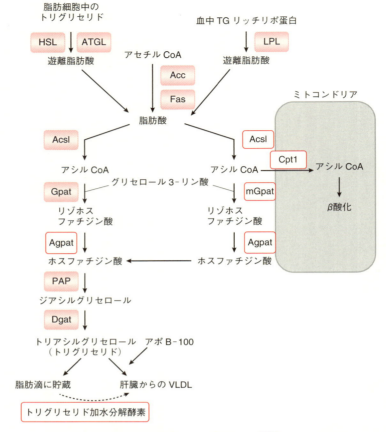

図 6・21　コルチゾールが肝臓の脂質代謝に与える影響　　で示した酵素はコルチゾールにより活性が亢進する．Acc: アセチル CoA カルボキシラーゼ，Acsl: 長鎖アシル CoA 合成酵素，Agpat: 1-アシルグリセロール-3-リン酸 O-アシルトランスフェラーゼ，ATGL: 脂肪細胞トリアシルグリセロールリパーゼ，Cpt1: カルニチンパルミトイルトランスフェラーゼ，Dgat: ジアシルグリセロール O-アシルトランスフェラーゼ，Fas: 脂肪酸合成酵素，Gpat: グルセロール-3-リン酸 O-アシルトランスフェラーゼ，HSL: ホルモン感受性リパーゼ，LPL: リポ蛋白リパーゼ，mGpat: ミトコンドリアグリセロールリン酸アシルトランスフェラーゼ，PAP: ホスファチジン酸ホスファターゼ［D.P. Macfarlane, *et al.*, *J. Endocri.*, **197**, 189-204(2008) より］

ンスリンの脂質合成作用を増強することや，脂肪細胞の分化を促進することなどとの関連が明らかとなりつつある[46]．

ⅱ) **アルドステロンと食塩・カリウム**：アルドステロンのおもな作用は血圧の維持である．アルドステロンは腎尿細管に働き，ナトリウムの再吸収およびカリウムの排泄を促進させることで，体液量や血圧を維持する．アルドステロンの分泌はおもに**レニン-アンギオテンシン系**や血中の電解質（特にカリウム）によって制御される．体内の血流が低下すると，腎糸球体内圧や糸球体沪過量が減少し，その結果，腎の傍糸球体装置が**レニン**を分泌する．レニンは循環血中で肝臓で合成されたアンギオテンシノーゲンをアンギオテンシン I に転換し，さらにアンギオテンシン I はアンギオテンシン変換酵素（ACE）によって**アンギオテンシン II** に転換される．アンギオテンシン II は強い血管収縮作用とともに，副腎から

のアルドステロン分泌を促進させることにより，相乗的に血圧を上昇させる（§8・3・4，図8・6参照）．

アルドステロン分泌に直接かかわる食品因子としては，**食塩（ナトリウム Na, クロール Cl）やカリウム（K）**などの電解質がある．食塩を過剰に摂取するとアルドステロンの分泌は低下する．これは腎臓でのナトリウムの再吸収が増加し，その結果，体液量が増加してレニン-アンギオテンシン系が抑制されるためである．一方，カリウムの摂取により血中のカリウムが過剰となると，アルドステロンの産生が亢進する．分泌されたアルドステロンは腎でのカリウム排泄を促進し，血中カリウム濃度を一定に保つ役割を果たす．

なお，塩分摂取により容易に血圧が上がるいわゆる**食塩感受性高血圧**の患者においては，食塩摂取によるアルドステロンの抑制が十分に起こらないことが多く，これが病因の一つとして考えられている（§5・4参照）．

b. 副腎髄質ホルモン　　副腎髄質は交感神経と同じ起源の細胞（**クロム親和性細胞**）からなり，**カテコールアミン（アドレナリン，ノルアドレナリン，ドーパミン）**を産生する．カテコールアミンは**チロシン**を前駆体として生成される（図6・22）．副腎髄質からは，交感神経の刺激によりおもにアドレナリンが分泌され，血管収縮による強い血圧上昇のほか，心拍出の増加，気管支拡張などをもたらす．その分泌はおもに交感神経により制御されており，特定の食品因子によってその分泌が影響を受けることはほとんどない．平常時におけるアドレナリンの血中濃度は 0.10 ng/mL 以下ときわめて微量であるが，ストレスなどの外的刺激によりその濃度は劇的に上昇する．

またアドレナリンは，肝臓や骨格筋でのグリコーゲン分解や，肝臓での糖新生を亢進させ，血糖を上昇させる働きをもつ．

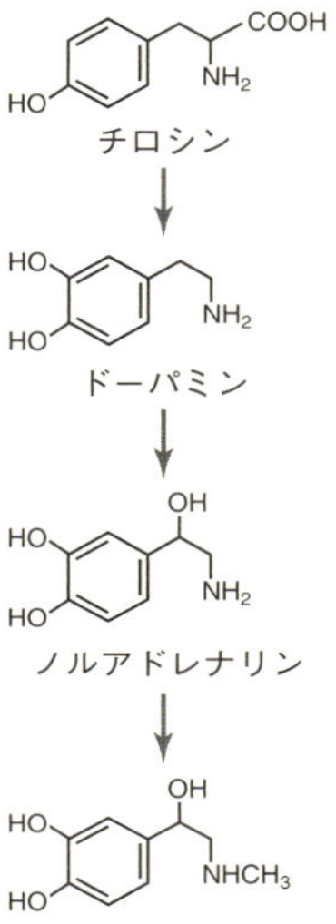

図 6・22　チロシンとカテコールアミンの構造

6・5・5　卵巣ホルモンにかかわる食品成分

卵巣では**卵胞ホルモン（エストロゲン）**と**黄体ホルモン（プロゲステロン）**が生成される．ともにコレステロールより生成される**ステロイドホルモン**である．これらのホルモンは女性において，二次性徴の発現や，排卵，受精卵の成熟・着床といった生殖機能に重要な役割を果たすだけでなく，骨代謝や血管機能においても重要な役割を果たしている．さらにエストロゲンは脂質代謝にも強い影響を及ぼすことが知られている．

表 6・9　エストロゲン製剤の経口投与による脂質代謝の変化[a]

総 TG 濃度および VLDL-TG 濃度	↑↑
VLDL-TG の産生	↑↑
VLDL のアポ蛋白 B-100 の産生	↑↑
HDL-C 濃度	↑↑
HDL のアポ蛋白 A-I の産生	↑↑
LDL-C 濃度	↓↓
LDL のアポ蛋白 B-100 の産生	↑↑
LDL のアポ蛋白 B-100 の除去	↑↑

a) X. Wang, *et al.*, *J. Clin. Endorinol. Metab*, **96** (4), 885-93 (2011) より改変.

ⅰ）**エストロゲンと脂質代謝**：閉経後の女性では，血中 LDL-コレステロール（LDL-C）が増加し，HDL-コレステロール（HDL-C）が減少する．また女性では，更年期以降に動脈硬化性疾患の発症が増加することが知られており，このような脂質プロファイルの変化が一因となっていると考えられている．閉経後にこのような変化が起こる原因として，エストロゲンの欠乏があげられる．エストロゲンが脂質代謝に及ぼす影響は多岐にわたる（表6・9）．コレステロール代謝に関しては，エストロゲンが肝臓の LDL 受容体の発現を増加させ，血中のLDL-C の肝内取込みを亢進させる結果，血中 LDL-C が低下することや，HDLの主要なアポ蛋白であるアポ A-I の合成を促進し，HDL を増加させることなどが報告されている．

ⅱ）**食品に含まれるエストロゲン様物質**：自然界にはエストロゲン様作用を示す成分を含む植物が多数存在することが知られる．これらは**植物エストロゲン**とよばれ，日常の食生活において広く摂取されている．植物エストロゲンの多くはフェノール環をもち，エストロゲンと構造的に類似するためにエストロゲン受容体と結合し，生体内においてエストロゲン作用を発揮する．イソフラボン類，フラボン類，フラバノン類などの種類があるが，なかでもイソフラボンについては更年期障害や骨粗鬆症への予防作用や安全な摂取目安量などについてもよく研究が行われている（§17・2参照）．

6・5・6　膵ホルモンおよび消化管ホルモンにかかわる食品成分

膵臓は外分泌機能と内分泌機能を兼ね備える．内分泌機能をつかさどるのは**膵島（ランゲルハンス島）**である．膵島は α 細胞，β 細胞，δ 細胞から構成され，それぞれ**グルカゴン，インスリン，ソマトスタチン**を分泌している．なかでもインスリンは生体内において血糖を低下させる唯一のホルモンであり，血糖調節に重要な役割を果たしている．インスリンの分泌低下や作用の異常は，糖尿病の直接的な原因となる．このインスリン分泌に直接かかわるホルモンとして**インクレチン**が存在する．インクレチンは消化管より分泌されるホルモンであり，膵島の β 細胞を刺激して血糖値依存的にインスリン分泌を促進する．インクレチンには**グルコース依存性インスリン分泌刺激ポリペプチド（GIP）**と**グルカゴン様ペプチド-1（GLP-1）**の2種類があり，GIP は十二指腸内の K 細胞から，GLP-1は下部消化管（回腸，大腸）に存在する L 細胞から分泌される．

GIP: glucose-dependent insulinotropic polypeptide

GLP-1: glucagon-like peptide-1

ⅰ）**グルコースとインスリン分泌**：グルコースは生体の主要なエネルギー供給源であるが，グルコースがエネルギー供給源としてではなく直接的なホルモン分泌惹起物質として利用される点が，膵 β 細胞の大きな特徴である．インスリン分泌を刺激する食品因子として，グルコースのほかにもマンノースやアミノ酸の一種であるロイシンなどが報告されている．

グルコースがインスリン分泌を刺激するメカニズムについては多数の研究がなされ，詳細が明らかにされている（図6・23）．食事により血糖値が上昇すると，グルコースは膵 β 細胞膜上に存在する**グルコース輸送体（GLUT2）**によって細

胞内へと取込まれ，解糖系などにより代謝され ATP を生じる．細胞内 ATP の上昇により，細胞膜上にある **ATP 感受性 K⁺ チャネル**が閉鎖する．それにより細胞膜の脱分極が生じて Ca^{2+} が細胞内へ流入し，インスリン顆粒が小胞輸送によって細胞膜へと輸送され，細胞膜と融合してインスリンの開口放出が生じる．

ⅱ）**食事とインクレチン分泌**： インクレチンは膵 β 細胞にある**インクレチン受容体**に結合し，グルコース非依存的にインスリン分泌を促進する（図 6・23）．インクレチンの特徴は食後にのみ分泌が認められることであり，食後数分〜15 分程度で血中濃度が上昇する．このことからインクレチンは食事中に含まれる栄養素に応答して，消化管内分泌細胞から分泌されると考えられている．しかし直接の分泌因子については，はっきりとはわかっていない．L 細胞の存在する下部消化管まで食後 15 分以内に栄養素が到達することは考えにくく，GLP-1 の分泌に関しては栄養素が直接制御するのではなく，K 細胞から分泌された GIP や迷走神経の働きなどを介して，間接的に分泌が惹起されるという可能性も示唆されている．

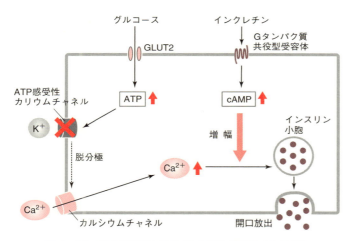

図 6・23 膵 β 細胞におけるインスリン分泌のメカニズム

成長ホルモンと食品成分

成長ホルモンは下垂体前葉から分泌されるホルモン[*]で，特に小児において，骨や筋肉の発達を促し，体の成長に重要な役割を果たす．また成人においても，骨や筋肉の維持や代謝バランスの調節などにかかわることが知られている．

成長ホルモンは小児期から思春期にかけて最も多く分泌され，年齢とともに低下し，その分泌が特定の食品因子によって影響を受けることはほとんどない．食品成分を含むサプリメントのなかには，成長ホルモンの分泌を促し身長を伸ばす効果があると謳っているものがあるが，その効果は証明されていない．たとえば，アミノ酸の一種であるアルギニンは成長ホルモンの分泌刺激試験などに用いられ，点滴で大量に投与されることがあるが，サプリメントとして摂取するアルギニンの含量では，血中アルギニン濃度はわずかな上昇に留まると考えられ，アルギニンサプリメントが成長ホルモンの分泌を促進するとは考えられない．

[*] 下垂体ホルモンにはほかに，前葉から分泌される副腎皮質刺激ホルモン，甲状腺刺激ホルモン，性腺刺激ホルモン，プロラクチンなどや，後葉から分泌される抗利尿ホルモン，オキシトシンなどがある．

参考文献

1) N. Suzuki-Sugihara, *et al.*, 'Green tea catechins prevent low-density lipoprotein oxidation via their accumulation in low-density lipoprotein particles in humans', *Nutr. Res.*, **36**, 16-23 (2016).

2) Y.J. Liu, *et al.*, 'Dietary flavonoids intake and risk of type 2 diabetes: a meta-analysis of prospective cohort studies', *Clin. Nutr.* **33**(1), 59-63 (2014).

3) D. Różańska, B. Regulska-Ilow, 'The significance of anthocyanins in the prevention and treatment of type 2 diabetes', *Adv. Clin. Exp. Med.*, **27**(1), 135-142 (2018).

4) N.M. Wedick, *et al.*, 'Dietary flavonoid intakes and risk of type 2 diabetes in US men and women', *Am. J. Clin. Nutr.*, **95**(4), 925-933 (2012).

5) G. Grosso, *et al.*, 'Dietary polyphenol intake and risk of type 2 diabetes in the Polish arm of the Health, Alcohol and Psychosocial factors in Eastern Europe (HAPIEE) study', *Br. J. Nutr.*, **118**(1), 60-68 (2017).

6) Y. Zhou, *et al.*, 'Dietary intake of flavonoid subclasses and risk of type 2 diabetes in prospective cohort studies: A dose-response meta-analysis', *Clin. Nutr.*, **37**(6), 2294-2298 (2018).

7) M. Kato, *et al.*; JPHC Study Group, 'Psychological factors, coffee and risk of diabetes mellitus among middle-aged Japanese: a population-based prospective study in the JPHC study cohort', *Endocr. J.*, **56**(3), 459-68 (2009).

8) Y. Itoh, *et al.*, 'Free fatty acids regulate insulin secretion from pancreatic beta cells through GPR40', *Nature*, **422**(6928), 173-176 (2003).

9) M. Morishita, *et al.*, 'Usefulness of colon targeted DHA and EPA as novel diabetes medications that promote intrinsic GLP-1 secretion', *J. Control. Release*, **132**(2), 99-104 (2008).

10) D.Y. Oh, *et al.*, 'GPR120 is an omega-3 fatty acid receptor mediating potent anti-inflammatory and insulin-sensitizing effects', *Cell*, **142**(5), 687-698 (2010).

11) M. Iwasaki, *et al.*, 'Predicting efficacy of dipeptidyl peptidase-4 inhibitors in patients with type 2 diabetes: Association of glycated hemoglobin reduction with serum eicosapentaenoic acid and docosahexaenoic acid levels', *J. Diabetes. Investig.*, **3**(5), 464-467 (2012).

12) A. Wallin, *et al.*, 'Fish consumption, dietary long-chain $n-3$ fatty acids, and risk of type 2 diabetes: systematic review and meta-analysis of prospective studies', *Diabetes. Care*, **35**(4), 918-929 (2012).

13) A. Rusca, *et al.*, 'Relative bioavailability and pharmacokinetics of two oral formulations of docosahexaenoic acid/eicosapentaenoic acid after multiple-dose administration in healthy volunteers', *Eur. J. Clin. Pharmacol.*, **65**, 503-510 (2009).

14) F. Qian, *et al.*, 'Metabolic effects of monounsaturated fatty acid-enriched diets compared with carbohydrate or polyunsaturated fatty acid-enriched diets in patients with type 2 diabetes: a systematic review and meta-analysis of randomized controlled trials', *Diabetes. Care*, **39**(8), 1448-1457 (2016).

15) L. Schwingshackl, *et al.*, 'Effects of monounsaturated fatty acids on glycaemic control in patients with abnormal glucose metabolism: a systematic review and meta-analysis', *Ann. Nutr. Metab*, **58**(4), 290-296 (2011).

16) Z.M. Liu, *et al.*, 'Effects of soy intake on glycemic control: a meta-analysis of randomized controlled trials', *Am. J. Clin. Nutr.*, **93**(5), 1092-1101 (2011).

17) C. Kyrø, *et al.*, 'Higher whole-grain intake is associated with lower risk of type 2 diabetes among middle-aged men and women: the Danish diet, cancer, and health cohort', *J. Nutr.*, **148**(9), 1434-1444 (2018).

18) G. D. Eslick, *et al.*, 'Benefits of fish oil supplementation in hyperlipidemia: A systematic review and meta-analysis', *Int. J. Cardiol.*, **136**, 4-16 (2009).

19) Y. Kishimoto, *et al.,* 'Potential anti-atherosclerotic properties of astaxanthin', *Mar. Drugs*, **14**, pii, E35 (2016).

20) E. S. Eshak, *et al.*; JACC Study Group, 'Dietary fiber intake is associated with reduced risk of mortality from cardiovascular disease among Japanese men and women', *J. Nutr.,* **140**, 1445-53 (2010).

21) D. M. Hegsted, 'Serum cholesterol response to dietary cholesterol: a re-evaluation', *Am. J. Clin. Nutr.*, **44**, 299-305 (1986).

22) S. Berger, *et al.,* 'Dietary cholesterol and cardiovascular disease: a systematic review and meta-analysis', *Am. J. Clin. Nutr.*, **102**, 276-94 (2015).

23) R. P. Mensink, *et al.,* 'Effects of dietary fatty acids and carbohydrates on the ratio of serum total HDL cholesterol and on serum lipids and apolipoproteins: a meta-analysis of 60 controlled trials', *Am. J. Clin. Nutr.* **77**, 1146-55 (2003).

24) A. Mente, *et al.*; Prospective Urban Rural Epidemiology (PURE) study investigators, 'Association of dietary nutrients with blood lipids and blood pressure in 18 countries: a cross-sectional analysis from the PURE study', *Lancet Diabetes Endocrinol.*, **5**(10), 774-787 (2017).

25) L. Hooper, *et al.,* 'Reduction in saturated fat intake for cardiovascular disease', Cochrane Database Syst. Rev., **6**: CD011737 (2015).

26) D. J. Jenkins, *et al.,* 'Soy protein reduces serum cholesterol by both intrinsic and food displacement mechanisms', *J. Nutr.,* **140**, 2302S-2311S (2010).

27) N. Mohammadifard, *et al.,* 'Inverse association of legume consumption and dyslipidemia: Isfahan Healthy Heart Program', *J. Clin. Lipidol.*, **8**(6), 584-93 (2014).

28) J. Zhang, *et al.,* 'Effects and mechanisms of fruits and vegetable juices on cardiovascular disease', *Int. J. Mol. Sci.*, **18**(3), 555 (2017).

29) N. Okuda, *et al.,* 'Fruit and vegetable intake and mortality from cardiovascular disease in Japan: a 24-year follow-up of the NIPPON DATA 80 Study', *Eur. J. Clin. Nutr.*, **69**(4): 482-8 (2015).

30) A. Pillio, *et al.,* 'Omega-3 polyunsaturated fatty acids in the treatment of hypertriglyceridemia', *Int. J. Cardiol.*, **170**(2 suppl 1), S16-20 (2013).

31) Y. Fukino, *et al.*, 'Randomized controlled trial for an effect of green tea-extract powder supplementation on glucose abnormalities', *European journal of clinical nutrition*, **62** (8), 953-60 (2008).

32) S. Snitker, *et al.,* 'Effects of novel capsinoid treatment on fatness and energy metabolism in humans: possible pharmacogenetic implications', *Am. J. Clin. Nutr.,* **89**, 45-50 (2009).

33) M. Kim, *et al.*, 'Fish oil intake induces UCP1 upregulation in brown and white adipose tissue via the sympathetic nervous system', *Scientific reports.* **5**, 18013 (2015).

34) M. Okla, *et al.*, 'Dietary factors promoting brown and beige fat development and thermogenesis', *Advances in Nutrition*, **8**(3), 473-83 (2017).

35) N. Bender, *et al.*, 'Fish or *n*-3 PUFA intake and body composition: a systematic review and meta-analysis', *Obesity reviews : an official journal of the International Association for the Study of Obesity*, **15**(8), 657-65 (2014).

36) K. Ohyama, *et al.*, 'A Synergistic antiobesity effect by a combination of capsinoids and cold temperature through promoting Beige adipocyte biogenesis', *Diabetes*, **65**(5), 1410-23 (2016).

37) H. Masuzaki, *et al.*, 'Brown rice-specific gamma-oryzanol as a promising prophylactic avenue to protect against diabetes mellitus and obesity disease in humans', *Journal of diabetes investigation* (2018).

38) M. Bae, *et al.*, 'Food components with antifibrotic activity and implications in prevention of liver disease', *The Journal of nutritional biochemistry*, **55**, 1-11 (2018).

39) X. Gao, *et al.*, 'Vitamin C intake and serum uric acid concentration in men', *J.*

Rheumatol., **35**, 1853-8 (2008).

40) H.K. Choi, *et al.,* 'Vitamin C intake and the risk of gout in men: a prospective study', *Arch. Intern. Med.*, **9**(169), 502-7 (2009).

41) H.Y. Huang, *et al.,* 'The effects of vitamin C supplementation on serum concentrations of uric acid: results of a randomized controlled trial', *Arthritis. Rheum.*, **52**, 1843-7 (2005).

42) L.K. Stamp, *et al.,* 'Clinically insignificant effect of supplemental vitamin C on serum urate in patients with gout: a pilot randomized controlled trial', *Arthritis. Rheum.*, **65**, 1636-42 (2013).

43) M. Andersson, *et al.,* 'Global iodine status in 2011 and trends over the past decade', *J. Nutr.*, **142**(4), 744-50 (2012).

44) A.M. Leung, *et al.,* 'Consequences of excess iodine', *Nat. Rev. Endocrinol.*, **10**(3), 136-42(2014).

45) I.R. Reid, *et al.,* 'Calcium supplements: benefits and risks', *J. Intern. Med.*, **278**(4), 354-68(2015).

46) M.J. Lee, *et al.,* 'Deconstructing the roles of glucocorticoids in adipose tissue biology and the development of central obesity', *Biochim. Biophys. Acta.*, **1842**(3), 473-81 (2014).

7 消化器系に作用する食品成分

7・1 消化器のもつ機能

消化器が果たす代表的な役割の一つは食物の消化と吸収（第2章参照）であるが，消化器にはそれ以外にも多くの重要な機能がある（図7・1）．本節では，口腔から大腸までの消化管（肝臓や膵臓などの消化系関連器官は除く）がもつ，消化吸収以外の機能を中心に述べる．

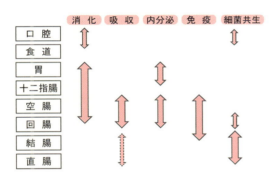

図 7・1 消化管各部位の代表的な機能

7・1・1 口腔と歯の機能

消化管の開始点である**口腔**には，食物の物理的破砕を行う**歯**，それを支える**歯茎**，**唾液**の分泌腺がある．唾液の機能は，アミラーゼのような酵素を介した消化作用だけでなく，口腔内の乾燥（ドライマウス）予防作用，清浄作用，潤滑作用，咀嚼や嚥下の補助作用，リゾチームなどを介した感染防御作用，むし歯の予防作用，重炭酸イオンによる歯の脱灰の抑制作用など多彩である．口腔内には菌が常在しており，それらが歯や歯茎の健康に影響を及ぼすことも近年明らかになってきている．*Streptococcus mutans* のようなむし歯菌，*Porphyromonas gingivalis* のような歯周病菌が多くなると口腔内環境が悪化し，むし歯や歯周病だけでなく，さまざまな疾病のリスクが高まると考えられている．

7・1・2 胃の機能

胃腺から分泌される**胃液**の主成分である塩酸は，胃内環境を酸性にし，侵入する有害微生物などを死滅させる．胃の壁細胞や副細胞から分泌される**ムチン**は胃の内部表層を覆う粘液層を形成し，強力な酸や消化酵素から胃自身の細胞を保護

している．胃の幽門前庭部の G 細胞からは消化管ホルモンの一つである**ガスト**
リンが分泌される．ガストリンは胃におけるペプシノーゲンや胃酸の分泌を促進
する．また下垂体からの成長ホルモンの分泌を促進したり，視床下部に働いて食
欲を抑制させるといった機能をもつホルモンである**グレリン**も胃で生産される．

7・1・3 小腸の情報伝達機能（内分泌系）

　胃がホルモンを分泌して他の器官に働きかけるのと同様に，小腸も活発な情報
伝達の場である．小腸の上皮細胞層に存在する受容内分泌細胞は，管腔内に進入
してきた成分（たとえば栄養素）の存在を感知してその情報を体内に伝える*．
たとえば，食事を摂ると，十二指腸や空腸に存在する K 細胞がグルコース依存
性インスリン分泌刺激ポリペプチド（GIP）を，また回腸や大腸に存在する L 細
胞がグルカゴン様ペプチド-1（GLP-1）を分泌する．この二つのホルモン（併
せて**インクレチン**とよばれる）は血液を介して膵臓に作用し，インスリンの分泌
を促進する．また同時に，脳に働きかけて満腹感を与え，胃にも働きかけて蠕動
運動を抑制する．このように腸管はホルモンを介して，他の消化器官あるいは脳
のような他の組織と情報を交換しており，消化管ホルモンは**脳腸ホルモン**とよば
れることもある．

> *　腸管粘膜固有層に存在する神経細胞は情報を受取り，腸管細胞と連携して活動する．"腸は第 2 の脳である"という表現がしばしば使われるが，これはあながち誇張とはいえない．脳からの指令なしに，腸管が独自に働いたり，他の細胞や器官に働きかけたりしているケースは少なくない．

7・1・4 小腸〜大腸のバリア機能

　腸管の重要な役割として**バリア機能**がある．消化管内にある多様な外来異物
（毒性物質や有害微生物など）が体内に侵入しないようにするのが腸管バリア機
能である．一口にバリアといっても，腸管に存在するバリアは多様である（表
7・1）．

　a. 物理的バリア　　密着結合のような接着装置によって維持されている上
皮細胞層，および腸管上皮に存在する杯細胞（ゴブレット細胞）から分泌される

表 7・1　腸管バリアの構成要素

バリアの種類	おもな構成要素	おもな機能
物理的バリア		
上皮細胞層	上皮細胞，密着結合	微生物，高分子物質の透過抑制
粘液層	ムチン（MUC）	病原菌との相互作用，侵入阻止
化学的バリア		
解毒酵素系	シトクロム P450（CYP） グルクロン酸抱合化酵素（UGT）	化学物質の酸化による弱毒化 化学物質の抱合化による弱毒化
異物排出系	P 糖タンパク質（MDR1） 異物排出輸送体（MRP）	疎水性異物の細胞外排出 抱合化された物質の細胞外排出
生物学的バリア		
抗菌物質	リゾチーム，ディフェンシン	病原菌の処理
腸管免疫系（自然免疫）	マクロファージ，樹状細胞，リンパ球，顆粒球	病原菌の検知，貪食，殺菌
腸管免疫系（獲得免疫）	樹状細胞，リンパ球，抗体	病原菌の捕捉

粘液質（ムチン）の層は，物理的なバリアとして異物の侵入を防ぐ．

b. 化学的バリア　　異物性の高い疎水性化合物などの有害化学物質を酸化したり，抱合化（グルクロン酸化や硫酸化）したりしてその毒性を低下させる**解毒酵素系**が代表例である（図7・2）．抱合化された異物を体外に排出するための異物排出輸送体も解毒酵素系の一員と考えてよいだろう．

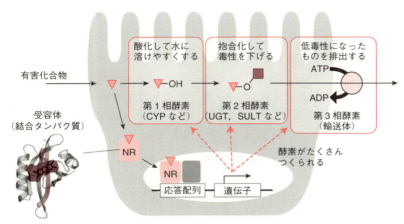

図7・2 解毒酵素系の活性化の仕組み　解毒酵素系は3段階からなる．第1相ではシトクロム P450（CYP）のような酸化酵素が異物を酸化する．ついで第2相ではUDP-グルクロン酸転移酵素（UGT）や硫酸抱合化酵素（SULT）などの酵素による抱合化が行われる．第3相としては，多剤耐性関連タンパク質（MRP）のような異物排出輸送体が，抱合化された異物を細胞外に排出する．細胞内には，侵入してきた異物を結合すると核内に移動し，第1相～第3相の代謝酵素や輸送体の発現を誘導する受容体（NR）のような転写因子が存在し，解毒酵素系の調節を行っている．

MRP: multidrug resistance-associated protein

c. 生物学的バリア　　腸管上皮の絨毛基部（クリプト）に存在するパネート細胞は，リゾチームやα-ディフェンシンのような抗菌タンパク質・ペプチドを分泌する．これらは病原菌などに対するバリア因子と考えてよいだろう．さら

表7・2 生物学的バリアを制御するおもな因子

制御因子	具体例	機能の例
パターン認識受容体（PPR）	Toll 様受容体（TLR1～10）	微生物・ウイルスを認識して転写因子を活性化し，サイトカインなどの産生を誘導
	NOD 様受容体（NLR）	細菌のペプチドグリカンを認識
	RIG 様受容体（RLR）	ウイルス RNA を認識
サイトカイン，増殖因子	インターフェロン（IFN），インターロイキン（IL）	免疫担当細胞の活性化 リンパ球（T 細胞，B 細胞など）の分化促進
	トランスフォーミング増殖因子（TGF）	白血球の遊走（ケモカイン）
腸内細菌叢	無害な常在菌，乳酸や短鎖脂肪酸を生成する乳酸菌	栄養素を競合することにより，病原菌の増殖を抑制 バクテリオシンを産生して病原微生物を攻撃 短鎖脂肪酸を産生して腸管バリアを強化

に，腸管上皮粘膜には特有の免疫系（腸管免疫系）があり，これも感染に対する強力なバリアとして機能している．なお，これらのバリア機能は，腸管を構成する各種細胞に発現するさまざまな受容体，細胞から分泌されるサイトカインなどの生理活性タンパク質，転写因子，さらには腸内細菌によって制御されている（表7・2）．

7・1・5 腸管免疫系

腸管免疫系は，病原菌などの感染に対する予防システムとして重要である*とともに，われわれが毎日摂取している食品成分に対して免疫系が過剰に応答しないようにする自己制御システムでもある．腸管免疫系が果たす役割の概要を図7・3に示す．

* 全末梢リンパ球の2/3，末梢T細胞の半数，抗体産生細胞の80％が腸管粘膜に存在するといわれている．"腸は最大の免疫器官である"という表現がしばしば使われるが，これは誇張とはいえない．

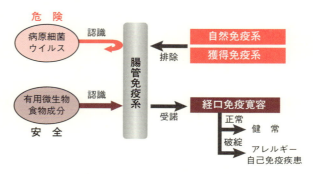

図 7・3　腸管免疫系のおもな役割

a. 自然免疫系による感染への対応　マクロファージや好中球による病原菌の貪食や，補体を介した病原菌の殺傷は，腸管における感染防御の重要なステップである．腸管上皮粘膜に存在する樹状細胞やマクロファージなどは，**Toll 様受容体（TLR）**とよばれる受容体を発現しており，細菌やウイルスの構成成分を認識する能力が高い（図7・4）．細菌表層成分，鞭毛成分，遺伝子などの菌体成分を認識すると，これらの細胞は活性化して貪食活性が上昇する．また，腸管上皮細胞はTLRを介して菌体成分を認識し，ケモカインを分泌して好中球などの粘膜組織への遊走を促す．このように腸管上皮には，侵入してきた病原菌に対する自然免疫系の防御機構が備わっている．

TLR: Toll-like receptor

b. 獲得免疫系による感染への対応　小腸の上皮層にはリンパ小節が集合している特殊な領域があり，**パイエル板**とよばれている．パイエル板は，ヒト小腸の場合200個程度あるといわれており，活発な免疫応答の作業が行われる．パイエル板の表面には**M 細胞**という絨毛のない上皮細胞があり，腸管管腔内に存在する微生物などを積極的に体内に運び込む役割を果たしているのが特徴である．運び込まれた病原微生物などは，パイエル板の内部で待ち受ける樹状細胞などに取込まれ，その情報が近くに待機しているT細胞に伝えられる（**抗原提示**という）．樹状細胞や活性化したT細胞はサイトカインなどを出してB細胞を刺激し，刺激されたB細胞はIgA型抗体を産生できる抗体産生細胞に分化する．腸管・

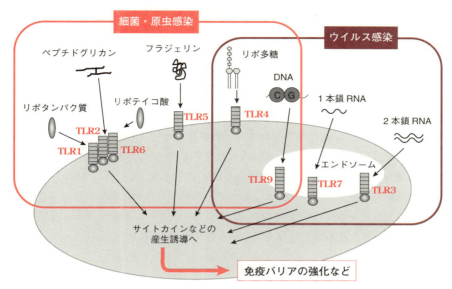

図7・4 Toll様受容体（TLR）の種類と標的 腸管上皮細胞の細胞膜表面に存在するTLR1〜2, 4〜6は細菌や原虫などの表層を形成しているリポタンパク質やペプチドグリカン，リポ多糖，鞭毛成分（フラジェリン）を認識する．一方，TLR3,7,9は細胞内の小胞内表面にあり，細菌やウイルスのDNAやRNAなどの核酸成分を認識する．菌体成分などが結合することによりTLRの下流にあるシグナル伝達系が活性化し，さまざまな免疫反応が誘導される．

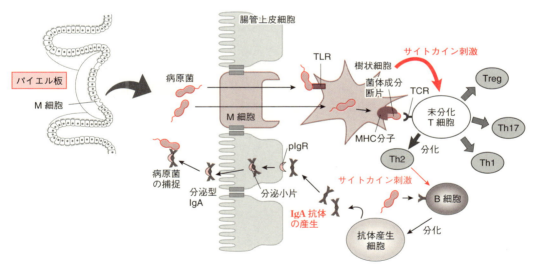

図7・5 腸管での病原菌の認識と免疫応答 TLR: Toll様受容体，TCR: T細胞受容体，Th: ヘルパーT細胞，Treg: 制御性T細胞

気管などの粘膜組織に移行したIgA産生細胞は，そこで抗体を産生する．産生されたIgA型抗体は，粘膜組織の上皮細胞（基底膜側）に発現している受容体（pIgR）に結合した後，上皮細胞内を横切って粘膜側（腸管であれば管腔側）に分泌型IgAの形で放出される．分泌型IgAは腸管や気道に侵入した病原微生物を捕捉し，それが体内に入らないようにする．この一連の流れを図7・5にまとめた．また，IgA抗体は腸内細菌の制御にもかかわることが知られている．

pIgR: polymeric immunoglobulin receptor

c. 経口免疫寛容を介した食品成分への応答　われわれが摂取している食物は，母乳を除けば，すべてがわれわれにとって"非自己"の物質である．したがって，われわれの身体は食物を異物として認識し，排除する方向に対応してもおかしくない．しかし，異物である食物の成分を摂取しなければ生きられないため，食物成分に対してはアレルギー反応などを起こさないような仕組みが備わっている．これが**経口免疫寛容**である．"上皮細胞層直下に存在する樹状細胞が，管腔内から侵入してきた抗原を取込み，その断片をT細胞に提示する"という流れは，抗原が病原微生物でも食物成分でも基本的に同じであるが，無害な食物抗原の場合には免疫反応に抑制的に働く制御性T細胞（Treg）が誘導され，腸管は食物抗原に対し寛容な状態になる．そのため，日常的に摂取している食物成分に対してはアレルギー症状を示すことがほとんどない．しかし，経口免疫寛容が適切に誘導されない場合には食物アレルギーが起こる[*1]．

Treg: regulatory T cell の略称.

*1　食物アレルギーについては§10・4を参照.

7・1・6　腸内細菌

ヒトの場合，十二指腸には内容物 1 g 当たり 10^3 CFU，空腸には 10^4 CFU 程度の少数の細菌が存在するだけだが，回腸になると $10^7 \sim 10^8$ CFU，大腸では $10^{11} \sim 10^{12}$ CFU の細菌が存在し，細菌叢の多様性も増大する．腸管全体では約 1000 種類，100 兆個の細菌が存在するといわれており，主要な細菌類は，好気的な大腸菌，腸球菌，連鎖球菌と，嫌気的な乳酸桿菌（特にラクトバチルス菌），ビフィズス菌，クロストリジウムなどである．腸管内での各細菌の生息部位には偏りがあり，いわゆる善玉菌のなかでも，乳酸桿菌は通性嫌気性菌なので酸素分圧が高い上部小腸に生息し，ビフィズス菌は偏性嫌気性菌なのでおもに下部小腸，特に大腸に多いという違いがある．腸内にはこのような多様な菌によって形成される**腸内細菌叢（腸内フローラ）**が存在し，そこで産生される乳酸や短鎖脂肪酸，ビタミン類，各種の生理活性物質が宿主（ヒト）の全身的な健康維持に重要な役割を果たしていることが明らかになりつつある（表7・3）．腸内細菌叢を構成する細菌類のプロフィールは，地域，個人，年齢などによって変化する[*2]．

CFU: colony-forming unit. 固体培地の上にまいて培養したときにできるコロニーの数. 増殖できる生細胞の数を示す単位に使われる.

*2　腸内細菌のメタゲノム解析が進み，各個人の腸内細菌叢に関する詳細な情報を得ることも難しくなってきた. 細菌叢と健康のかかわりについて，これから多くの情報が得られるものと期待される.

表 7・3　腸内細菌に期待される健康効果

健康効果	考えられる作用のメカニズム
肥満の予防	短鎖脂肪酸による受容体を介した脂肪細胞での脂質蓄積の抑制
糖尿病の予防	短鎖脂肪酸によるインスリンの分泌促進，筋肉細胞での糖代謝の活性化
高血圧の予防	血圧調節にかかわる血管壁の受容体に短鎖脂肪酸が作用
骨密度の改善	イソフラボンを活性の高いエクオールに変換
皮膚の健康増進	エクオールが皮膚線維芽細胞でのコラーゲン産生を促進
脳機能の改善・ストレス緩和	腸管の神経系を刺激，腸からの神経伝達物質の分泌促進
アレルギーの予防	制御性T細胞への分化を促進し，免疫寛容を誘導
感染症の予防	腸管内を酸性化し，有害菌の増殖を抑制

7・2 消化器系の機能にかかわる食品成分

　消化器は，摂取した食品成分あるいはその分解物が直接接触しうる臓器なので，§7・1で示したような各種機能のなかには，食品成分による影響を受けるものが少なからずあると考えられている．しかし現時点では，食品成分の作用に関して科学的な根拠があるものは限定的である．本節では消化器系の機能との関係において一定の科学的根拠が示されている食品成分（たとえば特定保健用食品*の機能性素材として用いられているものなど）を中心に紹介する．

* 特定保健用食品とは，その保健機能と安全性について科学的な根拠があると認められた食品群である．1991年に制度がつくられ，現在は消費者庁が管轄している．2022年時点では1000品目以上が許可されている．

7・2・1 口腔内環境を改善する食品成分

　a. 歯の健康を改善する食品成分　　むし歯予防のためのチューインガムは早くから特定保健用食品の許可を受け販売されてきた．用いられている**キシリトール**や**パラチノース**のような**糖アルコール**は，ショ糖などと違ってむし歯菌により資化されにくいため，口腔内で酸が生成されず，pH が低下しないので脱灰が起こりにくくなる．このような間接的な抗菌作用によって糖アルコールはむし歯を予防することが期待される．一方，**茶ポリフェノール**はむし歯菌の増殖抑制作用をもつ．またフノラン（フクロノリ抽出物），カゼインホスホペプチド（CPP），キシリトールなどは，歯のエナメル質がカルシウムやリン酸塩を取込むのを助け，歯の再石灰化を促進することが示されている．

　b. 歯茎の健康を改善する食品成分　　歯周病の進行を抑制し，歯茎の健康を増進することを目指す特定保健用食品も開発されている．たとえば，大豆イソフラボン 10 mg をカルシウム 500 mg とともに摂取すると，閉経を迎えた女性における歯槽骨（歯を支えている顎の骨）の骨量の減少を抑制できることが報告され，また同時に歯肉部での炎症反応が抑制されることを示唆する結果も得られている．また，ユーカリ由来のマクロカルパール C は口腔内の歯周病菌の増殖や歯垢（β-グルカン）形成を阻害することにより歯周病の進行を抑えることが報告された．これらの成分はいずれも歯茎の健康に資する特定保健用食品の機能性素材として利用されている．

7・2・2 胃内環境に影響する食品成分

　胃液の分泌は内分泌系や神経系によって調節されているが，食品の影響を受けることも知られている．香辛料，塩，コーヒー，アルコールなどの摂取量が多いと胃酸過多が誘導され，炎症を誘導しやすいといわれている．一方，ピロリ菌の増殖を抑制する乳酸菌など，胃内環境を改善する食品因子に関する報告もなされている．

7・2・3 腸管内での消化酵素の作用を阻害する食品成分（図 7・6）

　a. 腸管内で消化酵素を阻害し，食後血糖値の上昇を抑制する食品成分　　特定保健用食品で最も多く用いられている機能性食品成分として**難消化性デキストリン**がある．難消化性デキストリンは二糖類分解酵素に対する弱い阻害活性をも

* すでに特定保健用食品として開発・販売実績が十分にある機能性成分の場合は，それを基準の範囲内で含有する食品であれば，消費者委員会の個別審査を受けなくても特定保健用食品として許可するという制度があり，これを"規格基準型"という．

つとともに，二糖類の小腸での消化・吸収を遅延させるとの報告があり，その摂取は食後血糖値の上昇を抑制するというヒト試験のデータも多数報告されている．難消化性デキストリンを用いた製品は規格基準型*の特定保健用食品として許可されており，1日の摂取目安量は3～8gと設定されている．一方，小麦アルブミンのなかにはα-アミラーゼ阻害成分が含まれており，その摂取は消化管内でのデンプンの消化・吸収を遅延させる．さらにグァバ茶ポリフェノールもアミラーゼや二糖類分解酵素を阻害する．これらの成分も血糖値上昇抑制の特定保健用食品の素材として利用されている．

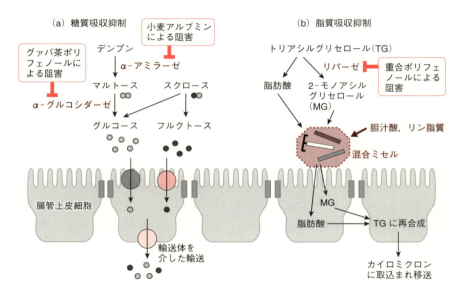

図 7・6　消化酵素の阻害による栄養素吸収抑制

b．腸管内でリパーゼを阻害し，血中中性脂肪の増加を抑制する食品成分

ウーロン茶に含まれる重合ポリフェノール（ホモビスフラバンBなど）は膵リパーゼの活性を抑制するので，脂質の消化・吸収が遅延し，便中への脂肪排出量が増加するとともに，血中中性脂肪の増加量が有意に低下するというヒト試験のデータが示されている．同様のデータが，血液タンパク質であるグロビンの分解ペプチドにおいても見いだされており，これらの成分も血中中性脂肪の増加を抑える特定保健用食品に利用されている．

7・2・4　腸管内の脂質混合ミセルに作用する食品成分

脂質の腸管吸収において重要な役割を果たしているのが，腸液に含まれるリン脂質や胆汁酸などによって形成される**脂質混合ミセル**である．このミセルに取込まれることによって，食事由来の脂質成分（モノアシルグリセロール，脂肪酸，コレステロールなど）は管腔内から腸管上皮細胞に移送され，吸収される．この経路を介したコレステロールの腸管吸収を抑制する物質として，β-シトステロールのような**植物ステロール**があげられる．植物ステロールは腸管内のコレステロールが脂質混合ミセルに取込まれるのを競合的に阻害することによって，コ

摂取目安量
（特定保健用食品の表示例）
重合ポリフェノール　　68 mg/日
グロビン分解物　　　　　1 g/日
（Val-Val-Tyr-Pro としては 6 mg）
植物ステロール
食用油　A　188 mg/日
食用油　B　450 mg/日
マヨネーズ　885 mg/日
マーガリン　1.7 g/日
（各メーカーの製品形態や利用の方法に応じて，設定された値が異なる）

レステロールの腸管吸収を抑制する（図7・7）．そのためコレステロールの血中濃度を上昇させにくい調理油やマーガリンなどの特定保健用食品に利用されている．コレステロールに代わってミセルに取込まれた植物ステロールは，腸管上皮細胞表面の輸送体 ABCG5/G8 によって速やかに細胞外に排出され，体内には吸収されない．

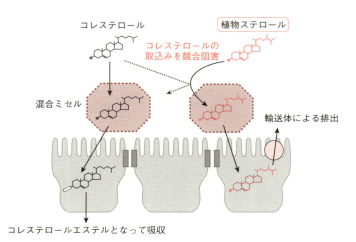

図 7・7　脂質混合ミセルへの取込み阻害によるコレステロール吸収抑制

7・2・5　小腸の情報伝達機能（内分泌系）に作用する食品成分

小腸上皮に存在する受容内分泌細胞は，食品成分の刺激に応答する．受容内分泌細胞に存在するさまざまな受容体が，粘膜側に存在するタンパク質分解物（アミノ酸），脂肪酸，グルコースなどの栄養素を感知すると，基底膜側からコレシストキニン，セクレチン，エンテログルカゴンなどの**消化管ホルモン**が分泌される．一方，脂肪の過剰摂取はこれらのホルモン分泌量を高め，それによって刺激された神経系が胃液分泌など消化管機能を亢進することが知られている．

7・2・6　腸管内のミネラル吸収機構に作用する食品成分（図7・8）

ビタミン D（カルシフェロール）はカルシウムの腸管吸収を促進することが知られている．腸管上皮細胞に取込まれた活性型ビタミン D は細胞内でビタミン D 受容体に結合し，活性化されたビタミン D 受容体は核内に移行して，カルシウム輸送タンパク質（**カルビンディン**）やカルシウム輸送チャネル（TRPV6）の発現を上昇させる．そのため，管腔内に存在するカルシウムイオンの上皮細胞への取込みや基底膜側への輸送量が増加する．ビタミン D は栄養機能食品*のうち"腸管でのカルシウム吸収を促進する"素材として認められており，1日の摂取量の目安は 1.65〜5.0 μg の範囲と設定されている．

牛乳に含まれるタンパク質のカゼインが分解されて生じる**カゼインホスホペプチド（CPP）**は管腔内のカルシウムイオンと結合する．pH が中性〜弱塩基性になる小腸下部ではカルシウムは不溶化するが，CPP と結合しているカルシウムは溶解性を維持している．上皮細胞の粘膜表面は弱酸性なので，そこに到達した

TRPV: transient receptor potential vanilloid 6

*　保健機能食品制度に従って設置された食品群の一つが栄養機能食品である．2019 年時点で 13 種のビタミン，6 種のミネラル，n-3 系多価不飽和脂肪酸が機能性成分として認められており，これらを基準値の範囲内で含む食品に表示が認められる．

CPP: casein phosphopeptide

カルシウムはCPPから離脱して上皮細胞に取込まれる．このようなCPPの機能を利用して，腸管内でのカルシウムや鉄の吸収を促進する特定保健用食品が開発されている．

腸管でのカルシウム吸収の約半分は，上皮細胞間の隙間を通る傍細胞経路を介するといわれている．細胞間の隙間は密着結合によって制御されているので，密着結合を開くことで栄養素や機能性物質の吸収率を高める手法についても検討されている．

(a) ビタミンDによるカルビンディン発現誘導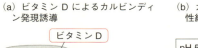

(b) カゼインホスホペプチド（CPP）によるカルシウム溶解性維持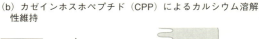

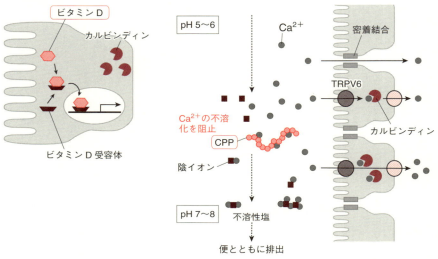

図 7・8 腸管内カルシウム吸収に作用する食品成分

7・2・7 整腸作用をもつ食品成分

便秘や下痢を予防する作用のことを一般に**整腸作用**とよぶ．整腸作用で最も重要なのは大腸の機能であり，その最も簡単な指標は，排便の回数，便の性状である．そしてこれらの指標に影響を及ぼす要因として重要なのは，食事と腸内細菌叢ということになるだろう．

便を構成するのは，おもに食物由来の難消化性成分と腸内細菌である．いわゆる食物繊維（難消化性多糖類，リグニンなど）は便量に直接影響する．また，一部の食物繊維は腸内細菌のよい栄養源となり，細菌の増殖や代謝物生産に影響する．難消化性オリゴ糖も腸内細菌のよい栄養源となって，いわゆる善玉菌の増殖を助け，さらに代謝されて酢酸，プロピオン酸，酪酸などの短鎖脂肪酸に変換される．短鎖脂肪酸は大腸平滑筋を収縮する作用があるため，難消化性糖質の摂取は腸の蠕動運動を促進し，良好な排便を促すと考えられる．腸管内の有用菌（ラクトバチルス菌やビフィズス菌）の増殖を促すこれらの食品成分を**プレバイオティクス**とよぶ．一方，ラクトバチルス菌やビフィズス菌のような細菌類を，生菌のまま大腸まで届けるように設計された食品もつくられており，このような有用菌，あるいはそれを含む食品を**プロバイオティクス**とよぶ．プロバイオティク

スが大腸に到達すれば，そこで短鎖脂肪酸などの産生が促進され，便通を改善することが期待される．これまでに多様なプレバイオティクスやプロバイオティクスの製品が整腸作用を示す特定保健用食品として許可されている（表 7・4）．なお，生菌類（プロバイオティクス）と難消化性糖質（プレバイオティクス）を同時に摂取させる手法も生まれ，これは**シンバイオティクス**とよばれている．

表 7・4　整腸作用をもつ特定保健用食品（2021 年 4 月現在）

グループ	機能性素材あるいは菌	1 日の摂取量の目安 （規格基準型の場合）
生 菌 （プロバイオティクス）	*Bifidobacterium lactis* *Bifidobacterium breve* *Bifidobacterium longum* *Bifidobacterium Bb-12* *Lactobacillus casei* *Lactobacillus GG* *Lactobacillus delbrueckii* *Lactobacillus gasseri* *Bacillus subtilis*	
オリゴ糖 （プレバイオティクス）	大豆オリゴ糖 フラクトオリゴ糖 乳果オリゴ糖 ガラクトオリゴ糖 キシロオリゴ糖 イソマルトオリゴ糖 ラクチュロース マンノビオース	2〜6 g 3〜8 g 2〜7 g 2〜5 g 1〜3 g 10 g
食物繊維 （プレバイオティクス）	難消化性デキストリン ポリデキストロース 高架橋度リン酸架橋デンプン 低分子化アルギン酸 サイリウム由来 小麦ふすま由来 寒天由来 大麦若葉由来	3〜8 g 7〜8 g

7・2・8　腸管免疫系に作用する食品成分

　腸管免疫系の調節には腸内細菌の寄与がきわめて大きいことが，近年の研究の結果明らかになってきている．ラクトバチルス菌やビフィズス菌のようなグラム陽性細菌の菌体成分であるペプチドグリカンやリポテイコ酸は，腸管粘膜に存在する免疫担当細胞の Toll 様受容体に結合することにより，細胞機能を活性化する．自然免疫系の主役である樹状細胞，マクロファージなどの活性化は感染防御の視点から重要である．また，樹状細胞などによる抗原提示を介して T 細胞や B 細胞の分化が進み，獲得免疫系の主役の一つである IgA 抗体の産生・分泌が促進される．一方，腸内に生息する細菌やプロバイオティクスとして摂取される菌のなかには，経口免疫寛容を誘導するものや，未成熟な T 細胞の制御性 T 細胞への分化を促進するものが報告されている．*Lactobacillus* 属や *Bifidobacterium* 属の菌株のなかには，アレルギー（アトピー性湿疹など）の発症を低減するもの，リンパ球の貪食能を高めるもの，NK 活性を高めるものなど，さまざまな機能をもつものが報告されており，それらを利用した食品も開発されている．一方で，

われわれ自身の腸内細菌中に存在する Lactobacillus 属や Bifidobacterium 属などの有用菌を，プレバイオティクスを摂取することによって増加させ，それによって腸管免疫系を健全化させるという考え方もある．便秘や下痢の予防を目的とするプレバイオティクスなどの整腸食品は，それ自体が腸管免疫系の改善に役立っているとも考えられる．

ビタミン類にも腸管免疫系に影響を及ぼすものがある．**ビタミンA**は小腸でレチノイン酸に代謝されるが，レチノイン酸はT細胞の分化，ホーミング（全身を巡っていても腸管に戻ってくること）に必須のビタミンである．ビタミンCやEのような抗酸化性ビタミンも免疫細胞の酸化による傷害を抑制する役割を果たしているといわれている．植物に多く含まれるフラボノイドのような成分のなかには抗酸化機能をもつものが多いが，T細胞の分化に影響したり，炎症抑制作用をもつなど免疫調節作用を示すものも報告されている．ただし，フラボノイドの効果は *in vitro* や動物実験では報告があるものの，ヒトでの情報は乏しい．

7・3　胃・腸の疾患にかかわる食品成分

7・3・1　胃炎・胃潰瘍

胃炎には急性胃炎と慢性胃炎がある．急性胃炎は，薬剤（アスピリン，ステロイド剤，抗生物質など），アニサキス（魚介類の寄生虫），アルコール，ストレスなどによって発症するものである．一方，慢性胃炎の8割は *Helicobacter pylori*（**ピロリ菌**）の感染に伴うものといわれている．胃内は強酸性なので生息する微生物はあまりいないが，ピロリ菌に感染しているヒトは多い．ピロリ菌は菌体表面のウレアーゼで尿素からアンモニアを産生することにより周囲のpHを上昇させるので，胃内でも生息できる．ピロリ菌は毒素性タンパク質を産生し，それによって胃細胞が傷害を受ける結果，感染した胃では炎症（慢性胃炎）が起こりやすくなっており，粘膜のバリア機能も低下する．このような状態が進行すると胃潰瘍になるリスクも高まる．また，ピロリ菌感染は胃がんの発生率を高めるといわれている．

急性胃炎を防ぐためにはその原因因子を取除くしかないが，ピロリ菌による慢性胃炎の予防のために最も確実なのはピロリ菌の除菌治療を行うこととされている．食品関連成分としては，ある種の乳酸菌やカテキンのようなポリフェノールにピロリ菌の除去作用，増殖抑制効果があるとする研究結果がいくつか報告されているが，それらの食品成分の効果は限定的と考えた方がよい．

逆流性食道炎

下部食道括約筋の機能低下によって，胃酸を含む胃の内容物が食道に逆流し，食道粘膜を刺激する状態を**逆流性食道炎**という．胸やけ，喉のつかえ，飲み込みにくさ，喘息様症状がみられる．原因としては，加齢，肥満や前かがみな姿勢による腹圧の上昇，食道や胃の蠕動運動の低下などがあげられるが，脂肪分の多い食事，過食など食生活の影響もあるといわれている．

7・3・2 炎　　症

　腸は炎症をひき起こしやすい組織である．管腔内には，食物成分以外にも過酸化物，環境化学物質，細菌類，菌体成分などが常に侵入してくるので，腸管上皮細胞層では常にこれらに対する免疫応答（炎症反応）が惹起されている．たとえば，リポ多糖などの菌体成分の侵入をTLRを介して認識した上皮細胞は，IL-8のようなケモカインを産生・分泌する．粘膜固有層に存在している好中球などの白血球はケモカインに誘引されて上皮下に移動し，活性化してTNF-αやIL-1βのような炎症性サイトカインを分泌する．上皮細胞はこれらの炎症性サイトカインによって傷害を受けるとともに，ケモカインなどの炎症性サイトカインの発現をさらに高めて炎症反応を加速させる．このような反応は，上皮での感染抑制，感染した細胞の処理・除去といった自然免疫系の応答の一つである．適度な炎症反応は生体の防衛反応の一つと考えることもできるため，腸管で恒常的に起こっている炎症反応は controlled inflammation（制御された炎症）とよばれることもある．ポリフェノールのような抗酸化成分，ヒスチジンやタウリンのようなアミノ酸，n-3系多価不飽和脂肪酸のような食品成分には，過度の炎症反応が起こらないように抑える作用があることを示す研究結果も多数報告されている（図7・9）．

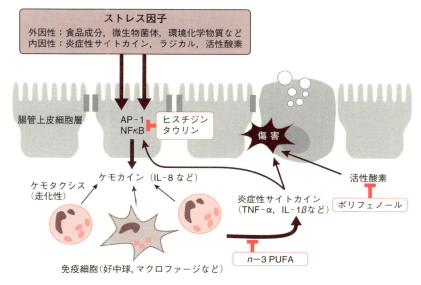

図7・9　腸管における炎症反応と食品成分　抗酸化性をもつポリフェノールは腸管上皮細胞を刺激する活性酸素を消去する作用がある．ヒスチジンやタウリンのようなアミノ酸は細胞内で起こる炎症反応の主要調節分子であるAP-1やNFκBの活性化を阻害することで，上皮細胞からのケモカイン分泌や免疫細胞からの炎症性サイトカイン分泌を抑制する．n-3系多価不飽和脂肪酸（n-3 PUFA）は炎症性ロイコトリエン類などの合成にかかわるアラキドン酸カスケードを抑制するので，炎症性疾患の予防に役立つと考えられる．

7・3・3　炎症性腸疾患

　制御できない激しい炎症が腸管に起こり，下痢や血便が出る疾患が炎症性腸疾患である．炎症性腸疾患は**潰瘍性大腸炎**と**クローン病**に分類される（表7・5）．

前者は大腸に限局しているのに対し，後者は消化管全体にわたって炎症がみられるが，いずれもその原因が明確にはわかっていない難病である．2014年末の日本の患者数統計では，潰瘍性大腸炎は17万人以上，クローン病は4万人以上となっており，その数はいずれも急激に増加している．

表 7・5 潰瘍性大腸炎とクローン病の比較

	潰瘍性大腸炎	クローン病
患者数（2014年末統計）	170,781人	40,885人
炎症部位	大腸から肛門に局在	口から肛門まで（特に小腸，大腸，肛門）
主症状	持続性または反復性の血性下痢（粘血・血便）	慢性の腹痛，下痢（粘血便は少ない）
栄養療法	重要性は高くない	寛解状態を導入・維持するうえで有効
発症と関連する食品因子	砂糖（＋），ビタミンC（−）	砂糖（＋），甘味料（＋），n-6 PUFA（＋），n-3 PUFA（−），ビタミンE（−）

＋：正の相関，−：負の相関

a. 潰瘍性大腸炎　粘血便，下痢，腹痛が主症状であるが，重症化すると水溶性血性下痢となり，食欲不振，発熱，貧血などの全身性症状も出る．治療の基本は薬物療法である．薬物としては，サラゾスルファピリジン（SASP），5-アミノサリチル酸（5-ASA），ステロイド剤，免疫調節薬，免疫抑制剤（タクロリムス，シクロスポリン），抗TNF-α抗体などが用いられる．特に，SASP/5-ASA（メサラジン），抗TNF-α抗体は，寛解後も投与することで，長期にわたり潰瘍性大腸炎の寛解状態を維持できることが報告されている．

潰瘍性大腸炎では小腸には病変がないことが多いので，食品成分の消化吸収に問題があることは少なく，栄養療法の有利性は限定的といわれている．一般的には，高エネルギーで良質なタンパク質を含み，脂肪分の少ない食事をとること，香辛料やアルコールなどを控えるということが求められている．一方で，潰瘍性大腸炎患者の病態改善のための特別な食品が，消費者庁の認める特別用途食品（個別評価型病者用食品）として許可されている．ビールの搾りかすには大麦中の胚芽や不溶性成分が多く含まれ，腸管のエネルギー源となるグルタミンや保水性に優れた不溶性食物繊維が高濃度で存在することから，この素材（発芽大麦，GBF）が腸の炎症に及ぼす効果が調べられている．潰瘍性大腸炎患者を用いた検討の結果，GBFの摂取は潰瘍性大腸炎の症状を改善し，ステロイドや5-ASAの使用を減らしても寛解状態を維持できることが示された．それに伴って，腸内のビフィズス菌の増加，胆汁酸濃度の減少，血中IL-6の顕著な低下が認められている．GBFは，これらのデータをもとに病者用食品として開発された．

GBF: germinated barley stuff

b. クローン病　潰瘍性大腸炎が大腸に限局されているのに対し，クローン病では小腸〜大腸を中心に，口腔から肛門まで広範囲に炎症が起こる．10〜20代の若年層に多く，小腸に病変があるために起こる栄養障害に起因する多様な全身障害も問題となる．薬物療法としては，潰瘍性大腸炎と同様に5-ASA，ステロイド剤，免疫調節薬，抗TNF-α抗体が有効とされるが，同時に栄養療法が欠

かせないのがクローン病の特徴である．脂肪分をほとんど含まない成分栄養剤（エレンタールなど）をベースにミネラルやビタミンの不足に注意し，状況に応じて良質なタンパク質（場合によってはアミノ酸），水溶性食物繊維，$n-3$系多価不飽和脂肪酸などを投与する．アレルゲン性の高いタンパク質，消化性の低いタンパク質，乳糖，脂肪（特に$n-6$系多価不飽和脂肪酸），不溶性食物繊維などは避ける必要がある．

また，炎症性腸疾患の改善に関して腸内細菌も注目されている．炎症性腸疾患患者の腸内細菌叢では，ビフィズス菌やクロストリジウムのような菌種が少なく，大腸菌などが多いといったバランスの劣化が起こっているとする報告が出されている．すなわち，腸内細菌叢のなかに，炎症を抑制するような菌，炎症を誘導するような菌がそれぞれ存在する可能性が指摘されており，腸内細菌叢の改善に有用と考えられるプロバイオティクスを利用した食事療法も検討されている．さらに，炎症のない健常人の糞便中に存在する菌を移植すること（便移植[*1]）によって炎症性腸疾患が著しく改善されたとする報告もあり，腸内細菌叢を標的とする治療法への期待が高まっている．

*1 **便移植**は *Clostridium difficile* という菌による腸内感染症に著効があったことで知られている．治療の難しいクローン病での有効性も報告されているが，個人の便を用いることから，再現性や安全性など検討すべき課題も多いようである．

7・3・4　過敏性腸症候群

器官的な疾患が認められないのに，下痢，便秘，頭痛，めまいなど多彩な臨床症状を示すのが**過敏性腸症候群**である．診断には表7・6のような基準があるが，食物，薬物，神経ストレス，免疫異常などが原因とされる．中学生〜高校生の20%，成人の十数%が過敏性腸症候群に罹患しているといわれているため，わが国には1500万人以上の患者がいることになり，社会的に重要な疾患といえる[*2]．

*2　過敏性腸症候群は現代のストレス社会を反映した疾病といわれている．精神的な要素が大きいことから対策も多様になるが，その症状が腸に出現するということは，脳神経系と消化管の密接な関係（脳腸相関）を示している．

表 7・6　過敏性腸症候群の診断基準（Rome Ⅲ）

腹痛あるいは腹部不快感が，
- 最近3カ月のなかの1カ月につき少なくとも3日以上を占め
- 下記の2項目以上の特徴を示す
  - (1) 排便によって改善する
  - (2) 排便頻度の変化で始まる
  - (3) 便性状（外観）の変化で始まる
- 消化器症状が，大腸がんや炎症性腸疾患を代表とする"通常検査で検出される器質的消化器病"によるものではない

下痢症状は腸管の蠕動運動の亢進によるものなので，腸管の運動を抑制する薬物が用いられる．また，蠕動運動は脳神経系と密接な関係にあるので，抗ストレス薬や抗うつ剤が処方される．食事としては，腸管内のガス発生を誘導するような発酵性のある糖質を制限し，適量の食物繊維や乳酸菌類などの摂取が有効とされているが，脂質が多い食事や香辛料は控えるのが望ましいとされている．

7・3・5　セリアック病

小麦の主要タンパク質である**グルテン**に関連する疾患としては小麦アレルギーがよく知られているが，消化器に症状が出る遺伝性の疾患として**セリアック病**が

ある．グルテンの主要構成タンパク質であるグリアジン由来のペプチドが，腸管粘膜下層でトランスグルタミナーゼによって脱アミドされ，それがセリアック病特異的な組織適合性抗原である HLA-DQ2, DQ8 に結合して T 細胞に提示されることにより強いアレルギー反応が起こる．その結果，小腸での絨毛の委縮，リンパ球の浸潤が起こり，下痢症状を伴う栄養素の吸収障害が生じる．この際，トランスグルタミナーゼなどの自己タンパク質に対する抗体も産生されるので，セリアック病は自己免疫疾患と位置づけられている．欧米では HLA-DQ2, DQ8 の保有率が高く，患者のほぼ全員が HLA-DQ2, DQ8 を保有しているが，日本人は遺伝的背景が異なるせいか，患者はほとんどいないとされている．

セリアック病に対する唯一の対策は，食事中からグルテンを除去すること（いわゆるグルテンフリー）である．欧米におけるグルテンフリー食の普及は，その遺伝的な背景を考えれば理解できるが，日本におけるグルテンフリー食の必然性は，セリアック病の観点からは低いと考えられる[*1]．

7・3・6 乳糖不耐症

人によっては，牛乳を飲むと下痢，鼓腸のような症状が常に出る場合がある．これを **乳糖不耐（症）** とよび，原因は牛乳中に多量に含まれる乳糖（ラクトース）によるものとされている．乳糖は，牛乳中には約 4.5％，人乳中には約 6％ 含まれ，新生児の腸管内ではラクターゼ（β-ガラクトシダーゼ）により分解されてグルコースとガラクトースになる．これらは小腸上皮細胞のグルコース輸送体（SGLT1）を介して速やかに体内に吸収される．しかし，日本人の多くは成人になるとラクターゼ活性が低下して乳糖を分解できない．したがって，乳糖はそのまま下部腸管に移動して大腸に達し，腸内細菌により分解・資化されることになる[*2]．そのときに菌の異常増殖が起こったり，発酵によってガスが発生したり，浸透圧が上昇して腸管内への水分流入が起こる．これが牛乳飲用により起こる下痢や鼓腸のような症状のメカニズムであると説明されてきた．しかし，日本人（成人）の 95％ がラクターゼ欠損であるにもかかわらず，多くの人がコップ 1〜2 杯程度の牛乳飲用では下痢などの症状を示さないこと，牛乳数杯に相当する乳糖を

[*1] セリアック病の遺伝的背景がなく，小麦アレルギーでもない日本人が，グルテンフリー食を選択したり，パンやパスタなどの小麦食品を忌避することに関しては明確な科学的根拠はないといってよいだろう．

[*2] 腸内細菌による乳糖の代謝物には，酢酸，プロピオン酸，酪酸などの短鎖脂肪酸がある．酢酸は病原菌の感染予防効果が高く，酪酸はエネルギー源として大腸細胞の機能維持に欠かせない．

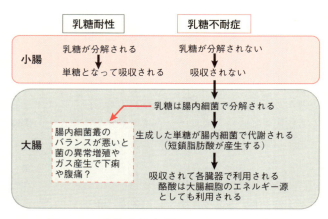

図 7・10 乳糖不耐症と小腸〜大腸での乳糖の挙動

投与したヒト試験でも下痢を起こす被験者は限られていたことから，ラクターゼの欠損が乳糖不耐の主要な原因ではないとする報告もなされている．たとえば腸内細菌には乳糖を分解・代謝できる菌が存在することから，各個人の腸内細菌叢の状態が乳糖不耐症状の有無につながる可能性があり（図7・10），それを証明するためのヒト試験も行われている．牛乳の飲用量を少しずつ増やすことで腸内細菌がそれに適応し，牛乳を飲めるようになる可能性も指摘されている．

7・3・7 消化管のがん

　国立がんセンターによると，日本におけるがんの要因のトップ3は，喫煙，感染症，飲酒となっていて，食品因子の関与は塩分摂取（1〜2%），野菜摂取不足，果実摂取不足（いずれも1%以下）があげられている程度である．胃がんとの関係が特に指摘されている食塩では，その摂取量を"日本人の食事摂取基準"の基準値以下にし，また果物や野菜は"健康日本21"に示された値を目安に摂取すればよいとされている．大腸がんに関しては，脂質の摂取量の増大がリスク因子といわれている．脂質の消化吸収を助けるために胆汁酸の分泌量が増えると，それが腸内細菌によって代謝され，発がん性のある2次胆汁酸になるためである．そこで，胆汁酸の腸内からの排出を高める効果がある食物繊維の大腸がん予防効果が期待された．しかし，近年の研究では，食物繊維の摂取量がきわめて低い人では大腸がんの発生リスクが高まるものの，1日10g以上摂取すればリスクは低下し，食物繊維の摂取量をそれ以上高めても特別の効果はないとされている．消化管のがん予防のためには，バランスのとれた食事を摂取することが最も確かな方法と考えられる．

7・4　肝臓と胆嚢の機能とそれにかかわる食品成分

　肝臓は栄養や代謝の中心的な臓器であり，肝機能障害の程度や病態に応じた栄養に関する管理が必要となる．一般的にはタンパク質を中心としたバランスを重視した食品の摂取が中心となる．

　胆嚢は肝臓でつくられた胆汁を濃縮して貯蔵し，脂質を多く含む食事をした際に胆嚢が収縮して胆汁を十二指腸に送る．十二指腸に送られた胆汁は脂質の消化や吸収を助ける働きをするため，病態に応じた脂質の摂取制限をすることが大切である．

7・4・1　肝臓の機能とそれにかかわる食品成分

　慢性肝炎では，肝硬変と異なり臨床上問題となるような栄養や代謝の障害を呈することは比較的まれである．しかし，C型肝炎では病初期の慢性肝炎から栄養や代謝の関連が示唆されている．肝臓にかかわる食品成分の有用性は，日々の肝臓へのストレスに対する肝庇護と抗酸化，加えて肝機能低下時に不足する物質の補充が中心となる．過栄養時の脂肪肝や肝硬変にかかわる食品成分の詳細については§6・3・3を参照してほしい．

a. タンパク質　慢性肝疾患患者では耐糖能異常や栄養障害に陥っていることが多く，タンパク質を中心とした栄養管理が重要である．ただし，肝病態進行例では高タンパク質食が窒素負荷となって肝性脳症を発症するタンパク質不耐症の患者が存在するため，病態に応じたタンパク質量を設定していく．また，肝病態進行例では慢性的な栄養不足の状態と考えられ，夕食と朝食の間隔が長いことで通常ではみられない高度の飢餓となり栄養状態が悪化するため，食事間隔をあけないように就寝前に補食を行う栄養療法が有用とされている．

肝病態進行例ではタンパク質源として**分枝アミノ酸**が有用とされている．肝機能が低下すると肝臓の代わりに筋肉でアンモニアが処理されるが，このときに筋肉に存在する分枝アミノ酸がおもに使用される．また，糖質がエネルギーとして利用できないときも分枝アミノ酸がエネルギー源となる．このように分枝アミノ酸の利用が増加している状態では，ロイシンを中心とした分枝アミノ酸の補充により枯渇を防ぐことができ，肝臓で行われるタンパク質の合成が促進され栄養状態が改善する．

b. 糖　質　C型肝炎は病初期からインスリン抵抗性を示すことが多く，B型肝炎に比べて耐糖能異常の頻度が高いことから，C型肝炎ウイルス自体がインスリン抵抗性の発現に深くかかわっていることが示唆されている．インスリン抵抗性は肝線維化の促進因子であることやC型肝炎ウイルスに対する抗ウイルス薬であるインターフェロン治療における治療抵抗性因子であることも報告されている．さらに，インスリンは細胞分裂や細胞増殖作用をもつことから，インスリン抵抗性は肝発がん因子であることも注目されている．肥満や糖尿病の合併は肝がん発症のリスク因子であり，耐糖能異常の頻度の高いC型肝炎ではB型肝炎に比べて肝発がんが高率にみられるため，糖代謝異常には栄養管理を含めた適切な治療介入が重要である．

c. 脂　質　C型肝炎では他の成因に比べて脂肪肝の合併が高頻度に認められ，肝炎の病態を修飾するほかに抗ウイルス療法の治療効果を低下させることが明らかになっている．また，肝細胞に蓄積した脂肪滴がウイルス増殖過程における感染粒子の形成に重要であることも報告されており，C型肝炎に特徴的な肝の脂肪化がC型肝炎ウイルスの増殖や肝炎の進展に重要な役割を果たしている．そのため過度な脂質摂取は避け，脂質エネルギー比は20〜25%に制限する．

d. 鉄　肝臓は体内の鉄貯蔵の中心的な臓器であり，肝機能が低下する慢性肝疾患では肝細胞に鉄の過剰蓄積がみられる．この過剰に蓄積された鉄が過酸化水素と反応して活性酵素であるフリーラジカルを産生する．活性酵素はウイルスや病原菌の殺菌など重要な役割もある反面，生体成分を酸化して障害を起こす原因となる．特にフリーラジカルは活性酵素のなかでも酸化毒性が強いとされており，食事に含まれる鉄を6 mg/日以下に制限することや鉄の吸収を阻害するといわれるタンニン酸や穀物に多く含まれるフィチン酸，食物繊維（特に可溶性繊維）を摂取することでC型肝炎や脂肪肝では肝機能検査値の改善が得られる．

e. 亜　鉛　亜鉛は必須ミネラルの一つであり，体内の100種以上の酵素の働きに関与している．亜鉛を多く含む食品には，カキやゴマ，牛肉，ナッツ，

チーズなどがあげられる。肝臓における亜鉛の働きは、タンパク質合成やアンモニアの分解に関与しているとされる。亜鉛の血中濃度は血清アルブミン値と相関が認められており、肝病態進行例ではアルブミン合成能が低下し亜鉛欠乏をきたしやすいため、積極的に摂取を心がける。

f. カルニチン　カルニチンは脂肪酸を燃焼してエネルギーに変える際に必要不可欠な体内物質である。食品では羊肉や牛肉の赤身部分に多く含まれ［羊肉（マトン）100 g に 208.9 mg、牛肉（ランプ）100 g に 130.7 mg］、あさりやアボカドなどにも含まれる。カルニチンは小腸で吸収され、門脈を介して肝臓に運ばれる。生体内では肝臓や腎臓においてリシンとメチオニンから生合成され、カルニチンの 1 日の目安摂取量は 70〜100 g とされる。カルニチン欠乏症は種々の臓器障害をもたらすが、肝臓では高アンモニア血症による脳症、低血糖による昏睡などをひき起こす可能性がある。

g. タウリン　タウリンは、メチオニンやシステインなどの含硫アミノ酸化合物の最終代謝産物であるため体内で不足することはないが、一般的に500 mg/日程度の摂取が必要とされている。食品では魚介類や軟体動物に多く含まれる［カキ 100 g に 1178 mg、タコ 100 g に 593 mg］。人間の体内では、胆汁の主要な成分である胆汁酸と結合して腸肝循環を行い、胆汁を分泌させて消化吸収を助ける。おもな働きとして、肝細胞の再生を促し、肝臓の解毒能力の強化や、血液中のコレステロール・中性脂肪の低下作用がある。

h. オルニチン　オルニチンはアミノ酸の一種で、有害なアンモニアを尿素に変換する尿素回路を構成する物質の一つである。食品中に多く含まれる L-アルギニンから生合成されるため摂取必要量は設定されていない。食品ではシジミに多く含まれ［シジミ 100 g（約 35 個）に 15 mg］、きのこ類にも多く含まれる。アンモニアは生命活動のエネルギー源となる ATP の産生や、脳を動かす主要なエネルギー源であるグルコースの生成を妨げる物質であり、その解毒を助けることでオルニチンはスムーズなエネルギー産生に貢献している。また、オルニチンが脂質代謝を亢進し、脂肪肝において肝臓に蓄積した脂質を分解することにより肝機能を改善する可能性も示唆されている。

i. ビタミン類　ビタミン類は肝臓の代謝や解毒、胆汁の生成をサポートする。それぞれのビタミンの働きとして、ビタミン A は肝がんの再発予防効果が期待されている。ビタミン B 群は代謝の中心となる酵素の機能を助ける補酵素として機能し、ビタミン C や E は抗酸化作用が強く、肝臓で産生される活性酵素の除去や脂質代謝を亢進する効果がある。ただし、ビタミン C には鉄吸収を高める効果があり、鉄が過剰に蓄積した病態での使用は控えるべきである。

j. ポリフェノール類　ポリフェノール類は植物の苦み、渋み、色素の成分となっている化学物の総称であり、自然界には 8000 種以上が存在している。さまざまな種類があり、その働きや効果はそれぞれ異なるが、共通している働きは抗菌・抗酸化作用である。クルクミンはウコンやショウガに多く含まれ、解毒や胆汁分泌作用、抗酸化作用がある。ポリサッカロイドは紅茶に含まれ、糖の吸収を抑制して血糖値を下げる効果がある。テアフラビンは紅茶やウーロン茶に含

まれ，糖や脂質の吸収を抑制し，便通改善が得られる．クロロゲン酸はコーヒーやゴボウに多く含まれ，肝臓での脂肪燃焼作用がある．タンニンは麦茶やワイン，ほうじ茶，紅茶に含まれ，血中コレステロール低下作用がある．

k. 食物繊維　食物繊維は腸肝循環による胆汁酸の再吸収を抑える効果があり，コレステロールを低下させる．特に水溶性の食物繊維にその効果が高いとされ，食物繊維の1日摂取量は20g以上が望まれる．そのほか，食物繊維の摂取により便通がコントロールされ，肝病態進行例において便秘が原因で発症する肝性脳症を予防する効果がある．

7・4・2　胆嚢の機能とそれにかかわる食品成分

胆汁の成分は，ビリルビン，コレステロール，胆汁酸，レシチンを中心とするリン脂質であり，胆汁中のコレステロールは胆汁酸やレシチンにより溶解している．脂質の多い食生活は胆汁中のコレステロールの割合を増加させ，過剰なコレステロールが溶解できずに結晶化してコレステロール結石となる．現在ではコレステロール結石が胆石症の80%以上を占める．また，低栄養や低タンパク質の状態が続くと胆汁成分のビリルビンが細菌感染の影響などでカルシウムと結合しやすい物質へ化学変化を起こし，ビリルビンカルシウムとして結晶化が起こる．以前はこの胆石が多かったが，栄養状態や衛生状態が改善した昨今では胆石全体の20%以下まで減少している．また胆石の形成には胆嚢機能低下も関与する．

a. 脂　質　胆石の多くを占めるコレステロール結石の原因は，コレステロールの過剰摂取が原因である．肥満傾向があれば減量を心がけ，暴飲暴食を避け，脂肪を制限したバランスのよい食事を摂取することが基本である．摂取する脂肪酸の種類により身体に及ぼす影響は異なり，なるべく飽和脂肪酸は避け，不飽和脂肪酸を中心に摂取することが大切である．不飽和脂肪酸にはコレステロール結石の予防効果があるとされ，特にエイコサペンタエン酸（EPA）やドコサヘキサエン酸（DHA），α-リノレン酸などのn-3系脂肪酸には，過剰なn-6系脂肪酸が体内でひき起こす炎症に対する抗炎症作用があり，胆嚢の炎症に対する効果が期待される．新鮮な魚介類にはEPAやDHAが多く含まれ，α-リノレン酸はエゴマ，シソ油，亜麻仁油などに多く含まれる．

b. タンパク質　ビリルビンカルシウム結石は，栄養状態の悪化や低タンパク質食が原因となることがあり，植物性タンパク質を中心とした適切な栄養管理が重要である．

c. 糖　質　糖質を多量に摂取するとコレステロールの原料となるアセト酢酸が肝臓内で増加し，結果として胆汁に含まれるコレステロールが多くなることで，コレステロール結石の危険性が高まる．

d. 食物繊維　食物繊維にはコレステロールを低下させる働きがあり，十分な食物繊維の摂取はコレステロール結石の予防効果がある．加えて食物繊維には便秘予防効果があり，便秘に伴う腸管内圧上昇を防ぐことで，胆石による疝痛発作の予防効果が期待される．

8 腎・尿路系に作用する食品成分

8・1 腎臓の機能

　腎臓の機能としておもなものは以下の三つであるが，一言で言えば"体内のすべての細胞の外部環境＝身体全体の内部環境を一定に保つための，水とそれに溶けているものに関する出納"ということになる（図8・1）．水を1L飲むと水に近い組成の尿を1L排泄し，生理食塩水を1L点滴すると生理食塩水に近い組成の尿を1L排泄するということである．

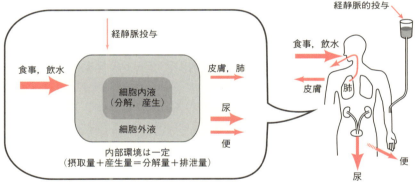

図8・1　体内の水分出納

1) **身体に不要な物質の排泄**：代謝産物や異物などの排泄，特にタンパク質の代謝産物である尿素窒素，クレアチニンなどの含窒素化合物，核酸の代謝産物である尿酸，余剰分の薬剤などを尿に溶かして排泄する．そのため腎排泄の物質はほぼ水溶性である．これらは主として腎糸球体で行われる．
2) **体液の量と組成の維持**：水・電解質バランス，体液の量，浸透圧，酸塩基平衡の状態を，身体に入った量と蓄積している量から排泄すべき量を自動的に調整し，細胞外液を一定状態に維持している*．水分摂取ができなければ尿量は自然に減って，身体の水分量が変化しないように調整されている．これは主として尿細管で行われる．
3) **内分泌臓器としての機能**：赤血球産生の増加に働く造血ホルモンであるエリスロポエチンの産生や，カルシウム代謝と骨量の維持に関与するビタミンDの活性化，血圧の上昇に関与するレニン，血圧の降下などに働くプロスタグランジン，カリクレインを産生する．

* この細胞外液（細胞の外部環境）は生物が発生したころの古代の海水組成に近いといわれている．

8・2 腎機能にかかわる食品成分

8・2・1 食 塩

a. 食塩の出納 食塩はナトリウムイオン（Na$^+$）として十二指腸・空腸にあるNa$^+$-H$^+$輸送体によって能動的に，回腸においてグルコースやアミノ酸などの溶質の存在下で受動的に吸収される．また，Na$^+$/Cl$^-$共役輸送により回腸・結腸からも吸収される．下部結腸ではNa$^+$チャネルを介して吸収される*．

ナトリウムは，汗，便からも一部排泄されるが，ほとんどは腎臓からの尿を介して排泄される．このためナトリウムの排泄量は腎臓で調整され，腎臓では糸球体で原尿に溶かされたナトリウムを近位尿細管，遠位尿細管，集合管の3箇所で再吸収して身体に戻す．身体のナトリウム量は水分量に直接影響するため，きわめて厳格に行われなければならない．そのため3箇所での吸収量は血清のナトリウム濃度，浸透圧などから自動的に調整されるほか，血流量を増減させることで糸球体からの排泄量も調整される．少なくとも4箇所で調整していることになり，これは1～2箇所の機能が低下しても生体全体としての影響を受けないような安全機構として発達したものと考えられる．実際に魚類，両生類，爬虫類の腎臓ではこの調整機構はほとんど見られない．

b. 食塩の摂取量 前述の食塩出納システムにより，人体ではある程度の食塩摂取の多寡に対応できるようになっており，たとえばブラジルのヤノマモ族は1日3g以下の食塩摂取量であるのに対し，1950年代の東北地方では25～30gだったという報告がある．"日本人の食事摂取基準2020年版"では1日の摂取目標量として男性は7.5g未満，女性は6.5g未満とされている．また日本高血圧学会の"高血圧診療ガイドライン2019"では男女を問わず6g未満，欧米のガイドラインでは5g未満が推奨されている．令和元年国民健康・栄養調査によれば，1日の食塩摂取平均量は男性10.9g，女性9.3gであり，この10年は減少傾向にある（図8・2）．1990年代は12～14g/日程度で経過していたが，その後減少傾向にあり，これは厚生労働省や各学会からの啓蒙，減塩食品の増加などが関与してきたと考えられる．臨床的にはこうした数値目標の達成だけでな

* 海水中にはナトリウムが豊富にあったが，陸生動物に進化するに従いナトリウム摂取が困難になったため，一度口にしたナトリウム含有物からは少しでも多くナトリウムを摂取する機構が発達したと考えられる．

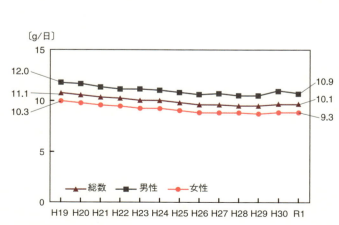

図8・2　食塩摂取量の平均値の年次推移（20歳以上）［令和元年国民健康・栄養調査より］

く,現在の摂取量からの減量も重要である.すなわち1日15gを摂取していた人が指導により10gに減らすことができれば,目標値には達していなくても臨床的意義は大きいと考える.また食塩摂取を減らすことで,他の栄養素の摂取量も自然に減少する傾向があり(図8・3),摂取量の制限をする際にはさまざまな栄養素について制限をかけるのではなく,まず食塩を制限してその効果を観察することも有用である.

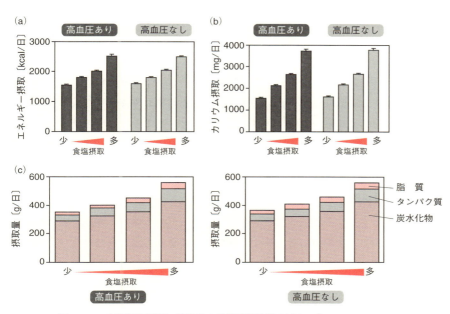

図 8・3 食塩摂取制限に伴う他の栄養素摂取量の減少 [Chang-Yun Yoon, et al., Kidney Int., 93, 921-931 (2018) より]

c. 減塩と高血圧の管理 腎機能が正常であれば食塩摂取の多寡に対応できるが,加齢などにより腎機能が低下すると過剰摂取に対する排泄が追いつかなくなることが危惧される.生理学的には1日当たり10g程度までの摂取であれば腎臓に負担をかけずに排泄できると考えられる.食塩1gは体内で125mlの水とともに存在することになるため,毎日の食塩出納が1g過剰な場合,10日間で1250mlの水分が体内に貯留する(体重が1.25kg増加する).この水分はほとんどがまずは血管内に貯留するため,増加した血液(血漿)を循環させるために高い血圧が必要となる.これが**食塩感受性高血圧**を発症する仕組みとなる.高血圧が継続すると心臓に負荷がかかるほか,強い血圧に曝される全身の血管にも障害が生じる.特に,毛細血管が臓器の主体である網膜や脳,腎臓では臓器の機能障害の原因となる.高血圧とは血管内の圧力が高くなるということなので,血管の内壁にかかる圧力も高くなる.その圧力により構造変化が起こって動脈瘤などを形成することもあり,高い圧力を刺激として血管内皮細胞からサイトカインなどの液性因子が分泌され,これが細胞自身を傷害する機序が考えられている.すなわち高血圧は全身の血管に対して物理的・化学的なダメージを与える原因となりうる.現在多くの降圧薬を用いることができるが,わが国をはじめ海外の治

療ガイドラインでも高血圧治療の基盤として減塩があげられている．治療ガイドラインの基盤となるような大規模研究がこれまでたくさん行われており，適正な食塩摂取量については議論が続いているが，食塩と血圧の関係が"the less, the lower"，すなわち摂取量が少なければ少ないほど血圧が低下することは間違いない．しかし血圧が下がりすぎることで心血管イベントなどが増加するという報告もあるため，"the less, the better（摂取量が少なければ少ないほど有益）"かどうかは結論が出ていない．

8・2・2 タンパク質

a. タンパク質の代謝　われわれが食事として摂取したタンパク質は消化管酵素とよばれる種々のタンパク質分解酵素による加水分解の過程を経て，ペプチド，遊離アミノ酸に分解され，90％程度は小腸粘膜より体内へ吸収されてアミノ酸プールを形成する．大腸に到達した一部のタンパク質は腸内細菌により分解され，さまざまな物質を生成する．アミノ酸は炭素原子にアミノ基およびカルボキシ基が結合した化合物であり，自然界に存在する多数のアミノ酸のうちタンパク質の構成成分となるのは20種類である．さらにそのうちの9種類のアミノ酸（イソロイシン，バリン，ロイシン，リジン，メチオニン，フェニルアラニン，トレオニン，トリプトファン，ヒスチジン）はヒトの生体内で合成することができない不可欠アミノ酸である．アミノ酸の重合により合成されたタンパク質はヒトの構成成分の56％を占めており，機能面から分類すると，アクチンやコラーゲンなどに代表される構造タンパク質，アルブミンやヘモグロビンなどの輸送タンパク質，その他貯蔵タンパク質や酵素，免疫グロブリンなどの防御タンパク質などに分けられる．そしてそれぞれのタンパク質は身体の状況に対応するため，絶え間なく分解，生合成を繰返しており，そのような代謝回転の中で生じたアミノ酸は食事によって摂取したアミノ酸とともにアミノ酸プールを形成し，大部分は体タンパク質の生合成に再利用される．代謝回転の速度はさまざまであり，アルブミンの半減期は21日，赤血球は120日などがよく知られている．一方で，一部はこの代謝サイクルとは関係なく尿，便，皮膚などを通じて体外へ排出される．

b. 体タンパク質とアミノ酸の分解　食事から摂取されたものだけではなく，体内に蓄積されているタンパク質も絶えず分解されアミノ酸プールを形成する．タンパク質の分解はユビキチン-プロテアソーム系とリソソーム系により行われる．ユビキチン-プロテアソーム系はおもに細胞質内でATP（アデノシン三リン酸）依存性に行われ，不要なタンパク質をユビキチン化により標識することで，タンパク質を特異的に分解する．一方でリソソーム系によるタンパク質分解の特異性は低く，オートファジーやヘテロファジーにより細胞内外のタンパク質を非選択的に分解する．これはエネルギー摂取不足などによる飢餓状態において，体タンパク質を分解してエネルギー源として使用する，いわゆる異化システムとして機能する．

体タンパク質の合成に利用されなかったアミノ酸は排泄のために分解される．

アミノ酸の分解過程において生じるアミノ基由来のアンモニアは人体に有害であるため，無毒の尿素への変換が必要となる．その第一段階は，肝逸脱酵素*として知られる AST（アスパラギン酸アミノトランスフェラーゼ）や ALT（アラニンアミノトランスフェラーゼ）を利用したアミノ基転移反応である．アミノ酸のアミノ基および α-ケトグルタル酸のケト基を転換し，グルタミン酸および α-ケト酸へ至る反応である．α-ケト酸はアミノ酸の炭素骨格としてクエン酸回路に入り，エネルギー産生に携わる．グルタミン酸は酸化的脱アミノ反応によりアンモニアを遊離させ，二酸化炭素とともに尿素回路で尿素に変換される．生成された尿素は水溶性であり，腎臓から尿中に排出される．

* 本来細胞内で働く酵素が血中に流出したものを**逸脱酵素**といい，臓器障害の目安とされる．

c. タンパク質の摂取量 2007 年の FAO（国連食糧農業機関）/WHO（世界保健機関）/UNU（国連大学）による報告では動物性タンパク質の平均必要量は 0.66 g/kg 体重/日と推定されており，0.83 g/kg 体重/日が推奨量とされている．一方，日本人の食事摂取基準では成人におけるタンパク質の維持必要量は 0.66 g/kg 体重/日とされている．2020 年版の同基準では，成人において女性は 50 g/日，男性は 65 g/日が推奨量とされている．また，高齢者では食後に誘導される筋タンパク質合成が成人に比べて低下しており，**同化抵抗性**とよばれている．したがって，高齢者における十分なタンパク質の摂取が重要であるが，国民健康・栄養調査により示された実際の摂取量は高齢者（70 歳以上）＜成人（50〜69 歳）となっている（表 8・1）．

表 8・1 タンパク質の摂取推奨量と平均摂取量[a]

年 齢（歳）	男 性〔g〕			女 性〔g〕		
	推奨量	摂取量 （2000 年）	摂取量 （2016 年）	推奨量	摂取量 （2000 年）	摂取量 （2016 年）
18〜29	65	83.2	74.5	50	69.4	60.5
30〜49	65	88.9	74.2	50	71.3	61.4
50〜69	60〜65[†]	90.1	77.6	50	76.4	67.0
70 以上	60	80.9	74.4	50	67.2	64.1

† 50〜64 歳は 65 g，65 歳以上は 60 g
a) "日本人の食事摂取基準（2020 年版）"および"国民健康・栄養調査"より．

d. 低タンパク質食と腎機能 摂取したタンパク質や体タンパク質の不要な部分を排泄する過程で尿素などの窒素代謝物が生じるが，これを尿中に排泄するためには腎糸球体での沪過が必要となる．正常な機能の腎臓に対して一般的な量のタンパク質摂取（1.0 g/kg/日程度．年齢，性別，生活習慣などによって異なる）であれば問題はないが，腎機能が低下してネフロン数すなわち糸球体数が減少している場合，またはタンパク質を過剰摂取している場合には，一つ一つの糸球体が処理する沪過量を上げて排泄することになる．これが**糸球体過剰沪過**とよばれる現象で，高血圧や糖尿病によって糸球体が廃絶し，その結果全体としての腎機能が低下して慢性腎不全が進行するメカニズムとされている（図 8・4）．腎臓病患者に対して低タンパク質食が推奨されているのは，この糸球体過剰沪過を

糸球体過剰沪過:
hyperfiltration

軽減して腎臓の負担をとり，低下している腎機能を長持ちさせるためである．すなわち低タンパク質食は腎機能を改善させるものではなく，機能が低下するスピードを抑制するのが期待される効果であるため，一度上がった血清クレアチニン値を下げたり，eGFR（推算糸球体濾過量）を増加させるものではない．摂取タンパク質の制限量と糸球体過剰濾過の軽減度との間には量的な関係が証明されておらず，摂取量を少なくすればするほど腎保護効果が大きいのかどうかについては不明である．

eGFR: estimated glomerular filtration rate

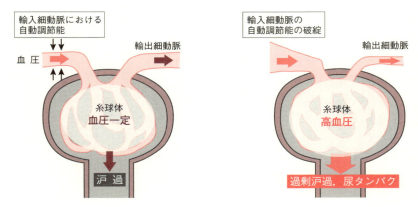

図 8・4　糸球体過剰濾過の仕組み

低タンパク質食の効用がもう一つあるとすれば，末期腎不全において代謝産物の全体量を減らすことで，尿毒症状を軽減して透析導入までの期間を延長することである．尿毒症状の原因物質はいまだ特定されていないが，トリプトファンの代謝産物であるインドキシル硫酸はその候補の一つと考えられている．この場合にはタンパク質摂取量を減らせば減らすほど透析導入までの期間を延長できるが，経験を積んだ医師および管理栄養士が減らしたタンパク質の分を補うエネルギー摂取を担保する食事指導を行わないと低栄養となる危険がある．慢性腎臓病[*1]の患者に対する摂取量は 2014 年に日本腎臓学会から提唱された食事摂取基準に病態の段階（CKD の GFR ステージ）ごとに示されている（表 8・2）．

低タンパク質食の実施に必要なのが低タンパク質食品である．米やパン，麺類などの主食が多く用いられている．主食のタンパク質を減らすことで，主菜のタンパク質を良質なものに変更できるため有用である．また調理済みの主菜をレトルト食品として利用することもできる．多くの低タンパク質食品は乳酸発酵・酵素処理，塩溶液処理，精米処理などの除去方法がとられている．

e. プロテインサプリメント　プロテインサプリメントにはホエイプロテイン，カゼインプロテイン，ソイプロテイン，エッグプロテイン，ビーフプロテイン，ピープロテイン，ライスプロテインなどの種類があり，いずれもそれぞれの原料からついた名称である．筋肉の維持や増強目的で使用されているのはホエイプロテインがあることが多い．しかし，これらのプロテインはあくまで筋肉の材料となるものであり[*2]，実際に筋肉量を増やすためには運動療法を併用する必要

[*1] 従来から使われてきた**慢性腎不全**という病名に代わり**慢性腎臓病**（**CKD**, chronic kidney disease）が普及しつつある．客観的な診断基準と重症度分類が確立されており臨床管理が行いやすいためであるが，病態としての慢性腎不全，すなわち数年から数十年かけて腎機能が不可逆的に徐々に低下していく状態が存在することには変わりない．本書では腎機能が低下した状態という意味で**腎不全**という言葉を用いている．

[*2] 薬剤として筋肉増強の効果があるのはスポーツでドーピングとして問題となっているアナボリックステロイドであるため，混同しないようにする．

表 8・2 CKD ステージによる食事療法基準[†1, a]

ステージ（GFR）	エネルギー〔kcal/kg 体重/日〕[†2]	タンパク質〔g/kg 体重/日〕[†2]	食塩〔g/日〕	カリウム〔mg/日〕
ステージ 1（GFR≧90）	25〜35	過剰な摂取をしない	3≦ ＜6	制限なし
ステージ 2（GFR 60〜89）		過剰な摂取をしない		制限なし
ステージ 3a（GFR 45〜59）		0.8〜1.0		制限なし
ステージ 3b（GFR 30〜44）		0.6〜0.8		≦ 2000
ステージ 4（GFR 15〜29）		0.6〜0.8		≦ 1500
ステージ 5（GFR＜15）		0.6〜0.8		≦ 1500
5D（透析療法中）	透析患者の食事療法に準じる			

†1 エネルギーや栄養素は，適正な量を設定するために，合併する疾患（糖尿病，肥満など）のガイドラインなどを参照して病態に応じて調整する．性別，年齢，身体活動度などにより異なる．
†2 体重は基本的に標準体重（BMI＝22）を用いる．
a）日本腎臓学会 編，"慢性腎臓病に対する食事療法基準 2014 年版" より．

がある．わが国でプロテインサプリメントとして最も多く用いられているホエイプロテインのホエイ（whey）は乳清と訳されることが多く，牛乳からチーズやバターを分離した後の乳清タンパク質を抽出したもので，ラクトグロブリン，ラクトアルブミン，ラクトフェリンなどが含まれている．製品によって異なるが，多くは質量の 3/4 程度がタンパク質で，その他の成分は糖質，炭水化物，脂質などである．もちろん体内では食品として摂取したタンパク質と同じ代謝経路をだどるため，腎臓に対する影響も同じである．腎機能が正常であってもプロテインサプリメントを大量に摂取している者は代謝産物も多くなり，尿素窒素（BUN）が高値となりやすいほか，使い始めでは筋肉量が増えていないためにBUN/クレアチニン比が上昇する．この一時的な現象と腎機能低下との判別は，プロテインサプリメントの摂取を一時的に中止して再検査するのが最も簡単である．プロテインサプリメントにはクレアチンを主成分とするものもあるが，クレアチンの代謝産物が腎機能の評価に使われるクレアチニンであるため，このようなサプリメントを大量に摂取した場合には血清クレアチニン値が上昇する．この場合はクレアチニンクリアランスも低い値をとるので，シスタチン C クリアランスを測定することで正確な腎機能を評価できる．

BUN: blood urea nitrogen

8・3 利尿作用のある食品成分

8・3・1 糖（尿糖）

本来，糖（グルコース）はエネルギー源として重要であるため，体外に漏れないよう糸球体で沪過されても尿細管で 100％再吸収され，血中に戻る．尿細管で

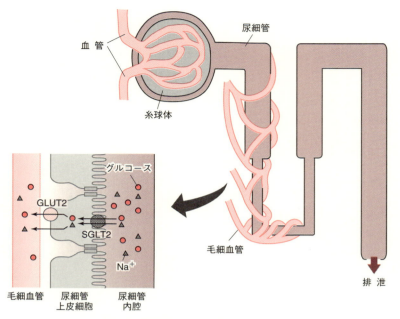

図 8・5　腎尿細管における糖再吸収の仕組み

の糖の再吸収はSGLT2という輸送体が行っており（図8・5），この動きを阻害することにより尿中に糖を排泄して血糖値を下げるSGLT2阻害薬が糖尿病の治療に用いられている．

　糖尿病や糖を大量に摂取した際などに尿中に糖が含まれてしまうと，浸透圧物質であるために尿細管内の浸透圧が上昇する．尿細管の役割としてナトリウムと水の再吸収があるが，正常時と同等に再吸収を行った場合に尿細管内の浸透圧がさらに上昇してしまうために，結果としてナトリウムと水の再吸収が減少する．そのため尿細管内のナトリウムは通常よりも多くなり，それは尿量の増加という結果を生じる．この浸透圧利尿の原理を応用したのが，マンニトール，グリセリンなどの浸透圧利尿薬であり，SGLT2を阻害することによる利尿作用である．利尿目的で糖を摂取しても通常利尿は起こらない．

8・3・2 カフェイン

　カフェインはコーヒーから分離されたアルカロイドの一種である．身体へのおもな薬理作用はアデノシン受容体に拮抗する交感神経系の刺激によるもので，覚醒作用，解熱鎮痛作用，強心作用，利尿作用を示す．腎臓に対しては血圧上昇により腎血流が増加するため，尿量が増加する．また尿細管におけるナトリウムの再吸収を抑制するため，これも利尿に働く．カフェインの作用には軽度の依存性と耐性があるとされている．

　カフェインはコーヒー，緑茶，紅茶，チョコレート，コーラのほか，種々の清涼飲料に含まれる．カフェイン300 mg（コーヒーカップ2〜3杯）で100 mL程度の利尿があるという報告があるが個人差が大きい．

8・3・3 アルコール

アルコールの摂取はカフェインと同様に交感神経を刺激するため，血管が拡張し腎血流が増加する．その増加量に伴って尿の生成量が増えるので，排尿の量や回数が増加する．

8・3・4 カリウム

食塩の過剰摂取などにより血液中で高ナトリウム状態になると，ナトリウムが細胞内に入るとともに水分も細胞内に引き込まれ，細胞内がナトリウムと水の過剰状態となる．このときカリウムを摂取すると細胞膜にある Na^+, K^+-ATPアーゼ（Na^+-K^+共輸送．ナトリウムポンプともいう）が作動し，血液中のカリウムを細胞内に取込み，細胞内のナトリウムとともに水分も血液中に排出する．このため循環血漿量が一時的に増加するが，これを腎臓の糸球体が感知すると，副腎からナトリウムの再吸収を促進するアルドステロンの分泌が抑制され，脳下垂体からは抗利尿ホルモン（バソプレッシン）分泌が抑制され，腎臓では血圧を上昇させるアンギオテンシンの合成を促進するレニンの分泌が抑制される．こうしたホルモンの働きによりナトリウム排泄量が増加する．さらに腎臓では集合管細胞のナトリウムポンプが活性化され，原尿中のカリウムを再吸収しナトリウムを分泌することで，ナトリウムの再吸収が抑制される．これらが働いた結果，尿中のナトリウム量が増加し，体外への排泄が促進される（図8・6）．

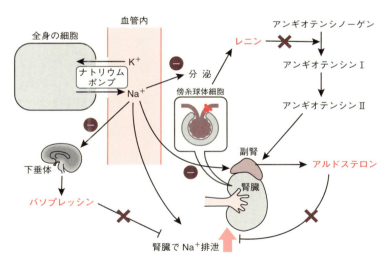

図8・6 カリウム摂取によるナトリウムの排泄促進

カリウムは生野菜，果物に多く含まれているが，そのなかでもホウレンソウ，パセリ，ヨモギ，キュウリ，ニラなどの野菜をはじめ，エリンギ，シイタケ，ブナシメジ，エノキなどのきのこ類，納豆，昆布，切り干し大根や，アボカド，スイカ，メロン，キウイ，バナナ，プルーンなどの果物の含有量が高いとされている（表8・3）．

表 8・3 カリウムを多く含む食品[a]

	カリウム含量〔mg〕	
	可食部 100 g 当たり	1 人 1 回使用量当たり （［ ］は使用量の目安）
ホウレンソウ（ゆで）	490	360 ［1/4 わ］
パセリ	1000	20 ［2 g］
キュウリ	200	80 ［1/2 本］
ニラ（ゆで）	400	100 ［1/4 束］
シイタケ（生）	290	41 ［1 個］
（乾）	2200	88 ［1 個］
エリンギ	340	88 ［小 1 本］
納　豆	660	264 ［40 g］
昆　布	8200	410 ［5 g］
乾燥ワカメ	5200	156 ［3 g］
切り干し大根	3500	700 ［20 g］
ザーサイ	680	68 ［10 g］
アボカド	590	295 ［1/4 個］
スイカ	120	120 ［100 g］
メロン	340	102 ［30 g］
キウイ	300	150 ［1/2 個］
バナナ	360	270 ［1 本］
プルーン（乾）	730	73 ［1 個］

a）"日本食品標準成分表 2020 年版" をもとに作成．

8・4　排尿障害にかかわる食品成分

前立腺は男性の尿道を包む組織で（図 8・7），精子を保護する前立腺液を分泌する．加齢や男性ホルモン（テストステロンから 5α 還元酵素により産生されるジヒドロテストステロン）の関与により前立腺が肥大すると，尿道が狭くなり尿腺の狭小や排尿時間の延長などの症状が出現する．これを**排尿障害**という．

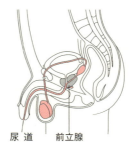

図 8・7　男性生殖器の構造　　尿　道　　前立腺

a．ノコギリヤシ　　ノコギリヤシは"ノコギリパルメット"とよばれるヤシ科のハーブの一種で，この果実の抽出液にムスカリン性受容体と α_1 受容体の抑制作用が報告されている．タムスロシンに代表される α_1 受容体阻害薬は前立腺肥大に伴う排尿障害に対する第一選択薬であり，これと同じ成分が含まれていると考えられる．またジヒドロテストステロンの産生を抑制して肥大した前立腺

体積を縮小させる 5α 還元酵素阻害薬であるデュタステリドに類似の成分が含まれているという報告もある．すなわち二つの機序で前立腺肥大による排尿障害を改善する可能性がある．

b. プロアントシアニジン　クランベリーなどに含まれるポリフェノールの一種である**プロアントシアニジン**は前立腺炎などの尿路感染症に有効であるとする報告がある．詳細な機序は不明であるが細菌が膀胱や尿路の内壁に付着するのを防ぎ，体外へ排出することで感染の成立を抑制するとされている．しかし無効であったとする報告も複数あり評価は定まっていない．

c. イソフラボン　大豆に含まれる**イソフラボンアグリコン**が，テストステロンをジヒドロテストステロンに変換する 5α 還元酵素の働きを阻害するという報告がある．またジヒドロテストステロンがその受容体に結合するのを阻害するほか，受容体の発現自体を抑えて機能を抑制することで，前立腺肥大を改善する効果があるといわれている．

9 脳・神経系に作用する食品成分

9・1 脳に作用する食品成分

9・1・1 中枢神経系と生理活性物質

神経系は，中枢神経と末梢神経に大別される．中枢神経は脳と脊髄からなり，脳は大脳半球，間脳（視床，視床下部，視床上部），脳幹（中脳，橋，延髄）と小脳に分けられる．大脳・小脳では神経細胞体の多い部分が表面にあり灰白質（皮質）とよばれ，内面の神経線維の多い部分は白質とよばれている．大脳の基底部には神経細胞により形成された大脳基底核があり神経活動を調節している．脊髄では細胞が多い皮質が中心部にあり伝導路である神経線維は白質として周りを取囲んでいる．

神経細胞からは樹状突起とよばれる突起が伸びて神経線維である軸索となり，他の神経細胞と**シナプス**を介してネットワークを形成する（図9・1）．

脳には神経細胞以外にそれを支える星状膠細胞，希突起神経膠細胞，小膠細胞

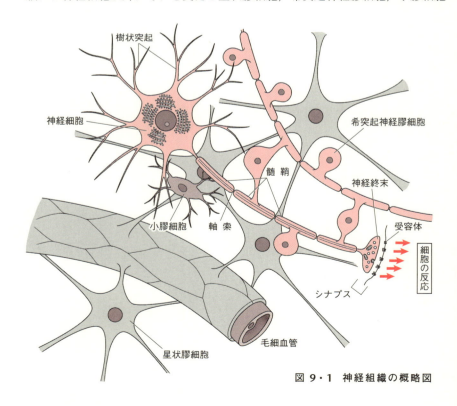

図9・1 神経組織の概略図

がある．**星状膠細胞**は突起を伸ばしその先端は脳の細動脈を覆っており，その結果神経細胞は血管とは直接接触していない．血液と脳実質間の物質の受渡しは血管壁と星状膠細胞膜を介して行われ，血液脳関門を形成している．血中の糖は血管壁を介して星状膠細胞に取込まれ，乳酸に代謝され，神経細胞に運び込まれてTCA回路により代謝されてATPがつくられる．**希突起神経膠細胞**は神経軸索に突起が巻きついて髄鞘をつくっている．この髄鞘は $250 \sim 1000\ \mu m$ ほどの幅がある．一つの希突起神経膠細胞はいくつもの突起を伸ばして髄鞘をつくっている．**小膠細胞**は星状膠細胞や希突起神経膠細胞よりも小さく突起も少ない．その役目は，細胞死を起こした神経細胞などの周辺を活発に活動し，損傷を受けた細胞を貪食することである．小膠細胞はいわゆる脳内清掃システムとして機能していると考えられている．

膠細胞は神経栄養因子類（**神経成長因子**；NGF，**脳由来神経栄養因子**；BDNF）など多様なポリペプチドを合成し，遊離する．これらは神経細胞の樹状突起の成長や軸索の伸張，神経回路の修復などを行い，広範囲に脳機能の維持に寄与し，可塑性においてはきわめて重要な働きを行っている．

シナプスでは**神経伝達物質**が放出され，情報の伝達が行われる．神経伝達物質は，構成から分類すると，大きくアミノ酸系，モノアミン系，ペプチド系に分けられる．ペプチド系には，消化管に関与するソマトスタチン，ニューロテンシン，ガストリン放出ペプチド（GRP），ガストリン，コレシストキニン（CCK）などがある．神経伝達物質は**興奮性**と**抑制性**に分けられ，前者の代表的なものにはアセチルコリン，ドーパミン，ノルアドレナリン，グルタミン酸，後者には γ-アミノ酪酸（GABA），グリシンなどがある．

NGF: nerve growth factor

BDNF: brain-derived neurotropic factor

9・1・2　神経伝達物質にかかわる食品成分

a. ドコサヘキサエン酸（DHA）　DHAは大脳皮質に多く含まれ，神経細胞膜リン脂質の構成成分である n-3系の必須不飽和脂肪酸であり，記憶・学習機能に重要な役割を担っている．認知機能と関連のある神経伝達物質としてアセチルコリンが知られているが，食事から摂取するDHAは大脳皮質および海馬のアセチルコリン量を増加させ認知機能障害を改善することが報告されている[1]．また，**軽度認知障害**（MCI）または加齢による認知障害をもつ成人にDHAを摂取させると認知機能の改善が認められる[2]．したがって，積極的にDHAを摂取することはMCIからアルツハイマー型認知症への進行を遅らせる可能性がある．

MCI：mild cognitive impairment

b. コリン　記憶・学習機能に関与している中枢性コリン作動性神経系には，神経伝達物質**アセチルコリン**の合成，放出，受容体刺激，分解そして分解産物**コリン**のプレシナプスへの取込みといった一連のシステムが存在している．アセチルコリンは，コリンにアセチルCoAのアセチル基を転移するコリンアセチル転移酵素により合成される[3]．コリンは生体内では合成されないため，含有量の多い卵黄やレバーなどから摂取する必要がある．また，コリンはメチル基供与体としても機能し，DNAのメチル化に関与しエピジェネティクス調節を担っている．妊娠期間にコリンを強化すると，胎児のストレスホルモンのコルチゾール

* エピジェネティクスや胎児期の影響などについては第4章を参照.

産生制御遺伝子などの DNA メチル化が進んで遺伝子の発現量が低下し, 最終的にコルチゾールの産生量が低下することが報告されている[4]. このようなエピジェネティックな変化は生涯を通して持続しうる機能的変化をもたらす*.

c. トリプトファン　トリプトファンは不可欠アミノ酸の一つでインドール骨格をもつ芳香族アミノ酸である. 食物から吸収されたトリプトファンは脳内に移行した後, 神経伝達物質である**セロトニン**へと代謝される. 中枢セロトニン作動性神経の細胞体は, 中脳にある縫線核に限局し, そこから前頭葉の前頭前野, 視床, 線条体, 海馬・扁桃体, 脊髄などさまざまな部位に投射している. おもに不安感情, 衝動, 性行動, 食欲, 体温などの調節を行っている. また, 大縫線核からは下行性疼痛抑制系とよばれる痛みを抑える経路へ投射している. よって, セロトニン神経の機能低下が起こると不安神経症やうつ病などの精神疾患が発症すると考えられている. さらに, セロトニンからは睡眠や生体リズムの調節作用をもつメラトニンが体内合成される. メラトニンは松果体で生成され分泌されるが, 日中, 強い光を浴びると分泌は減少し, 夜, 暗くなってくると分泌量が増える. このようにメラトニンを分泌する時間や量によって体内時計の機能や生体リズムが調整される. したがって, メラトニンの分泌低下は不眠症などの睡眠障害をもたらす.

9・2 認知症・精神疾患にかかわる食品成分

9・2・1　認知症にかかわる食品成分

認知症を起こす病気は多岐にわたるが, 代表的なものには**アルツハイマー型認知症**, **脳血管性認知症**, **レビー小体型認知症**, 前頭側頭葉変性症などがある. 治療可能な正常圧水頭症や慢性硬膜下血腫, 甲状腺機能低下症, ビタミン B_{12} 欠乏症などでも認知症を起こす. 発症機序的に認知症を考えると, アミロイドβタンパク質, タウタンパク質沈着と脳微小循環の二つがあり, 両者が混在している.

a. アルツハイマー型認知症　アルツハイマー型認知症は, アミロイドβタンパク質を主成分とする老人斑, タウタンパク質を主成分とする神経原線維変化によって特徴づけられる. 機序としては, アミロイドβの凝集蓄積がはじめに起こり, これが神経原線維変化や神経細胞死などの病変をひき起こして, 認知症を発症するという**アミロイド仮説**が考えられている. さらに, 神経変性疾患に共通する病理変化として神経細胞の脱落と小膠細胞や星状膠細胞の活性化を主体とする神経炎症も発症の一因と考えられている. また, アミロイドβの凝集には微小循環も関連し, 血流不全により凝集が促進する.

アルツハイマー型認知症予防のための食事としては, 魚類, 野菜, 豆類, 果物, 穀物, 不飽和脂肪酸 (特にオリーブオイル) を多く食べ, 乳製品, 肉類および飽和脂肪酸は少なめに摂取し, 食品中に中等量 (20 g/日未満) のワインを飲むことがよいとされる. 軽度認知障害の症例において, この食事パターンを取入れている群では, 取入れていない群に比較してアルツハイマー型認知症に進展する危険率が 0.52 に低下したとの報告がある[5].

魚油に多く含まれる DHA や EPA などの n-3 系多価不飽和脂肪酸には抗炎症作用があり，アルツハイマー型認知症の予防効果があるという．

米ぬかに含まれるフェルラ酸とフラボノイド，テルペノイド，ギンコール酸を含むイチョウ葉エキスがアルツハイマー型認知症の進行予防に有効であるとの報告がある．フェルラ酸は濃度依存的にアミロイド β の神経毒性効果を抑制し，過酸化物質の分解活性上昇による抗酸化作用がアミロイド β の毒性を抑制，炎症性サイトカインである IL-1β を介して海馬の神経細胞死を防ぐという神経保護効果も示唆されている（図 9・2）[6]．

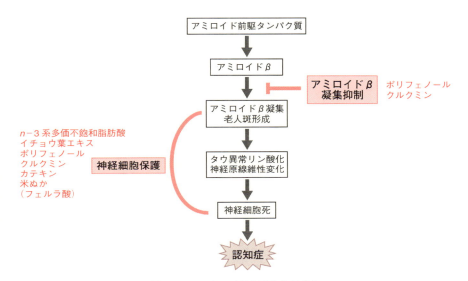

図 9・2 アミロイド仮説と食品成分

そのほか，ビタミン A をはじめとする有機化合物もアミロイド β の細胞毒性を軽減させるとされている．緑茶に含まれるカテキンは抗酸化作用や抗炎症作用をもち，抗炎症作用として認知症に有効である可能性がある．

脳は通常は糖を代謝してエネルギーを得ている．しかし，長期にわたる飢餓や高脂肪ケトン食では肝臓が**ケトン体**を産生し，脳を含めた全身の臓器のエネルギー源として使用される．一方，アルツハイマー型認知症では早期から脳内の糖代謝障害が認められる．この糖代謝障害による細胞機能の低下に対して，ケトン体が補助的なエネルギー源となりミトコンドリア代謝や認知機能の改善に寄与すると考えられている[7]．また，ケトン体は潜在的にアミロイド β の産生抑制にも作用する可能性があり注目されている．ケトン体は脂肪が多く炭水化物が少ない食事（ケトン食）により産生される．ココナッツやアブラヤシの果実から得られる植物油の主成分である中鎖脂肪酸トリグリセリドは，中鎖脂肪酸を介してケトン体となる．ケトン体がアルツハイマー型認知症の認知機能低下の抑制に有効であるとの報告が多くなされている[8]．

b．脳血管性認知症　脳血管は樹木の枝のように細かく張り巡らされ，酸素などの栄養を運んでいるが，脳細胞は栄養・酸素不足にとても弱く，脳梗塞や

脳出血など何らかの原因により血行が阻害されると，その周囲の脳細胞が死滅し，範囲や部位によりさまざまな症状を生じる．**脳血管性認知症**はその症状の一つで，大きな発作にいたらない小さな梗塞（微小脳梗塞）でも，自覚なく脳血管性認知症になっている場合もある．

野菜・果物に含まれる抗酸化ビタミン摂取量と認知機能障害の関連が指摘されている．野菜の摂取は認知機能の低下を有意に抑制するが，果物の摂取は認知機能には影響しなかったとされる[9]．

高ホモシステイン血症は動脈硬化の危険因子であり，血中ホモシステインが高値の高齢者はアルツハイマー型認知症発症のリスクが高いことが示されている．ビタミン B_6，B_{12}，葉酸はいずれもホモシステイン代謝経路において補酵素として働き，血中ホモシステイン濃度を低下させるため脳血管性認知症予防に有効である可能性がある．しかし，実際の研究では実証されていない．

大量の飲酒は，脳の萎縮を生じたり，脳梗塞などの脳血管障害をひき起こす原因となり，認知機能が低下すると**アルコール性認知症**を発症する．大量（1日36 g 以上）のアルコールを摂取する男性は，少量ないし中等量（20 g 未満）のアルコール摂取者に比べて，記銘力，遂行機能が低下するとされる．アルコールの種類では，ビールやワインよりも濃度の高い蒸留酒が機能低下を起こすと報告されている．高濃度のアルコールが認知機能を低下させる機序は不明な部分が多いが，一つは心血管系の因子がある．さらに，アルコール自体の神経毒性，神経炎症性，ビタミン欠乏による影響など多岐にわたる．疫学研究では赤ワイン摂取がアルツハイマー型認知症の発症率を下げることが示唆されている．赤ワインに含まれるミリセチン，ロスマリン酸，クルクミンなどのフェノール化合物がアミロイド β の形成を抑制し，さらにはすでに形成されたアミロイド β を不安定化させ細胞毒性を軽減させるとされている．また，ポリフェノールは抗酸化作用を介して脳循環を改善し，認知機能低下を抑制する．同時にストレスホルモン，カテコールアミンやサイトカインなどの分泌を調節し，精神的なストレスを軽減することにより認知機能低下を改善する．

9・2・2 精神疾患にかかわる食品成分

精神疾患の代表的なものには，**統合失調症**，**うつ病**，**双極性障害**（躁うつ病）や，**自閉症スペクトラム障害**，**注意欠如・多動性障害**といった発達障害などがある．

精神疾患に効く特別な食品はない．基本はバランスのとれた食事であるが，効果があるとされている食品成分もいくつかある．統合失調症には $n-3$ 系多価不飽和脂肪酸がよいといわれている．うつに関しては，血中 $n-3$ 系多価不飽和脂肪酸濃度の低下がうつ病リスクと関連することも指摘されている．魚の摂取量が多い国はうつ病が少ないという報告があり，魚油に多く含まれる $n-3$ 系多価不飽和脂肪酸の EPA や DHA の血中濃度がうつ病患者では低かったという報告もある．うつ病では健常者に比較して不可欠アミノ酸であるトリプトファンが低下していることも指摘されている．ビタミンのなかでも葉酸の血中濃度はうつ病では低値あることが知られている．緑茶をよく飲む人（1日4杯以上）はうつ症状

が少ないともいわれている[10]．うつ病と腸内細菌叢との関連も指摘されており，乳酸菌やビフィズス菌が減少していることが報告されている．プロバイオティクスである乳酸菌飲料，ヨーグルトなどがストレスに関連したうつ症状を軽減する可能性がある[11]．プロバイオティクスを30日間投与した人が，プラセボと比較してストレス症状が有意に減少したとの報告もある[12]．自閉症スペクトラム障害も腸内細菌叢との関連が指摘されており，患者に胃腸症状が多いことが指摘されている．機序として，腸内細菌叢が乱れることにより外界から腸内細菌や毒素などが侵入し，炎症性サイトカインが脳血液関門を破綻させる．その結果，小膠細胞の活性化が惹起されて神経炎症が誘発されることが想定されている[13]．注意欠如・多動性障害に関しては，ホスファチジルセリンが典型症状やワーキングメモリ関連能力に，DHAが攻撃性に，それぞれ改善効果をもつ可能性が示唆されている[14]．また，動物においてうま味成分であるグルタミン酸を投与すると攻撃性が低下したとの報告がある[15]．

　精神機能全般からみると，脳内におけるカンナビノイドも重要な働きを示す．カンナビノイドには大麻様活性成分の薬理作用がある．脳内のカンナビノイド受容体と内在性カンナビノイドの増加や減少は，精神機能の異常をきたす可能性が指摘されている．また，内在性カンナビノイドと食欲や脂質代謝との関連性も指摘されており，肥満を含む生活習慣病の病因にも関連が示唆されている．

9・2・3　パーキンソン病にかかわる食品成分

　パーキンソン病は中脳黒質緻密部のドーパミン作動性ニューロンが変性・脱落する病気で，ドーパミンによる線条体の調節ができなくなり運動に障害が生じる．中脳黒質のドーパミン神経細胞をはじめとするいろいろな神経細胞などに**レビー小体**が蓄積して変性脱落する．症状として安静時振戦，筋固縮，無動，姿勢反射障害などが生じる．原因は不明であるが，いろいろな因子の関与が考えられ

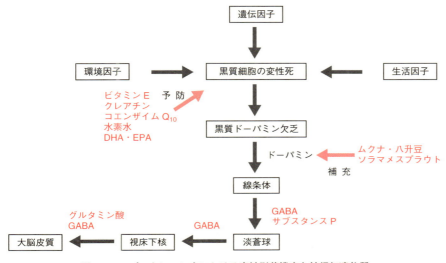

図9・3　パーキンソン病における変性脱落機序と神経伝達物質

ている．運動症状以外に，不安，うつ症状，便秘，起立性低血圧，頻尿なども生じる．治療には脳内で減少したドーパミンをいろいろな手段で補充する方法が行われ，ドーパミンの前駆物質である**レボドパ**（L-dopa, L-3,4-ジヒドロキシフェニルアラニン）がおもに用いられる．

　神経細胞が変性脱落する機序はいろいろと考えられている．細胞に対する酸化ストレス，フリーラジカルなどが代表的なものである．パーキンソン病に関与する神経伝達物質はドーパミンをはじめ，グルタミン酸，GABA など多彩である（図 9・3）．

　ムクナや八升豆にはレボドパがある程度含まれている[16]．薬剤のレボドパに比べ効果発現が早く，半減期は長いとされる．マメ科のソラマメにもレボドパが含まれ，特に新芽であるソラマメスプラウトには 100 g 中にレボドパが 550 mg 含まれているとの報告がある．

　パーキンソン病の病態には酸化的ストレスが関与しているため，抗酸化作用があるいわゆるサプリメントを含めた効果も期待されている．ソラマメスプラウトはレボドパ以外に多くのフェノール化合物を含有し，なかでもケンフェロール配糖体は抗酸化作用をもつとされているため，レボドパと相まってパーキンソン病に有効である可能性がある．

　抗酸化作用をもつビタミン E，クレアチン，酸化型コエンザイム Q_{10} なども効果を示す可能性がある．グルタチオン，ビタミン D_3，イノシンなども検討されている．

　パーキンソン病に対する水素水の報告もあり，無作為二重盲検試験で水素水 1 日 1000 mL を 1 年間飲水した群と同じく水を飲水した群を比較すると，水素水群においてパーキンソン症状が有意に改善したとされている[17]．水素には OH ラジカルを減少し酸化ストレスを軽減する作用があり，他の分子化合物にも影響して効果を発揮すると考えられる．

　また，カフェインとパーキンソン病発症の関連も指摘されている．コーヒーを 1 日 4 杯以上飲む人は，そうでない人に比べパーキンソン病に罹患する率が低いとする報告がある[18]．早期のパーキンソン病においては，カフェインとその化合物の血中濃度が健常者に比べ有意に低値であるとされ，血中のカフェイン濃度が低い方が進行期のパーキンソン病にみられる運動症状変動が多いという報告もある[19]．パーキンソン病ではアデノシン A2A 受容体活性が亢進し，パーキンソン症状を増悪させていると考えられており*，カフェインはこの活性を阻害する作用があることが予想される．

　酸化ストレスを受けた DHA や EPA から生じた酸化修飾ドーパミンが神経細胞の細胞死を誘導することも指摘されている．これに対してゴマから抽出されるゴマリグナンが効果的で，なかでもセサミノールカテコールが最も抑制効果が強かったとされている[20]．ゴマリグナンによる脳内老化予防効果は，脳内の神経膠細胞中で起こる過剰な炎症反応，特に NO 産生と神経細胞のアポトーシスをセサミンが有効に抑制するためと考えられ，認知症の予防効果も期待できるかもしれない．

* 2019 年現在，パーキンソン病の薬剤としてアデノシン A2A 受容体阻害薬が使用されている．

ビタミンEの抗酸化作用も知られており，実験的に作成したパーキンソン病モデルマウスにビタミンEを投与したところ，投与しないものに比べ，線条体のドーパミン量が回復したと報告されている[21]．ビタミンEであるトコフェロールは生理機能の活性化と抗酸化作用があり，パーキンソン病患者ではレボドパとの併用効果が報告されている．

9・3　血液脳関門の役割と食品成分

　一般に脊椎動物の血中では，電解質，20種のアミノ酸は種差もなくほぼ同じ濃度で，食事摂取の影響を受けないよう，脳により常に恒常性が維持されている．この仕組みの基本は脳内の各栄養素の恒常性維持であり，血中の各栄養素の濃度変化に対し，代謝調節によりすみやかに対応している．

　一方，生命活動を支える食行動は生体恒常性の基本であり，脳による空腹感と食後の満腹感で調節されている．脳は生命活動で消費した栄養素の摂取を促し，体液の各栄養素の濃度が生理的に許容される範囲に収まるよう，食物の種類を選択しつつ十分な量を摂取する．脳の視床下部にある食欲や嗜好性にかかわる神経細胞（ニューロン）が食行動を制御しており，食後に血液中の各栄養素の濃度変化が生じないように食欲と代謝を調節することで恒常性を維持している．血中栄養素のなかでも体温と活動のエネルギー源となる栄養素が**グルコース**であり，**脂肪酸**とともに食欲を調節している．視床下部のニューロンは血中グルコースの低下と脂肪酸の上昇とを認知して空腹感を生じ食欲を高める．食後はこの両者の逆の濃度変動により食欲が少しずつ抑制され，脳が最終的に生命活動で消費した各栄養素の生理的欲求を満たすと判断すると摂食は中断する．このようにして，血中そして脳内の各栄養素の生体恒常性は維持され，健康で活動的に生きることができる．

生体恒常性の始まり

　47億年前に誕生した地球は，少しずつ冷えて水蒸気は水となり古代の海が生まれたが，大気は二酸化炭素が大部分を占め有毒なシアンなども存在していたので，高温な大気では生命は存在しなかった．10億年経過した頃，炭酸ガスとシアンを分解する単細胞生物のシアノバクテリアが浅い海に出現し，大気中の炭酸ガスが急速に低下して酸素の濃度が上昇した．さらに海水中では炭酸ガスも酸素も大気に比べ溶存量が少なく，温暖で生存に好ましい環境で，海水中の有機物を酸化することによりエネルギーを産生する多様な単細胞生物が赤道付近の浅い海の中で出現した．やがて生命力に優れ活動性も高い多細胞生物が出現し，体液として当時の海水の組成が基本となって現在の生物に引き継がれている．海水中の食塩濃度は現在は 2.2〜2.4% であるが，多細胞生物が出現した頃はわれわれの血液と同じ 0.9% 程度であったと考えられる．

9・3・1　消化吸収と血液脳関門の役割

　われわれは摂食した食物（すなわち他の生物の組織）を消化管で消化し，タン

パク質はアミノ酸へ，炭水化物はグルコースへと分解され，各栄養素に特異的な**輸送体**を介して吸収する．血中に移行した各栄養素は，体細胞に取込まれ，遺伝子情報に基づいて生命活動に必要な物質を生合成する際の材料（基質）となる．各栄養素の血中への移行と並行して体細胞がこれら栄養素を取込めば，見かけ上の血中濃度はあまり変動しないことになる．当然，輸送体を通過できない物質は体外に排泄される．また，摂食した食物に特定の化合物が過剰に含まれこれが体内に吸収された場合は，脳が速やかに血中さらに脳内濃度変化を認知し食欲を抑制するとともに小腸と肝臓で分解して生体恒常性を維持し，危険な食物として記憶し食べないよう学習する（**条件付け忌避行動***）．特に，ニューロンの活動性に影響を生じる神経興奮物質や機能を調節するモノアミン類の摂取は脳にとって危険であるので，消化吸収段階で分解され血中への移行はほとんどない（**小腸肝血液関門**）．さらに血液が脳内に移行する段階では，これらの物質を星状膠細胞がすべて取込み分解する仕組み（**血液脳関門**）があり，まったく脳内へ移行しない．神経伝達物質は，グルコースやアミノ酸などの脳内へ移行できる栄養素からすべて脳内で生合成されて細胞内に蓄積され，必要に応じて脳の局所で分泌されることで近傍のニューロンの活動を調節している．したがって栄養素以外の脳に直接作用するような物質は，基本的に消化吸収過程で体内に移行せず，血中に注入するなど何らかの方法で血中濃度を異常な水準に上昇させても脳内に移行することはふつうはない．

* 具体例は§9・3・3を参照.

しかし，通常食事で摂取することのないコカインなどは，ニューロンにあるモノアミンのドーパミン受容体への結合においてきわめて高い親和性をもち，血中に少量でも存在するとその一部が脳内に移行して強い薬理的作用（快感）を生じる．外因性に強力なモノアミンの類縁体の刺激を受け続けると，ニューロンの受容体そのものの減少が生じ，並行して生合成能も低下するので，薬物依存状態となり強く薬物を求めるようになる．その結果，脳機能に障害を生じ，治療も困難であるので，このような薬物は法律で生産，販売そして使用を厳しく禁止している．

9・3・2　基本的な栄養素と脳の関係

われわれ人間は恒温動物であるので，体熱の産生を常に（食間時でも）行う必要がある．その際の主要な熱源はグルコースであり，ついで脂肪酸である．したがって，空腹でないときでもグルコース源となる栄養素は甘味を呈し嗜好性が高く，生理的欲求を超えて摂取してしまうこともある．加えて脂肪酸は，摂取した脂肪を消化管と肝臓で分解することにより生じるので，エネルギー源として油脂を含む油濃い食物も嗜好性が高い．この両者を含む食物はいわゆる**やみつき現象**を生じ，結果として摂取カロリーが過剰となりやすく，習慣になると肥満症発症につながる．このやみつき現象は，塩味の食塩（塩化ナトリウム）やうま味のアミノ酸では生じない．

この脳内の仕組みをラットで調べた研究がある．ラットの胃内に代表的呈味物質として一定濃度（60 mM）のグルコース，アミノ酸のグルタミン酸ナトリウ

ム，塩化ナトリウム（食塩）を少量（1 mL/100 g 体重）注入して，その後の脳の応答を機能型 MRI で観察すると，やみつき現象（依存性）にかかわる腹側被蓋野や側坐核が応答したのはグルコースだけであった（図 9・4）．他の糖類でも同様の結果を示したことから，甘味を呈する糖類に共通している現象といえる．また，脂肪酸でもグルコースと同様の応答が生じる．ラットに高ショ糖高脂肪食を与えると嗜好性も高く摂食しやがて肥満になることが知られ，ラットの胃内に糖類を投与したときの脳の応答とよく一致する．

MRI: magnetic resonance imaging（磁気共鳴画像）

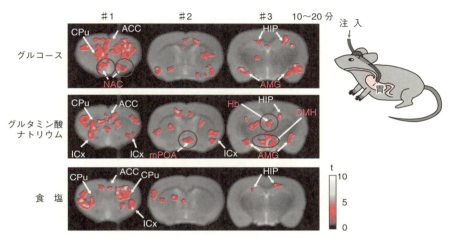

図 9・4 グルコース，グルタミン酸ナトリウム，食塩のラットへの胃内注入に伴う脳の応答 各 60 mM を注入し，同群内での注入前との比較を表す．グルコースでのみ側坐核（NAC）が応答した．グルタミン酸ナトリウムでは体温調節および基礎代謝を調節する中枢が応答した．CPu: 尾状核被殻, ACC: 前帯状皮質, AMG: 扁桃体, HIP: 海馬, ICx: 下丘外側核, mPOA: 内側視索前野, Hb: 手綱核, DMH: 視床下部背内側核 [T. Tsurugizawa, et al., Neuroreport, **19**(11), 1111-1115 (2008) より]

一方，グルタミン酸ナトリウムの胃内注入では，視床下部の内側視索前野（体温調節中枢）と背側腹側核（体熱産生にかかわる基礎代謝の調節中枢）が同時に応答していた．この結果からは，従来タンパク質摂取に伴って生じると考えられてきた食事性熱産生が，タンパク質を構成する 20 種のアミノ酸のなかで最も多く含まれる遊離のグルタミン酸により胃および小腸において刺激された迷走神経を介して脳に入力することにより生じるように，脳が全身に指令を出していることが示唆される．

グルタミン酸は代表的な神経興奮物質であり，消化吸収時に 95% が分解され，呼気中に炭酸ガスとして排泄されるので，血中濃度はほとんど上昇せず，血液脳関門はグルタミン酸をまったく脳内に移行させない．脳内にある大量のグルタミン酸はすべてグルコースから生合成されており，脳の活動により生じた有毒なアンモニアを分子内に取込みグルタミンとして脳外に排出する働きがある．消化管を支配する迷走神経を全切断した動物において同様の実験を行った研究では，グルタミン酸ナトリウムによる脳の応答がほとんど消失したが，血中および脳内に容易に移行するグルコースに対しては迷走神経切断の影響は生じなかったという

結果が報告されている．グルタミン酸は，味覚だけでなく，消化管内で生じる内臓感覚を，迷走神経系を介してすべて脳に情報入力する．さらに高ショ糖高脂肪食をラットに与え，同時に水と嗜好濃度の1％グルタミン酸ナトリウム水溶液を自由に選択摂取させた研究では，ラットは食事とともにグルタミン酸水溶液を摂取し，摂食量が同水準で水のみを与えたラットに比べ，体重増加と皮下および内臓の脂肪蓄積が有意に抑制された．これは過剰なエネルギー摂取に際し，グルタミン酸ナトリウムを摂取することにより食事性熱産生を高め脂肪の体内蓄積を抑制したと考えられる．

　この現象は，われわれ日本人の食事が欧米化しているにもかかわらず先進工業国のなかで最も寿命が長く，肥満症発症頻度が最も低いことと無関係ではないと考えられる．グルタミン酸ナトリウムは代表的なうま味物質であり，食文化にかかわらず食事の嗜好性を高める効果がある．うま味は甘味，塩味，苦味，酸味とともに基本味として認知され，日本発のうま味物質は世界中で年間200万トン以上調味料として嗜好濃度（0.5〜1.0％）で利用されている．他の味覚物質同様，脳に作用する成分といえよう．

9・3・3　脳に直接作用する物質と血液脳関門

　脳に作用する食品成分には末梢の神経系を介した物質のほかに，消化管から吸収され脳内へ移行して神経活動にかかわるモノアミンなどの前駆体がある．正常な脳にとっては外因性のこれらの物質は好ましくないが，生合成が不足している患者では対症療法となる．たとえば脳内の黒質からのドーパミンの生合成や分泌が加齢に伴って不足することで全身性の運動機能失調を生じるパーキンソン病では，ドーパミン前駆体のL-ドーパを経口的に投与すると症状が改善するが，脳での生合成が低下し結果としてニューロンの応答性が低下するので効果は限定的である[1]．一方，ストレス社会において安全性の高い向神経薬への期待は高く，脳内への移行に優れ，受容体に高い親和性を示すように化学的に合成して得られた物質（薬）は，血液脳関門をすり抜けて一部が脳内に移行し，薬効を生じる．しかしL-ドーパの場合と同様に，時間とともに効果は低下し，やがて薬物依存状態になるので注意深い投与が必要である．これに類似した小腸肝血液関門が非栄養素である薬物の経口摂取を困難にしているが，現在は糖やアミノ酸を薬物に結合させることにより栄養素の輸送体を利用して体内に移行するよう工夫がなされ，経口化により患者の負担が軽減されている．

　同様の関門が，血液と胎盤や乳腺にもあり，胎児や新生児の脳の正常な発達と機能維持に役立っている．しかし，コカイン乱用者の妊婦ではコカインが胎児に移行し，生まれたコカインベビーは脳の発達障害を生じ治療がきわめて困難であるという事例もある．植物のなかには動物による食害から種子を守るためL-ドーパなどのモノアミン前駆体を数％含有し，動物がこの植物を摂食した後に生じる下痢や腹痛などの不快感から二度と食べなくなることで種を守っている[2]ものもある．このように天然物由来の食物中に向神経作用をもつ物質が含まれ脳内に移行する可能性があり，このような食物を長期にわたり大量に摂取することは

---

[1]　パーキンソン病については§9・2・3を参照．

[2]　これを条件付け忌避行動という（§9・3・1参照）．

脳機能を混乱させ安全性に問題がある．

　また，脱水症やインフルエンザなどで高熱を伴う疾患では血液脳関門の機能が低下し，本来脳内に移行しない血中の栄養素が流入することにより多様な神経症状を生じることもある．

9・3・4　食情報と脳内の恒常性

　脳内の各栄養素の濃度は体液（血中）の恒常性の基準であり，何らかの原因で脳内恒常性が失調すると強い不快感と食欲低下を生じる．したがって健康増進を目的に特定の栄養素をサプリメントなどで摂取する場合は，体内で欠乏が生じていることを確認したうえで用法・用量を厳守することが重要である．逆に特定の不可欠アミノ酸の欠乏に際しては，強い不快感とともに食欲を抑制して全力で脳内恒常性を維持しようとする仕組みがある．ラットの実験では，不可欠アミノ酸欠乏食を与えると，20種のアミノ酸，グルコース食塩各水溶液のなかから強い苦みがあるにもかかわらず欠乏アミノ酸（リシンやトリプトファン）を容易に選択し，要求量を満たすよう定量的に摂取したという結果もある．これを担うのが先に述べたやみつき現象にかかわる側坐核で，必要な栄養素は嗜好性が低くても必要量を摂取するよう脳が指令を出す．この能力は動物の種にかかわらず備わっており，本来の側坐核が担っている健康を維持する基本的な仕組みといえよう．したがって健康にとって最も重要な生体恒常性を定期的に測定することが重要だと考えられるが，血中のアミノ酸濃度は現在の健康診断の対象外であり，制度に加えて安価で精度高く高速で測定できるシステムが求められている．

　以上のことから，不可欠アミノ酸の欠乏や炭水化物，タンパク質，脂質の極端

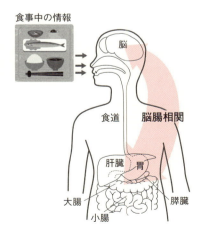
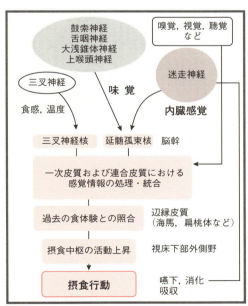

図 9・5　食行動における化学感覚と脳の関係　食情報（視覚，嗅覚，触覚，味覚，内臓感覚）は脳に入力され，食欲や代謝を調節し，各栄養素の消費と摂取のバランスが維持される．満足感を得て，食体験が記憶され，この繰返しにより嗜好性が形成される．

な摂取制限は脳内恒常性の失調にとどまらず機能に重大な影響を生じるため，各栄養素のバランスがよい食事を規則正しく食べるのが脳にとって最も好ましいことといえよう．血中や脳内の各栄養素はすべて脳に作用する物質であり，血中に移行しなくても味覚物質のような五感を刺激する物質も神経系を介して脳に作用を生じているのである（図9・5）．

9・4 眼にかかわる食品成分

ヒトは外界からの情報の実に80%を視覚に依存する生物であり，加速度的な情報化の進展は眼への負担をこれまで以上に過酷にしている．眼科領域では世界的に食品因子の研究が盛んに行われ，臨床効果が科学的に検証されていることが大きな特色である．海外だけでなく日本でもエビデンスレベルの高い臨床試験結果が報告されている．本節では疾患例として加齢黄斑変性，さらに一般的な臨床効果として眼の疲労に対する食品因子の効果について概説する．

9・4・1 加齢黄斑変性とそれにかかわる食品因子

網膜の中心にある直径 1.5〜2.0 mm 程度の部分を**黄斑**といい，キサントフィルの存在により黄色く見えることがその名の由来である．良好な視力は黄斑，なかでもその中心である中心窩で得られるため，黄斑部が障害されると視力は著しく低下する．網膜の最も奥の層を網膜色素上皮といい，そのさらに奥に脈絡膜がある（図9・6）．網膜色素上皮や脈絡膜は視機能に重要であるが，加齢とともに網膜色素上皮下に老廃物が蓄積して直接的または間接的に黄斑部が障害されることを**加齢黄斑変性**という．

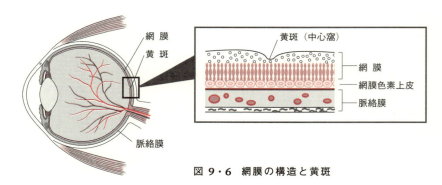

図 9・6 網膜の構造と黄斑

わが国では高齢者の1%強が加齢黄斑変性に罹患していると推測され，全身背景因子として高血圧，脂質異常症，動脈硬化などの生活習慣病の合併が指摘されている．加齢黄斑変性の危険因子を表9・1にまとめた．

a. 喫 煙 加齢黄斑変性の最も強い危険因子は年齢と喫煙と考えられている．喫煙は3倍以上の危険度となり，補体H因子の遺伝子多型との組合わせで30倍以上になることが指摘されている[22]．喫煙は白内障の危険度を約3倍に上昇させるという疫学調査もある[23]．タバコはニコチン，タール，一酸化炭素，

補体 H 因子: 補体系の活性化を制御する補体制御因子の一つ．

9・4 眼にかかわる食品成分 153

表 9・1　加齢黄斑変性の危険因子

- 年齢: 高齢
- 性別: 女性（ただし，日本では喫煙率の影響で男性）
- 遺伝子多型: *CFH, C2/CFB, C3, CFI, TNFRSF10A, ARMS2（LOC387715）, ABCR4, TIMP3/SYN3, HEMICENTIN1/FIBULIN6, LIPC, CETP, LPL, ABCA1, APOE*
- 喫煙の有無: 喫煙者
- 肥満度: BMI 高値
- C 反応性タンパク質（CRP）: 高値
- 食事: 高脂肪食，抗酸化物質の摂取不足
- その他: 光曝露

窒素酸化物，ヒ素，アセトアルデヒド，ホルムアルデヒド，ダイオキシン，カドミウム化合物をはじめ多数の有害物質を含む．これらの直接の毒性と酸化ストレスの亢進は生体に悪影響を与え，さらに交感神経を介して血管収縮を促し，臓器局所の循環動態にも悪影響を与える．喫煙と眼疾患発症の詳細な分子メカニズムはいまだ不明な点も多いが，眼の健康維持に禁煙は重要である．

b. 酸化ストレスと光老化　　網膜は活性酸素による傷害を受けやすい状態にある．網膜，特に黄斑は常に光刺激にさらされるうえに酸素消費量も多く，酸素と光が同時に多量に存在することで活性酸素の産生が促進されるからである．近年，蛍光物質 **A2E** の関与が示唆されている．A2E は網膜色素上皮の加齢変化として注目されるリポフスチンの主要構成成分であり，ビタミン A の代謝産物 *trans*-レチナールと視細胞外節に存在するホスファチジルエタノールアミンが結合して生じる．成人以降，網膜色素上皮では貪食した視細胞外節を消化しきれなかった残渣として，リポフスチンが徐々に蓄積する．リポフスチンの主成分の A2E は光，特に青色光刺激依存性に高度に酸化され，多量の活性酸素を発生させる．活性酸素は直接 DNA 傷害から細胞死を誘導あるいは炎症を惹起して血管新生を亢進させる．このような光曝露による酸化ストレスが加齢変化や病態を進行させる過程を**光老化**という．喫煙も酸化ストレスを亢進させるため，この過程を助長して加齢黄斑変性の発症リスクを高める．一方，血清中の抗酸化物質濃度と加齢黄斑変性の有病率は逆相関の関係を示す（表 9・2）．抗酸化物質のサプリメントなどによる酸化ストレス軽減は，加齢黄斑変性に対して予防効果が期待される．

c. サプリメントによる加齢黄斑変性への介入成果　　加齢性眼疾患研究（**AREDS**）として，米国にて 1992〜1998 年に 11 施設のべ 3,640 人を対象とし，米国国立眼研究所（NEI）主導で行われた無作為比較試験が有名である．この試験では，被験者は無作為に以下の 4 群に分けられた．

1) 抗酸化ビタミン群[*1]（ビタミン C 500 mg，ビタミン E 400 IU，β-カロテン 15 mg/日）
2) 微量ミネラル群（亜鉛 80 mg，銅 2 mg[*2]/日）
3) 抗酸化ビタミン＋微量ミネラル群
4) プラセボ群

最終結果では中型または大型のドルーゼン（網膜下に老廃物が沈着したもの

AREDS: Age-related Eye Disease Study

*1　喫煙者では，β-カロテン摂取による肺がんリスクが有意に上昇したため，開始 2 年後に抗酸化ビタミン摂取群では喫煙者は治験中止となった．

*2　亜鉛の過剰摂取では銅の吸収が阻害されるため，亜鉛投与群では銅欠乏貧血予防のために銅 2 mg も投与された．

154   9. 脳・神経系に作用する食品成分

表 9・2　血清中の抗酸化物質濃度と加齢黄斑変性の有病率との関係

	カテゴリー	有病率〔%〕	1カテゴリー上昇による 調整済危険率（95%CI）
カロテン類	低 中 高	3.6 0.6 0	0.21（0.05〜0.95）
キサントフィル類	低 中 高	1.8 1.5 0	0.25（0.06〜1.01）
プロビタミンA類	低 中 高	2.1 1.4 0	0.23（0.05〜1.01）
カロテノイド類	低 中 高	2.5 1.2 0	0.20（0.04〜0.86）

で，加齢黄斑変性の前段階の所見）が存在するか片眼に加齢黄斑変性が存在する場合，検査眼の加齢黄斑変性への進行率が抗酸化ビタミン＋微量ミネラル群ではプラセボ群と比較して25%も減少するというものであった[24]．これは眼疾患に対するビタミンやミネラルなどいわゆるサプリメントの医学的有効性が証明された重要な研究となった．

　このAREDSの結果を受けて，2006〜2012年にかけて追跡調査が行われた（**AREDS2**）．AREDSで効果のみられた抗酸化ビタミンC・E，β-カロテン，亜鉛（AREDS製剤）の投与に加えて，黄斑に存在するカロテノイドであるルテインとゼアキサンチン，およびn-3系多価不飽和脂肪酸であるドコサヘキサエン酸（DHA）とエイコサペンタエン酸（EPA）の加齢黄斑変性進行に対する効果が検討された．AREDS2は82施設から4,203人もの被験者を以下の4群に分けて行われた．

　1）ルテイン・ゼアキサンチン群（10 mg，2 mg/日）
　2）DHA・EPA群（350 mg，650 mg/日）
　3）ルテイン・ゼアキサンチン＋DHA・EPA群
　4）プラセボ群

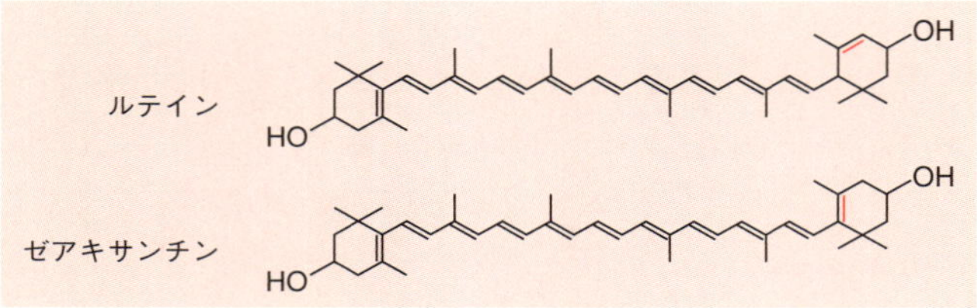

図 9・7　ルテインとゼアキサンチンの構造

　ルテインとその立体異性体である**ゼアキサンチン**はカロテノイドとよばれる天然色素の一種であり，いずれも化学式 $C_{40}H_{56}O_2$ の基本構造をもつ化合物の誘導

体である（図9・7）．カロテノイドは二重結合を多く含むため，酸化ストレスの
もとである一重項酸素の消去能力が高い．ヒトは体内で合成することができない
が，ホウレンソウやケール，ニンジンなどの緑黄色野菜に多く含まれる．ヒトの
体内には約40種類のカロテノイドが存在するが，選択的に黄斑に取込まれるの
はルテインとゼアキサンチンのみである．黄斑の黄色はこれらに由来しているこ
とから，この二つのカロテノイドは**黄斑色素**とよばれる．黄斑色素は，青色光の
フィルター作用と抗酸化作用の両方で黄斑を保護している．ルテインやゼアキサ
ンチンは小腸で吸収され，肝臓を経由して，赤血球や血漿リポ蛋白に結合して眼
に届き，一部はプロビタミンに変換されて網膜視物質の原料になる．

　多価不飽和脂肪酸は化学構造から$n-3$系と$n-6$系に分けられる．$n-3$系多
価不飽和脂肪酸であるDHAやEPAは魚油中に多く含まれ，ヒトは体内で合成
することができない必須脂肪酸である．サバ，サケ・マス，マグロ，ブリ（ハマ
チ），サンマなどに多く含まれる．$n-3$系多価不飽和脂肪酸は血中トリグリセリ
ド（中性脂肪）濃度を低下させて動脈硬化や心疾患リスクを軽減したり，アラキ
ドン酸代謝を抑制して炎症を抑制したり，神経保護効果，脳内セロトニン増加に
よるうつ病の予防効果なども報告されている[25]．

　AREDS2の結果では，プラセボ群もAREDS製剤を摂取しており，ルテインや
DHAなどによる発症リスクのさらなる低下は得られなかった．しかし，AREDS
製剤中のβ-カロテンとルテイン・ゼアキサンチンは血中への吸収で競合するこ
とが知られており，効果が減弱したと考えられる．また，別の研究ではカロテノ
イドの豊富な食事を摂取する群では加齢黄斑変性のリスクが43％減少し，特に
ルテインとゼアキサンチンを6 mg/日摂取するのが最も効果的であったという結
果も報告されている[26]．

9・4・2 眼調節機能と眼精疲労

　現代社会では長時間液晶モニターを利用することが多く，必然的に近見作業時
間が長くなる．そのため毛様体筋に長時間の緊張状態を強いることになり，調節
機能の異常ひいては**眼精疲労**をひき起こす．眼精疲労とは視作業（眼を使う作
業）を続けることにより，眼痛，かすみ，羞明，充血などの眼症状，さらにし
ばしば頭痛，肩こり，吐き気などの全身症状が出現した状態である．長期間作業
による慢性ストレスが毛様体筋の機能低下をひき起こし，調節力の低下の一因と
なる可能性がある．実際，失明原因として増加している加齢黄斑変性や，代表的
なぶどう膜炎疾患であるフォークト-小柳-原田病では眼底の血流速度が低下し
ていることが報告されている．

　a. アスタキサンチン　　アスタキサンチンはサケ，イクラなど人類が古来よ
り摂取してきた食品中に広く存在し，強力な抗酸化作用をもつ橙色のカロテノイ
ドである．ヒトでのアスタキサンチンの臨床試験として，日常的にパソコン業務
などが多く，眼精疲労を自覚する健常成人を被験者とし，試験食品を4週間連日
経口摂取させた研究がある．対照群とアスタキサンチン6 mg経口摂取群の2群
に分け，調節機能と眼精疲労を二重盲検法で比較した[27]．調節機能は，指標を

VAS 法: 疲れや痛みなどの主観的症状の強さを直線 (10 cm) 上の点として本人が表したもの. さまざまな感覚の評価法として世界中で広く用いられる指標である.

遠点と近点で往復させ，その近見負に伴う輻輳（寄り眼）と瞳孔の反応からコンピューターで計算した準他覚的調節力で評価した．結果，摂取開始後の準他覚的調節力を 14 日目，28 日目で比較すると，アスタキサンチン群では調節力が有意に改善し，その効果は摂取日数が長くなるほど増強していた．眼精疲労については，自覚的視覚アナログスケール法（**VAS 法**）を用いて摂取前後の客観的眼精疲労度を評価したところ，12 項目中，目が疲れやすい，目がかすむ，眼の奥が痛い，しょぼしょぼする，まぶしい，肩が凝る，腰が痛い，イライラしやすいの 8 項目で有意な改善がみられた．また，健常者を対象にレーザースペックルフローグラフィー（LSFG）を用いて眼底の血流速度を精密に測定したところ，アスタキサンチン摂取群では眼底血流速度が有意に増加し，眼への血流改善効果が示された．アスタキサンチンは抗酸化作用と眼への血流を改善することにより，眼精疲労軽減効果を発揮すると考えられる．アスタキサンチンは脂質二重膜に存在し，おもに赤血球とともに全身に到達し，血液脳関門や血液眼関門も通過する（図 9・8）．

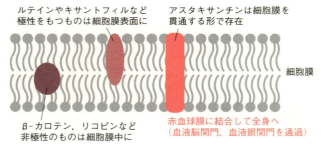

図 9・8 カロテノイドの細胞膜での局在

b．アントシアニン アントシアニンはフラボノイドに属する天然由来の青色や紫色を特徴とする化合物の総称で，ブルーベリーなどのベリー類や赤キャベツなどに豊富に含まれている．これらはヨーロッパでは古来より眼によいと言い伝えられてきた．

日本人健常ボランティア 30 名を対象として，タブレット端末を凝視して眼を疲労させ，ビルベリー抽出物 160 mg またはプラセボを 28 日間摂取させて行われた二重盲検試験の結果を紹介する．試験開始日と終了日にスマートフォンを用いたゲームを 20 分間行い，VDT 負荷をかけた．各種眼調節検査を行った後に 10 分間休息して同様の検査を行って回復の程度を検討した．自覚症状の評価は VAS 法を用いた．その結果，28 日目で VDT 負荷前の"最近の眼の疲れ"と VDT 負荷を終えて"休息後の眼の疲れ"がビルベリー抽出物摂取群では有意に軽減した．他覚的調節機能について，眼の調節を行う毛様体の緊張を調節微動高周波成分（HFC）で評価したところ，摂取群は調節力の回復が顕著であった[28]．この結果も踏まえて，アントシアニンはその抗酸化作用により活性酸素を消去し，眼の酷使による毛様体の過度の緊張を緩和することで，眼精疲労軽減効果を示すと考えられる．

VDT: visual display terminal の略. ディスプレイやキーボードなどの機器を使用する作業をさす.

9・5 味覚にかかわる食品成分

食品成分の一部は味覚受容器に作用し，味覚感覚をひき起こす．これらの成分は**呈味物質**とよばれる．また，その不足状態が味覚障害をひき起こす物質も存在する．

9・5・1 味覚受容器に作用する食品成分

味覚は食品中に含まれる呈味物質を受容する化学感覚であり，食品を摂取するか否かを決める，生存に密接にかかわる重要な感覚である．食品中の呈味物質の味情報は，**味蕾**とよばれる器官を構成する**味細胞**で受容される（図9・9）．われわれヒトをはじめとする哺乳類においては，味蕾は口腔内の舌上，咽頭，軟口蓋の上皮に存在する．一つの味蕾は50～150個程度の細胞からなる蕾型の構造をしている．味蕾で受容された呈味物質の情報は，味覚神経を介して脳の味覚中枢へ運ばれ，中枢において味として認識される．

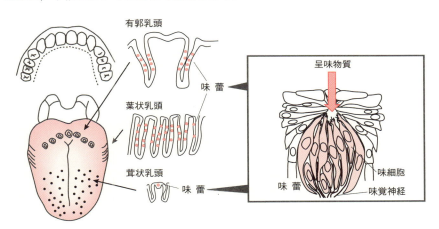

図9・9 味の受容器官 — 味蕾 味蕾は舌上の有郭乳頭，葉状乳頭，茸状乳頭のほか，口蓋，咽頭に存在する．

ヒトや多くの哺乳類が味細胞を介して受容する味質としては，甘味，うま味，苦味，酸味，塩味の五つの**基本味**が存在する．各基本味の代表的な呈味物質を表9・3にまとめた．五つの基本味の各味質は，それぞれ特異的な受容体で受容される．それぞれの味細胞には，基本味のうち一つの味質に対する受容体のみが発現している．したがって，各味細胞の応答は味質特異性があると考えられている*．

ヒトは五つの基本味以外にも，辛味，渋味（収れん味）などを感じるが，これらは味蕾で受容されないため，味覚には含まれない．

a. 甘 味 甘味を呈する物質は，さまざまな化学構造をしている．天然に存在する甘味物質としては，代表的な**糖**［ショ糖（スクロース），フルクトース，グルコース，トレハロースなど］のほかに，糖アルコール（キシリトール，エリスリトール，ソルビトールなど），配糖体（グリチルリチン，ステビオシド），アミノ酸（グリシン，D,L‐アラニン，D‐フェニルアラニン，D‐トリプトファン

* 一部の味細胞は多種の味質に応答するという報告もある．

158　9. 脳・神経系に作用する食品成分

基本味	表 9・3　代表的な呈味物質 呈味物質
甘　味	糖 [ショ糖（スクロース），フルクトース，グルコース，トレハロースなど] 糖アルコール（キシリトール，エリスリトール，ソルビトールなど） 配糖体（グリチルリチン，ステビオシド） アミノ酸（グリシン，D,L-アラニン，D-フェニルアラニン，D-トリプトファンなど） タンパク質（ソーマチン，モネリン） 糖由来の人工甘味料（スクラロース） ペプチド由来の人工甘味料（アスパルテーム，ネオテーム） その他の人工甘味料（アセスルファムカリウム，サッカリン）
うま味	L-アミノ酸（L-グルタミン酸，L-アスパラギン酸），L-テアニン うま味増強：核酸 [5′-イノシン酸（IMP），5′-グアニル酸（GMP）]
苦　味	アルカロイド（キニーネ，カフェイン，ブルシンなど） テルペン（イソフムロン，リモニン，ノミリンなど） 配糖体（ナリンギン，ヘスペリジンなど） L-アミノ酸（L-トリプトファン，L-フェニルアラニン，L-アルギニンなど） ペプチド（チーズ発酵産物） 人工甘味料（アセスルファムカリウム，サッカリン） 無機化合物（硫酸マグネシウム，ハロゲン化アルカリ）
酸　味	酸（有機酸，無機酸）
塩　味	塩化ナトリウム えぐ味を伴う：塩化カリウム，塩化アンモニウム

など），タンパク質（ソーマチン，モネリン）などがある．合成された甘味物質である**人工甘味料**は，糖の代わりとして食品に添加されることが多い．人工甘味料は，糖を由来とするスクラロース，ペプチドであるアスパルテーム，ネオテーム，そのほかにアセスルファムカリウム，サッカリンなどがある．甘味の強度（甘味度）は物質間で大きく異なる．甘味度はヒトの官能試験によって測定され，ショ糖を標準物質として，任意の濃度のショ糖と同等の甘味強度を示す濃度の比率もしくは甘味を感じる濃度閾値の比率として表される．人工甘味料として汎用されるスクラロース，アセスルファムカリウム，サッカリンは，それぞれショ糖の 600 倍，200 倍，350 倍の甘味度である．天然の甘味物質でもステビオシドは 300 倍，モネリンは 3000 倍もの甘味を呈する．

　甘味物質を受容する甘味受容体は T1R2（TAS1R2）と T1R3（TAS1R3）という二つの G タンパク質共役型受容体の複合体である（図 9・10 a）．T1R2 と T1R3 はいずれも細胞膜外に大きな領域をもつという特徴がある．甘味受容体は T1R2/T1R3 の 1 種類のみであり，前述の甘味物質はすべてこの受容体に受容される．さまざまな化学構造をもつ甘味物質は，大きな細胞外領域の異なる結合部位や，膜貫通領域にも結合する．このことが各物質の甘味強度の差を生む一つの要因であると考えられている．

　b.うま味　うま味を呈する物質の本体は **L-アミノ酸**である．ヒトは L-アミノ酸のなかでも L-グルタミン酸と L-アスパラギン酸に感受性が高く，特に L-グルタミン酸が強いうま味物質として働く．茶に含まれる L-テアニンは L-

グルタミン酸の誘導体であり，うま味物質として知られている．5′-イノシン酸（IMP）や5′-グアニル酸（GMP）などの核酸はL-アミノ酸と共存することで，そのうま味を増強する相乗効果を示す．

うま味物質を受容するうま味受容体はT1R1（TAS1R1）とT1R3（TAS1R3）という二つのGタンパク質共役型受容体の複合体である（図9・10b）．T1R3サブユニットが甘味受容体と共通している．前述のように，ヒトのうま味受容体はL-グルタミン酸とL-アスパラギン酸，L-テアニンを特異的に受容するが，げっ歯類のマウスのうま味受容体はさまざまなL-アミノ酸を広く受容する．これはT1R1の細胞外領域のタンパク質配列が種間で異なることに起因する．

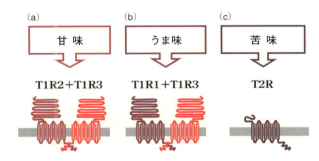

図9・10　味覚受容体　甘味，うま味，苦味はGタンパク質共役型7回膜貫通受容体ファミリーによって受容される．

c. 苦味　苦味物質は多種多様で数千種にのぼるといわれている．苦味を呈する有機化合物は植物成分として見いだされたものが多く，おもなものはアルカロイド（キニーネ，カフェイン，ブルシンなど），テルペン（イソフムロン，リモニン，ノミリンなど），配糖体（ナリンギン，ヘスペリジンなど）である．一部のL-アミノ酸（L-トリプトファン，L-フェニルアラニン，L-アルギニンなど）やペプチド（チーズ発酵産物）なども苦味を呈する．人工甘味料であるアセスルファムカリウムやサッカリンは高濃度になると苦味を呈することが知られている．無機化合物では硫酸マグネシウムやハロゲン化アルカリが苦味を呈する．

苦味物質を受容する苦味受容体はT2R（TAS2R）というGタンパク質共役型受容体ファミリーである（図9・10c）．T2Rはヒトでは25種が機能している．T2Rの細胞外領域は小さい．一つの苦味受容体は複数の苦味物質を受容し，また一つの苦味物質は複数の苦味受容体に受容される，という多対多の対応関係にあり，この仕組みによって多種多様な苦味物質を受容し，知覚することができると考えられている．

d. 酸味　酸味を呈する物質としては，酢酸（食酢），クエン酸，乳酸，酒石酸，炭酸，リン酸などがある．酸味物質の本体は**酸**（有機酸，無機酸）が解離して生成する**水素イオン**（プロトン，H^+）である．一方，同じpH（水素イオン濃度）では，有機酸の方が無機酸よりも酸味が強い．このことから，解離した陰イオンも酸味に影響を与えている可能性がある．

酸味受容体の実体はいまだはっきりとはしていない．イオンチャネル型受容体

ASIC: acid-sensing ion channel

である PKD2L1/PKD1L3 複合体や ASIC ファミリーや KIR2.1 (KSNJ2) といったイオンチャネルなどが酸味受容にかかわるという報告がある．また，弱酸が直接細胞膜を透過し，細胞内に水素イオンを放出することが酸味受容にかかわる可能性も示唆されている．

e. 塩 味　純粋な塩味物質は**塩化ナトリウム**（NaCl）である．陽イオンが異なる Cl 塩である塩化カリウム（KCl）や塩化アンモニウム（NH$_4$Cl）も塩味を呈するが，同時にえぐ味を呈する．硫酸ナトリウムや酢酸ナトリウムなどの Na 塩は塩化ナトリウムとは異なる味を呈する．塩化ナトリウムの呈する塩味は，味噌汁程度の低濃度（0.9%以下程度）では好ましい味となるが，高濃度では不快な味となる．

低濃度塩化ナトリウムと高濃度塩化ナトリウムでは異なる受容体が機能している．げっ歯類ではナトリウムチャネル ENaC の α / β / γ 3 量体が低濃度塩化ナトリウムを受容する塩味受容体であると示されており，この受容体の活性は利尿薬のアミロライドで抑制される．しかし，ヒトではアミロライドによって塩味感受性があまり変化しないという報告もあり，塩味受容体の実体はいまだ明らかではない．

f. 五つの基本味以外の味覚および味覚候補

ⅰ）**水味**：水によって味細胞が応答すること，つまり水の味を感じていることが示されている．これは生命を維持するため，必要なときに必要な分だけ水分を摂取するために，水分の摂取を感知する仕組みが備わっているのだと考えられる．水に対する味覚受容には酸味受容の仕組みが関与しており，水によって唾液の pH が変化することで味細胞が応答するという機構が示唆されている．

ⅱ）**脂味（脂肪味）**：脂肪が呈味物質である可能性が示されている．脂肪が唾液中のリパーゼによって分解されて生じる脂肪酸（長鎖脂肪酸）が味細胞に受容されると考えられている．脂肪酸輸送体 CD36 や脂肪酸受容体 GPR40，GPR120 が味蕾細胞に発現して，脂肪酸の受容に関与しているという報告がある．ヒトが脂肪，脂肪酸を味覚として感じているかについてはいまだ結論が出ていない．

g. 味 覚 修 飾　味細胞に作用して味覚機能を変化させる物質がいくつか知られている．

ⅰ）**ネオクリン（クルクリン）**：それ自体が甘味を呈するタンパク質であるが，甘味はすぐに消失する．その後 5〜15 分の間，水を飲んだり，酸味物質を食べたりすると，甘味を感じる．ネオクリンは甘味受容体に持続的に結合し，pH 依存的に構造が変化して，甘味受容体を活性化するという機構が考えられている．

ⅱ）**ミラクリン**：それ自体は無味のタンパク質である．ミラクリンを味わった後，1 時間程度，酸味物質を食べると甘味を感じる．ミラクリンはネオクリンと同様に，甘味受容体に持続的に結合し，pH 依存的に甘味受容体を活性化すると考えられている．

ⅲ）**ギムネマ酸**：配糖体であるギムネマ酸は，10 分程度の間，持続的に甘味を抑制する．ギムネマ酸は甘味受容体に結合し，その活性化を阻害すると考えられている．

9・5・2 味覚障害をひき起こす食品成分

特定の食品成分の摂取不足は**味覚障害（味覚異常）**をひき起こす．味覚障害の症状としては，味覚感覚が鈍くなる味覚減退や味覚脱失，本来と違った味に感じられる異味症などがある．味覚障害の原因因子として多くの検討事例が存在するのは，必須微量元素の一つである**亜鉛**の欠乏である．

2003 年の日本口腔・咽頭科学会の調査では，味覚障害の患者数は 24 万人と推定されている．その原因は多様であり，突発性，亜鉛欠乏症，薬剤性が三大原因とされ，そのほかに感冒罹患によるもの，鉄欠乏性，心因性，口腔乾燥・唾液性疾患などがある．原因は重複しており，各原因の 50～60％に亜鉛欠乏（低亜鉛血症）がかかわっているという報告がある．

亜鉛は生体内の数多くの酵素の補酵素として働くうえ，細胞内のシグナル伝達物質でもある．したがって，亜鉛欠乏による味覚障害発症の機構は複数あると考えられている．亜鉛欠乏では，味蕾細胞のターンオーバー（代謝回転，細胞の入れ替わり）がわずかに遅れることや，味蕾細胞先端の微絨毛が消失することなどが報告されており，これらが味覚障害の一因となっていると考えられる．亜鉛内服治療によって多くの例で味覚障害が改善することも報告されている．

参考文献

1) M. Minami, *et al.*, 'Dietary docosahexaenoic acid increases cerebral acetylcholine levels and improves passive avoidance performance in stroke-prone spontaneously hypertensive rats', *Pharmacol. Biochem. Behav.*, **58**(4), 1123-9 (1997).

2) T. Cederholm, *et al.*, 'ω-3 fatty acids in the prevention of cognitive decline in humans', *Adv. Nutr.*, **4**(6), 672-676 (2013).

3) 稲津正人, ビタミン, **84**(8), 365-375 (2010).

4) X. Jiang, *et al.*, 'Maternal choline intake alters the epigenetic state of fetal cortisol-regulating genes in humans', *FASEB J.*, **26**(8), 3563-3574 (2012).

5) N. Scarmeas, *et al.*, 'Mediterranean diet and mild cognitive impairment', *Arch. Neurol.*, **66**(2), 216-225 (2009).

6) Y. Jin, *et al.*, 'Sodium ferulate prevents amyloid-beta-induced neurotoxicity through suppression of p38 MAPK and upregulation of ERK-1/2 and Akt/protein kinase B in rat hippocampus', *Acta. Pharmacol. Sin.*, **26**(8), 943-951 (2005).

7) M. Ota, *et al.*, 'Effects of a medium-chain triglyceride-based ketogenic formula on cognitive function in patients with mild-to-moderate Alzheimer's disease', *Neurosci. Lett.*, **690**, 232-236 (2019).

8) G.M. Broom, *et al.*, 'The ketogenic diet as a potential treatment and prevention strategy for Alzheimer's disease', *Nutrition*, **60**, 118-121 (2019).

9) M. Loef, H. Walach, 'Fruit, vegetables and prevention of cognitive decline or dementia: a systematic. review of cohort studies', *J. Nutr. Health Aging.*, **16**(7), 626-630 (2005).

10) 功刀 浩, 精神科臨床 Legato, **2**(2), 72-77 (2016).

11) E. Aizawa, *et al.*, 'Possible association of Bifidobacterium and Lactobacillus in the gut microbiota of patients with major depressive disorder', *J. Affect. Disord.*, **202**, 254-257 (2016).

12) M. Messaoudi, *et al.*, 'Assessment of psychotropic-like properties of a probiotic formulation (*Lactobacillus helveticus* ROO52 and *Bifidobacterium longum* ROI75) in rats and human subjects', *Br. J. Nutr.*, **105**, 755-764 (2011).

13) M. Berk, *et al.*, 'So depression is an inflammatory disease, but where does the inflammation come from ?', *BMC. Med.*, **11**, 200 (2013).

14) 平山 諭, 日本味と匂学会誌, **21**(2), 159-166 (2014).

15) 飛田秀樹, 日本味と匂学会誌, **24**(2), 105-108 (2017).

16) 頼高朝子, 神経治療, **32**(5), 749 (2015).

17) A. Yoritaka, *et al.*, 'A randomized double-blind multi-center trial of hydrogen water for Parkinson's disease: protocol and baseline characteristics', *BMC Neurology,* **16**, 66 (2016). DOI: 10.1186/s12883-016-0589-0

18) M.A. Hernán, *et al.*, 'A meta-analysis of coffee drinking, cigarette smoking, and the risk of Parkinson's disease', *Ann. Neurol.*, **52**(3), 276-284 (2002).

19) M. Fujimaki, *et al.*, 'Serum caffeine and metabolites are reliable biomarkers of early Parkinson disease', *Neurology*, **90**, e404-e411 (2018).

20) 大澤俊彦, *Functional Food*, **7**(2), 90-96 (2013).

21) 吉田康一ら, *Vitamins*, **88**(2), 63-71 (2014).

22) D.D. Desprit, *et al.*, 'Complement factor H polymorphism, complement activators, and risk of age-related macular degeneration', *JAMA.*, **115**, 1296-1303 (1997).

23) R.G. Cumming, *et al.*, 'Alcohol, smoking, and cataracts: the Blue Mountains Eye Study', *Arch. Ophthalmol.*, **115**, 1296-1303 (1997).

24) AREDS Research Group, 'A randomized, placebo-controlled, clinical trial of high-dose supplementation with vitamins C and E, beta carotene, and zinc for age-related macular degeneration and vision loss: AREDS report no. 8', *Arch. Ophthalmol.*, **119**, 1417-1436 (2001).

25) A.F.G. Cicero, *et al.*, 'Application of polyunsaturated fatty acids in internal medicine: beyond the established cardiovascular effects', *Arch. Med. Sci.*, **8**, 784-793 (2012).

26) J.M. Seddon, *et al.*, 'Dietary carotenoids, vitamins A, C, and E, and advanced age-related macular degeneration', *JAMA*, **272**, 1413-1420 (1994).

27) 白取謙治ほか, 臨床医薬, **21**, 637-650 (2005).

28) Y. Horie, N. Kitaichi, 'Clinical effects of bilberry extract on eyestrain. Occurrences, structure, biosynthesis, and health benefits based on their evidences of medicinal phytochemicals in vegetables and fruits for volume 5', 97-10, Nova Science Publishers (2016).

10 免疫・炎症・アレルギーにかかわる食品成分

10・1 免 疫 系 と は

　免疫系は多様な抗原に対して特異的な免疫応答を惹起し，免疫反応を調節し，免疫学的記憶を保持する．免疫器官として骨髄，胸腺，脾臓，リンパ節などがあり，消化管や気道などは粘膜免疫系を構成している．免疫細胞にはリンパ球（T細胞，B細胞），単球・マクロファージ，NK（ナチュラルキラー）細胞，顆粒球（好中球，好酸球，好塩基球・肥満細胞）などがあり，いずれも骨髄の造血幹細胞に由来する[*1]（図10・1）．免疫調節機構にエラーが起こり，非自己に対し過剰に反応する病態が**アレルギー**，本来反応しない自己成分に反応する病態が**自己免疫**と理解することができる．抗原に対する防御機構として，非特異的免疫反応である**自然免疫系**と，特異的免疫反応である**獲得免疫系**がある．

免疫系: immune system

[*1] 免疫細胞の骨髄内での分化誘導過程には多くのサイトカインが作用する．

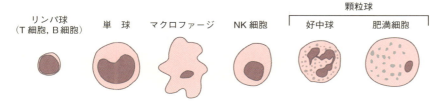

図10・1　免疫細胞の種類

　a. 自 然 免 疫 系　　食物などの異物が通過する消化管では唾液，胃酸，腸液，粘液成分などが非特異的防御機構として働く．そのバリアーを越えてきた病原微生物などの抗原に対しては好中球，マクロファージなどの貪食細胞やNK細胞が作用し，この非特異的免疫反応を**自然免疫系**とよぶ．貪食細胞はToll様受容体とよばれるパターン認識受容体を介して病原体を認識する[*2]．非特異的免疫反応で防ぎきれない場合に特異的免疫反応（獲得免疫系）の出番となる．

　b. 獲 得 免 疫 系　　獲得免疫系の反応は，リンパ球や単球などが主役となる**細胞性免疫**と，抗体や補体をおもに介する**液性免疫**とからなる（図10・2）．

　i）**細胞性免疫**：胸腺で成熟したT細胞はCD4分子をもつ**ヘルパーT細胞**（**Th**）とCD8分子をもつ**細胞傷害性T細胞**（**Tc**）に分類され，細胞性免疫を担う．ヘルパーT細胞は免疫反応を促進する方向に作用し，ヘルパーT細胞群の機能を調節する細胞として**制御性T細胞**（**Treg**）がある．**抗原提示細胞**（マクロファージ，樹状細胞，B細胞など）は抗原の情報を細胞表面のHLAクラスⅡ抗原ととも

[*2] Toll様受容体については図7・4を参照．

もにヘルパーT細胞に提示する．ヘルパーT細胞は提示された抗原断片をT細胞受容体で認識し作動開始する．ヘルパーT細胞はT細胞の増殖・分化を促すとともに，サイトカインを産生しB細胞を刺激する．ヘルパーT細胞は産生するサイトカインによりTh1細胞（IFN-γ，IL-2）とTh2細胞（IL-4, IL-5, IL-6, IL-10）に分けられる[*1]．Th1型免疫応答とTh2型免疫応答のバランス（**Th1/Th2バランス**）が重要であり，Th1型の免疫反応が過剰となると自己免疫疾患，Th2型の反応が過剰となるとアレルギーの病態を呈する．ウイルス感染に対する免疫応答では，細胞傷害性T細胞（Tc）はウイルス感染細胞のHLAクラスI抗原に付着したウイルス抗原断片をT細胞受容体で認識し，ウイルス感染細胞を破壊する[*2]．

[*1] ヘルパーT細胞にはほかにTh17細胞があり，好中球に作用するサイトカインを産生して炎症反応を促進する．

[*2] **NKT（ナチュラルキラーT）細胞**とよばれるT細胞とNK細胞を合体させたような性質をもつ細胞が，腫瘍細胞を排除する機能をもつことが報告されている．

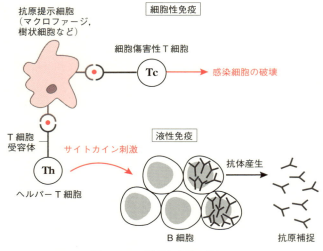

図 10・2　獲得免疫系の仕組み

ⅱ）**液性免疫**：B細胞は細胞表面に抗体分子をもち，抗原が抗体に結合することによって刺激を受け，抗体産生へとスイッチが入る．ヘルパーT細胞から産生されるサイトカイン（IL-4, IL-5, IL-6 など）の刺激が加わると，B細胞は分裂増殖するとともに抗体産生細胞（形質細胞）に分化し，抗体を産生する．抗体は血清タンパク質のγグロブリン分画に存在することから**免疫グロブリン**（Ig）とよばれる．抗体の基本的な構造単位は2本のH（heavy）鎖と2本のL（light）鎖からなり，抗体の多様性は可変部の多様性によって担われている．免疫グロブリンは構造の違いからIgG, IgM, IgA, IgD, IgEの5種類に分類される．血液中に最も多く存在するのはIgGであり，胎盤通過性をもち母から胎児へ移行する[*3]．感染初期に防御機構として働くのはIgMである．一方，粘膜免疫系から分泌される唾液や消化液などに多く含まれるのはIgAであり，初乳中にも濃度が高い．粘膜由来のIgAは2量体を形成し，**分泌片**（SC）をもつことで消化酵素による分解を受けにくい構造となっている．IgEはアレルギー，特に花粉症や喘息などの即時型アレルギー発症や寄生虫感染に対する防御にかかわる．

Ig: immunoglobulin

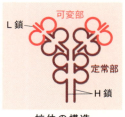

抗体の構造

[*3] 哺乳動物における胎盤での抗体移行能の違いについては§2・3・4を参照．

SC: secretary component

c. 腸管免疫系　消化管は外界と接し，食物をはじめ多くの異種抗原に曝露される．腸管粘膜の絨毛を広げるとその表面積はテニスコート2面分にも匹敵する．異種抗原である食物を消化吸収するとともに感染を防御し，食物に対する免疫反応（アレルギー）を防止するという多面的な機能を担っている．腸管免疫系は，経口摂取した食物に対して免疫応答を起こさない**経口免疫寛容**（経口トレランス）のシステムを備えている．そのメカニズムとしてIgAが重要な役割を果たし，さらにアナジー（無反応）や制御性T細胞（Treg），抑制性サイトカイン（IL-10, TGF-βなど）による機構が存在すると考えられている．

d. 炎　症　生体に損傷を与えるような刺激に対して起こる組織の反応を**炎症**とよぶ．炎症は生体組織の防御反応であり，炎症の兆候として発赤，発熱，疼痛，腫脹がケルススの4主徴として知られている．炎症はその経過によって，速やかで早期に終息する**急性炎症**と，組織損傷が長期にわたる場合や原因となる因子がなかなか処理されない場合に遷延する**慢性炎症**とに分類される．炎症の部位に集まって，炎症反応に関与する細胞を炎症細胞とよび，急性炎症には好中球など，慢性炎症にはリンパ球やマクロファージなどがおもに作動する．**炎症メディエーター**とよばれる化学伝達物質（ヒスタミンやロイコトリエンなど）も働く．炎症は免疫反応と深く結びついており，炎症の場における酸化ストレスの増大も炎症の増悪につながる．なお，慢性的な低いレベルの炎症が肥満やその合併症などの病態形成とかかわっていることが報告され，特に脂肪組織における炎症の意義が注目されている．脂肪組織における炎症制御が今後一つの大きな治療ターゲットとなることが予測される．

炎症: inflammation

10・2　免疫増強とその作用のある食品成分

10・2・1　免疫増強の仕組み

免疫系の仕組みのなかで，食品成分がその作用を増強するポイントとして，以下のようなものが想定されている．

a. 自然免疫系への作用（図10・3）　食品成分による自然免疫系の賦活（活性化）作用として樹状細胞，マクロファージやNK細胞活性の増強があげられる．Toll様受容体を介して抗原をパターン認識する自然免疫系を活性化すること

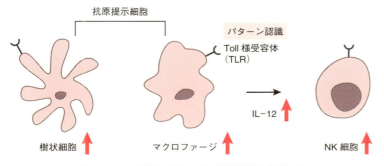

図10・3　自然免疫系への免疫増強作用ポイント

により，生体防御機能を増強する．また，マクロファージからの IL-12 産生が亢進すると抗ウイルス・抗腫瘍作用をもつ NK 細胞活性が高まる．自然免疫系の活性化は免疫賦活作用とともに抗炎症・抗アレルギー効果をもつ．

b. 獲得免疫系への作用（図 10・4）

i）**T 細胞機能調節**：CD4 分子をもつ T 細胞（ナイーブ T 細胞）は Th1 細胞，Th2 細胞，Th17 細胞に分化するが，Th1 細胞と Th17 細胞の活性化は免疫賦活につながる．一方，過剰になると炎症を惹起する．Treg（制御性 T 細胞）は免疫を調節し，抗炎症・抗アレルギーなどの作用をもつが，過剰な機能亢進は免疫機能低下に，機能減弱は炎症惹起につながる．Tc（細胞傷害性 T 細胞）の活性化は抗ウイルス・抗腫瘍作用を増強する．

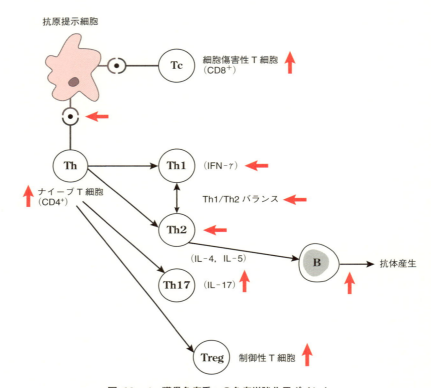

図 10・4　獲得免疫系への免疫増強作用ポイント

ii）**Th1/Th2 バランスの制御**：Th1 型免疫応答の増強作用により細胞性免疫が増強し，Th2 型免疫応答の亢進により液性免疫が亢進する．しかしいずれも Th1/Th2 バランスが重要であり，Th2 型サイトカインである IL-4, IL-5 の過剰産生はアレルギー増悪につながる．したがって食品成分による Th1/Th2 バランスの調節が抗炎症・抗アレルギー効果につながる．

iii）**液性免疫（抗体産生）の機能調節**：Th2 型免疫応答の亢進により B 細胞からの抗体産生機能が増強する．IgG, IgM, IgA など抗体産生の増強は免疫賦活作用をもつが，IgE の過剰産生はアレルギー病態につながるため IgE 産生制御は抗アレルギー作用を示す．

10・2・2 免疫増強作用のある食品成分*

a. プロバイオティクス・プレバイオティクス　乳酸菌やビフィズス菌などのプロバイオティクスは，IgG，IgA 抗体産生を増強することにより，免疫賦活効果が期待される．特に，粘膜免疫系の感染防御で**分泌型 IgA** が重要な役割を果たす．また乳酸菌は腸管免疫系における貪食作用増強や Toll 様受容体を介してサイトカインの産生を調節する作用がある．さらに IL-12 の産生を増強し，NK 細胞活性を高める．なお，プレバイオティクスにも分泌型 IgA の産生増強効果がある．

b. 多糖類　きのこや酵母類に含まれる多糖類である**β-グルカン**の感染防御機能が報告されている．β-グルカンは炎症性サイトカイン（IL-6，TNF-α）の産生を増強し，IL-12 産生増強を通して Th1 型の反応ならびに NK 細胞活性を高める．モズクやワカメに含まれる粘液物質であるフコイダンも NK 細胞や細胞傷害性 T 細胞の活性化を通して感染や発がん防止効果をもつ．エビ・カニなどの甲殻類の殻やきのこに含まれるキチン・キトサンの免疫増強効果も報告されている．

c. ビタミン　ビタミン A は腸管免疫の機能維持に必須であり，分泌型 IgA 産生や自然免疫系細胞の腸管への遊走を促す．抗酸化作用をもつビタミン E は，免疫調節作用をもつが，不足により抗体産生や T 細胞増殖が障害される．ビタミン B_1 はクエン酸回路を介したエネルギー代謝にかかわり，免疫調節にも重要な役割を果たす．ビタミン B_2 もエネルギー代謝，腸管粘膜防御にかかわる．

d. ミネラル　亜鉛は自然免疫系，獲得免疫系の機能調節に必須であり，その不足により胸腺萎縮，リンパ球増殖能の低下，NK 細胞活性の低下などが起こる．セレンも免疫系の恒常性維持に必須であり，不足により細胞性免疫，液性免疫がともに障害され酸化ストレスが増大する．

e. アミノ酸　アルギニン，グルタミン，トリプトファンなどのアミノ酸は免疫調節にかかわる．アルギニンの不足は T 細胞増殖や NK 細胞機能の低下につながる．グルタミンは T 細胞，B 細胞の増殖や分化に重要であり，Th 細胞や Treg の分化にもかかわる．

* 食品成分の免疫増強作用については文献 1) の総説論文に詳しい．本書ではそのうちの一部を紹介するにとどめる．

10・3　関節リウマチとそれにかかわる食品成分

10・3・1　関節リウマチとは

関節リウマチは免疫異常による疾患であり，多関節の腫脹・疼痛を主徴とする全身性の慢性炎症を生じ，関節滑膜の炎症に始まりパンヌス（肉芽組織）を形成し，軟骨・骨の破壊，関節の変形，強直をきたす．関節の炎症では TNF-α，IL-1β，IL-6 などの炎症性サイトカインが病態の形成にかかわる．全身の炎症反応が強く起こり CRP 上昇，赤沈亢進，白血球数増加などがみられる．治療にはおもに薬物療法が用いられるが，特にメトレキサートを週 1 回用いる間欠少量療法が有効である．さらに，炎症性サイトカインの抑制や細胞内シグナルを調節する製剤が活動性の関節リウマチに対して用いられ，TNF-α 阻害療法は骨破壊を

関節リウマチ: rheumatoid arthritis, RA

抑制する効果がある．しかし，免疫調節作用をもつ薬剤ではしばしば副作用が発症する．したがって，免疫を調整し，炎症を抑制する栄養療法，食品成分の開発が期待されている．

10・3・2 関節の炎症を抑える食品成分

関節リウマチの炎症に対して，栄養素や食品成分を補給し，これらの成分と病態や疾患活動性との関連性を解析した研究結果が報告されている．研究の多くは特定の成分をサプリメントなどの形態で短期間多量に摂取させるものである．結果は研究ごとに対象者の特性に違いがあり，補給の効果はいまだ実証されていないが，一部，抗炎症作用のメカニズムが解明されてきている．

a. 多価不飽和脂肪酸　エイコサノイドは炎症やサイトカイン産生，細胞間伝達のメディエーターとして働く生理活性物質の総称であり，その前駆体である多価不飽和脂肪酸（PUFA）の違いにより機能が異なる（図10・5）．**n-6系多価**

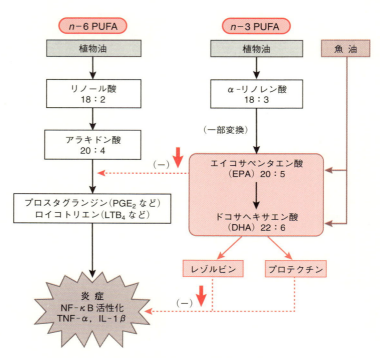

図10・5　多価不飽和脂肪酸（PUFA）の抗炎症メカニズム

不飽和脂肪酸（n-6 PUFA）の代謝産物であるアラキドン酸由来のエイコサノイドは炎症活性が強く，n-6 PUFAの代謝が亢進すると炎症の悪化がみられる．細胞膜に占める**n-3系多価不飽和脂肪酸（n-3 PUFA）**の比率を多くするとアラキドン酸由来のエイコサノイド作用を抑制する．細胞膜におけるPUFA含有量は食事からの摂取量を反映するため，n-3 PUFAを多く含む食物の摂取は炎症を抑える．関節リウマチにおいてもn-3 PUFAの摂取で白血球のLTB$_4$などのロイコトリエンの産生やマクロファージのIL-1β産生が低下する．魚油に多く

含まれる EPA, DHA は $n-3$ PUFA の供給源であり，関節リウマチ対象の研究の多くは EPA, DHA をカプセルで投与し，その有効性を評価している．EPA や DHA 由来のレゾルビンやプロテクチンが炎症性サイトカインの転写因子活性を抑制し，炎症抑制効果をもつ．メタアナリシスによって，$n-3$ PUFA が関節の痛みに対して効果のあることが報告されている．また，植物油由来の α-リノレン酸は体内で EPA, DHA に変換されて炎症を抑えるが，酸化されやすいために，抗酸化作用をもつ食品と一緒に摂取するとよい．しかし，α-リノレン酸が関節リウマチに対して特異的に有効であるとした確実な証拠はいまだない．

$n-6$ PUFA のリノール酸は，代謝の過程で γ-リノレン酸からジホモ-γ-リノレン酸，さらにアラキドン酸へと変換される．炎症局所の細胞ではジホモ-γ-リノレン酸からアラキドン酸への転換に必要な酵素がなく，催炎作用の弱いプロスタグランジン E_1（PGE_1）に変換される．食事由来の γ-リノレン酸の増加は，アラキドン酸からの炎症性メディエーターを減らし，ジホモ-γ-リノレン酸由来のエイコサノイドの抗炎症性作用を増強させる．γ-リノレン酸を多く含む植物種子油として，月見草種子油やクロフサスグリ種子油などがあり，関節リウマチに対する抗炎症効果が確認されている．

b. ビタミン　　炎症では酸化ストレスの増加，抗酸化物質レベルの低下が病態を悪化させる．抗酸化作用をもつビタミン E やビタミン C の不足により免疫機能は低下する．ビタミン E とビタミン C の摂取が関節リウマチに有効な可能性はあるが，抗酸化ビタミンの炎症抑制効果の確実な根拠はない．葉酸は核酸合成に必要な栄養素であり，葉酸不足により口内炎や胃腸のびらん性炎症を発症する．ビタミン B_6 には免疫調節作用があるが，関節リウマチ患者では体内で不足することが多い．関節リウマチでは炎症性サイトカインの作用により関節近傍の骨密度が低下するため，骨密度を保つために十分なビタミン D，ビタミン K の摂取が重要である．ビタミン D には免疫調節作用もある．

c. ミネラル　　関節リウマチでは亜鉛やセレンなどの微量元素が不足することがある．亜鉛は，細胞情報伝達やタンパク質合成などに必要な酵素の成分であり，亜鉛が不足すると味覚や嗅覚の低下，生殖機能の低下，脱毛などの症状をきたす．亜鉛は免疫系にも大切な栄養素であり不足すると T 細胞の機能が低下する．抗酸化作用をもつ微量元素としてセレンがあり，関節リウマチの炎症抑制効果が報告されている．鉄欠乏では体内の酸素供給量が低下するとともに免疫機能が低下し感染症にかかりやすくなる．

d. プロバイオティクス　　全身免疫系の機能を正常に働かせるためには，腸の免疫系を正常に作動させる必要がある．腸内細菌叢などの腸内環境を整えることが関節リウマチの炎症抑制につながる．プロバイオティクスあるいはプレバイオティクスの効果が期待できる．

e. 経口免疫寛容　　関節リウマチに対して経口免疫寛容を誘導し，治療に応用する試みがある．関節軟骨の成分である II 型コラーゲンの経口摂取により，反応に個人差はあるが効果が証明されている．

10・4 アレルギーにかかわる食品成分

10・4・1 アレルギーとは

免疫系は本来は生体防御機構として機能しているが，ときに過剰で異常な免疫反応により生体に不利な現象をひき起こす．この病的な免疫反応を**アレルギー**[*1]とよんでいる．

[*1] allergy（アレルギー）という言葉は，allos（変じた）とergon（作用）というギリシャ語を組合わせて造られた用語である．

a. アレルギー性疾患の分類　アレルギー反応はその機序によりⅠ型からⅤ型に分類される．Ⅰ型アレルギーは**即時型アレルギー**ともよばれ，IgE抗体が関与する反応である．肥満細胞（マスト細胞）や好塩基球に固着したIgEにアレルゲン（アレルギーを起こす抗原）が反応し，化学伝達物質が放出あるいは産生されることにより症状が発現する．Ⅰ型アレルギーの機序による疾患としてアレルギー性鼻炎，アトピー型気管支喘息，アトピー性皮膚炎，食物アレルギー，アナフィラキシーショック，じんま疹などがあげられる．Ⅱ型アレルギーは**細胞溶解型反応**である．細胞膜に存在する抗原に対して抗体が結合した後，補体系の活性化またはK（キラー）細胞によって細胞傷害が起こる．Ⅱ型アレルギーによる疾患として自己免疫性溶血性貧血，グッドパスチャー症候群，不適合輸血反応，薬物アレルギー反応による血球傷害などがある．Ⅲ型アレルギーは**免疫複合体型反応**とよばれる．抗原と抗体の反応物である免疫複合体が組織に沈着した後，補体の活性化が起こり組織傷害がひき起こされる．Ⅲ型アレルギーの疾患として血清病，急性糸球体腎炎，全身性エリテマトーデス，血管炎症候群などがあげられる．Ⅳ型アレルギーは反応のピークまで24〜48時間かかるので**遅延型アレルギー**とよばれる．Ⅰ〜Ⅲ型のアレルギーでは抗体の関与する液性免疫が反応の主体であるが，Ⅳ型アレルギーでは抗原特異的なT細胞とマクロファージによる細胞性免疫によりアレルギー反応が起こる．Ⅳ型アレルギーとしてツベルクリン反応，接触性皮膚炎，移植拒絶反応などがある．Ⅴ型アレルギーはホルモンなどの受容体（レセプター）に対して抗レセプター抗体が結合することによってひき起こされる（バセドウ病など）．

b. Ⅰ型アレルギー性疾患の病態　遺伝的素因（アトピー体質）をもつ個体は特定のアレルゲンに曝露されると特異的なIgE抗体を過剰産生する．産生されたIgEは病変の起こる部位（鼻粘膜，皮膚，気管支粘膜，腸管など）に存在する肥満細胞の表面にある**IgE受容体**と結合する[*2]．その後再びアレルゲンが生体内に侵入すると，肥満細胞表面の受容体にすでに固着したIgEにアレルゲンが結合し，架橋反応により肥満細胞内に情報が伝達され，細胞内酵素が活性化される．その結果，細胞質内に蓄えられたヒスタミン，セロトニン，好酸球遊走因子，好中球遊走因子などの化学伝達物質（ケミカルメディエーター）が放出される．さらに肥満細胞は，細胞膜より新たな炎症惹起性物質（プロスタグランジン，ロイコトリエン，トロンボキサン，血小板活性化因子など）を産生し，血管拡張，血管透過性亢進，浮腫，白血球浸潤，平滑筋収縮作用，粘液腺分泌亢進などを起こす．この一連の反応を**Ⅰ型（即時型）アレルギー反応**とよぶ（図10・6）．このⅠ型アレルギー反応に加えて，好酸球やT細胞による遅発型アレルギー

[*2] 肥満細胞には，表面に高親和性IgE受容体（FcεRI）が存在している．

反応も病態形成に関与しており，IgE 産生には T 細胞のうち特に Th2 細胞の産生するサイトカイン（IL-4, IL-5）が重要な役割を果たす．なお I 型アレルギーの機序により急激に多臓器の障害を起こし，血圧の低下をきたす重篤なものを**アナフィラキシーショック**とよぶ．

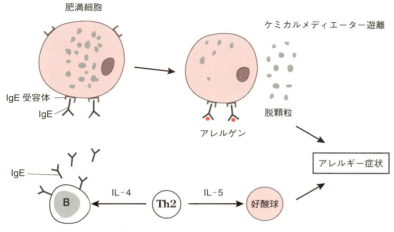

図 10・6　I 型（即時型）アレルギー反応の仕組み

c. 食物アレルギー　　特定の食物の摂取によってアレルギー反応が起こることを**食物アレルギー**という．牛乳，鶏卵，大豆，小麦，ソバ，魚介類など多品目の食物によって発症しうる．食物アレルギーは多くの場合，IgE 抗体による I 型アレルギーの即時型反応であり[*1]，食後数分から数十分の間に悪心，嘔吐，腹痛，下痢などの症状が出現する．消化管症状のみでなく，じんま疹・浮腫などの皮膚症状，喘息・呼吸困難などの呼吸器症状などの全身症状をしばしば伴う．さらに重症化するとアナフィラキシーショックを起こす．また，**食物依存性運動誘発アレルギー**は特定の食品（エビ，カニなどの甲殻類など）を摂取した後，運動によって誘発されるアレルギーであり，喘息発作やアナフィラキシーショックを起こすこともある．仮性アレルゲンを多く含む食品（ヒスタミンやコリンの多いナス，タケノコ，ゴボウなど）によるアレルギー様の症状もある．

　食物アレルギーが疑われる場合には詳細な問診が重要であり，同時に食事記録と症状の記載を指導する．アレルゲン特定のために皮膚反応検査や食物抗原特異的 IgE 測定を行うが，皮膚検査の特異性は低い．診断に最も有用なのは疑われるアレルゲンを食事から除去して症状が改善するかを確認する除去試験，少量を摂取させて症状が誘発されるかをみる負荷試験である[*2]．

　治療においては，特定の原因食品（牛乳，卵，小麦，大豆，魚介類など）が同定できる場合は摂取しない除去療法が原則である．アレルギー症状が強く生命の危険も考えられる場合には加工品も含めた完全除去食を用いる．しかし可能なかぎり総合的に判断し，除去食は必要最低限とすべきである．アレルゲンとしての活性を低下させるため加熱や酵素処理した食品，すなわち低アレルゲン食を有効

[*1] 食物アレルギーはおもに I 型アレルギーの機序によるが，III 型，IV 型も関与する可能性がある．

[*2] 負荷試験ではアナフィラキシーショックを起こすことがあり十分な注意が必要である．

利用する．除去食を実施する際には，代替食品を利用し栄養素摂取の偏りを予防する．またアレルゲンに対する耐性の獲得や新たなアレルゲン防止のために，同一食品を連続摂取せず，なるべく多くの種類の食べ物を"回転"させて摂取させる回転食を用いることがあるがエビデンスは乏しい．小児では特に発育障害が起こらないように注意し，定期検査によりアレルゲンに対する耐性を確認しながら除去食の内容を検討する．

d. 花粉症　　花粉をアレルゲンとするI型アレルギー反応により，アレルギー性鼻炎やアレルギー性結膜炎の症状を発現するものを**花粉症**という．アレルゲンとして，春はスギ，ヒノキ，夏はカモガヤ，スズメノテッポウ，秋はブタクサ，ヨモギなどがあげられる．花粉の飛散時期に一致して症状が出現する*．花粉に対するIgE抗体が産生され，鼻粘膜や結膜にある肥満細胞にIgE抗体が固着し，アレルゲン（花粉）が侵入すると，この肥満細胞上のIgE抗体に結合して，細胞質内の化学伝達物質が放出される．アレルギー性鼻炎ではくしゃみ，水様鼻漏，鼻閉が主症状である．アレルギー性結膜炎では流涙，眼掻痒感，眼球充血・浮腫を起こす．咽・喉頭掻痒感，咳，痰，喘鳴などの症状を示すこともある．

e. アレルギー性疾患の治療　　アレルギー性疾患の治療は，アレルゲン特異的治療法と非特異的治療法に分けられる．特異的治療法として，まずアレルゲンの回避・除去を行う．アレルゲンへの曝露を避けることは効果的であるが，多くの場合，完全除去は困難である．そこで特異抗原が花粉やハウスダスト，ダニなどの場合には，原因となっている抗原（アレルゲン）をごく少量ずつ，量を漸増しながら生体内に投与し，特定のアレルゲンに対する過敏反応を軽減させようとする**減感作療法**を行うことがある．減感作療法はIgE抗体の低下や遮断抗体の産生を促す治療法である．**舌下免疫療法**（SLIT）も用いられる．非特異的治療法としては薬物療法が用いられ，抗ヒスタミン薬（化学伝達物質であるヒスタミンの作用を阻害するヒスタミンH_1受容体拮抗薬），抗アレルギー薬（肥満細胞からの化学伝達物質の遊離や合成を抑制，拮抗する作用をもつ），抗IgE抗体，ステロイド薬（強力な抗アレルギー作用，免疫抑制作用をもつ）などを投与する．

10・4・2　抗アレルギー作用のある食品成分

a. プロバイオティクス・プレバイオティクス　　乳酸菌などのプロバイオティクスには抗アレルギー効果があり，花粉症，アトピー性皮膚炎などに対する予防効果が認められる．そのメカニズムとしてTh1/Th2バランスへの調節効果，すなわちIL-12反応の増強を通してTh1反応を誘導し，Th2反応を抑制する．それ以外にも，Tregを活性化し抑制性サイトカインであるIL-10産生の増強，あるいはTh2反応の直接的な抑制などのメカニズムが考えられている．乳酸菌によりToll様受容体が活性化され，IL-10ならびにIL-12の産生を増強するという仕組みもある．プレバイオティクスは腸内細菌叢を変動させ，IL-4やIgE産生を調節し，抗アレルギー効果を示す．またTh2サイトカインの調節を介してTh2反応やIgEを抑制する仕組みをもつ．短鎖脂肪酸のような腸内細菌の代謝物を通してTreg産生誘導する作用もある．

＊　花粉症による季節性のもの以外に**通年性アレルギー性鼻炎・結膜炎**がある．アレルゲンとしてハウスダスト，ダニ，真菌などがあげられ，気管支喘息を合併することがある．

SLIT: sublingual immunotherapy

b. 多糖類　多糖類はIL-12産生増強を通して自然免疫系を活性化し，Th1反応ならびにNK細胞活性を高める．Th1反応の増強はTh1/Th2バランスを是正する．またTregを誘導し，IL-10やTGF-βなどの免疫抑制サイトカインを産生することにより抗アレルギー作用をもつ．β-グルカンやフコイダンは免疫増強効果とともに抗アレルギー効果をもつが，Th2反応の抑制とIgE産生の調整作用が報告されている．

c. ビタミン　ビタミンDは自然免疫系，獲得免疫系の両方にかかわり，Tregの誘導を促進する．レチノイン酸や葉酸はTregの分化にも必要である．

d. ポリフェノール　ポリフェノール類の抗炎症メカニズムとして，T細胞機能の調節，肥満細胞の脱顆粒抑制，炎症性サイトカインの低下作用などがある．またTregの作用を増強するものもある．茶葉中に含まれるポリフェノール類の一種である**メチル化カテキン**（エピガロカテキンガレートがメチル化されたもの）は肥満細胞からのヒスタミン放出を抑制し，ヒトの花粉症や通年性アレルギー性鼻炎の症状を軽減する．

e. 経口免疫寛容　経口摂取された抗原に対しては免疫反応が抑制されるという経口免疫寛容の仕組みを用いた**経口免疫療法**が，アレルギー性疾患治療に臨床応用されている．そのメカニズムとして，IgA，Treg，抑制性サイトカイン（IL-10, TGF）などが作用する．

10・5　免疫・炎症・アレルギーと食品成分とのかかわり

これまでみてきたように，直接的な因果関係が明らかである食物アレルギーのみならず，免疫・炎症・アレルギーの病態は食品成分と深い関連をもつ．しかし，その詳細なかかわりや機序は十分に解明されておらず，今後の研究と開発が期待される．現時点では，おもな作用メカニズムとして，

1) 自然免疫系への作用：IL-12増強によるNK細胞機能調節
2) 獲得免疫系への作用：T細胞機能調節（Th，特にTreg細胞の誘導），サイトカインバランス（Th1/Th2）の偏りの是正，液性免疫（抗体産生）機能調節
3) 腸管免疫機能調節
4) 肥満細胞からの炎症ケミカルメディエーター制御
5) 酸化ストレスの軽減

にまとめられる．

参考文献

1) S. Hachimura, *et al.*, 'Immunomodulation by food: impact on gut immunity and immune cell function', *Biosci. Biotechnol. Biochem.*, **82**(4), 584-599 (2018).

11 呼吸器系にかかわる食品成分

■ **11・1 呼吸器の機能とそれにかかわる食品成分**

11・1・1 呼吸器の構造と機能

　鼻腔から肺胞に続く空気の通り道となる器官を**呼吸器**とよび，気道と肺胞領域からなる（図11・1）．鼻腔から喉頭までを**上気道**，気管から終末細気管支までを**下気道**といい，呼吸細気管支，肺胞嚢，**肺胞**へと続いている．

　呼吸器における最も重要な働きは呼吸機能である．生体内に酸素を取入れ，二酸化炭素を排出することを**ガス交換**といい，呼吸*によってガス交換が行われている．ガス交換の場である肺胞は，直径約 120～180 μm で，約3～5億個あり，その表面積は 40～100 m² に及ぶ．肺胞表面は扁平なⅠ型肺胞上皮細胞で覆われ，その間に立方体型のⅡ型肺胞上皮細胞が存在する．肺胞のガス交換はⅠ型肺胞上皮細胞で行われている．肺胞は非常に薄い膜でできており，肺胞内組織間液の表面張力によって肺胞がつぶれる方向の力が働いているが，Ⅱ型肺胞上皮細胞から分泌される**肺サーファクタント**が肺胞腔内面を覆うことで表面張力を緩和し，肺胞は膨らんだ形を維持している．

* 肺における酸素と二酸化炭素のガス交換を**外呼吸**，細胞のミトコンドリアにおいて酸素を使ってエネルギー（ATP）と二酸化炭素を生み出すガス交換を**内呼吸**とよぶ．

肺サーファクタント：おもにリン脂質とタンパク質によって構成され，界面活性の作用がある．

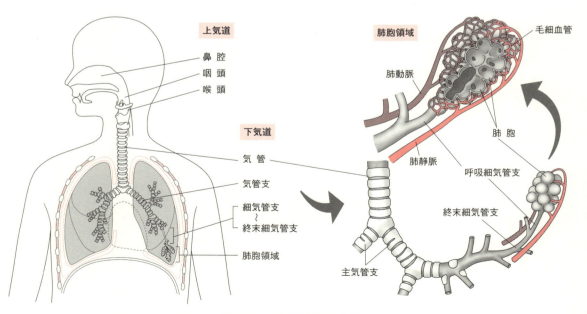

図 11・1　呼吸器系の構造

呼吸は，胸骨，肋骨，胸椎からなる胸郭の拡張・収縮や，横隔膜の収縮・弛緩などにより胸腔の容積が変化する際に，肺に空気が出入りすることで行われている．安静時の吸息は，外肋間筋の収縮や横隔膜の収縮によって胸郭が拡張し，吸気が流入することで起こる．呼息は，外肋間筋や横隔膜が弛緩することで胸郭が狭まり，また肺が弾性収縮力によって縮まることで，呼気が排出されて起こる．

11・1・2　呼吸器にかかわる食品成分

a. エネルギー　呼吸は外肋間筋や横隔膜などの筋肉が作用することによって行われている．これらの筋肉を動かすために多くのエネルギーが消費されるため，十分なエネルギーを摂取する必要がある．

b. カフェイン　カフェインは肺の気道を拡げる気管支拡張剤のテオフィリンの類縁物質であり，コクランレビューにおいてほんのわずかな量でも摂取後4時間まで肺機能を改善することが示されている．カフェインはコーヒー，紅茶，コーラ，ココアなどに多く含まれている．

11・2　呼吸器疾患にかかわる食品成分

呼吸器系の疾患は，おもに気道が狭窄して気流が制限されること，あるいは，肺胞の機能が障害されてガス交換が正常に行われなくなることなどによって生じる．気道閉塞性の疾患としては**慢性閉塞性肺疾患**などが，肺胞の機能が障害される疾患としては**特発性間質性肺炎**などがある．そのほか，かぜ症候群やインフルエンザ，急性気管支炎，肺炎などの感染性呼吸器疾患や，気管支喘息などのアレルギー性肺疾患もあげられる．

多くの呼吸器系の疾患には，呼吸器の**炎症**が関与している．かぜ症候群，急性気管支炎，肺炎などはいずれも細菌やウイルスなどの感染により気管支や肺に炎症が生じた状態である．細菌やウイルス以外にも，有機物の粉塵や化学物質による炎症反応が原因となってアレルギー性肺疾患が生じる．COPDも炎症性の疾患である．

11・2・1　慢性閉塞性肺疾患（COPD）にかかわる食品成分

慢性閉塞性肺疾患（COPD）は，喫煙歴が長い中・高年者に多い疾患であり，以前は慢性気管支炎や肺気腫とよばれてきた病気の総称である．

COPDをひき起こすおもな原因物質は**タバコ煙**である．吸入されたタバコ煙などに含まれる有害粒子に曝露されることにより，気道や肺胞などに炎症が生じる．炎症により末梢気道が狭窄し，気流閉塞（気道狭窄）のため呼吸機能検査（スパイロメトリー）による1秒量の減少，1秒率の低下が起こる*．また，肺胞の破壊により空気が十分に呼出されないため，肺が過膨張し，労作時呼吸困難や運動能力の低下が起こる．

COPDの最も特徴的な症状は，呼吸困難（息切れ）である．初期には労作時のみに生じ，階段や坂道を上るときに感じる程度であるが，呼吸機能の悪化に伴

COPD: chronic obstructive pulmonary disease

*　口から出入りする空気量を記録して，肺活量などを測定することができ，努力呼気開始から1秒間の呼出肺気量を**1秒量**，努力肺活量に対する最初の1秒間の呼気肺気量を**1秒率**という．1秒量と1秒率は呼気の吐き出しやすさを示すため，喘息やCOPDでは低下する．

い，着替えなどの日常の体動でも呼吸困難が生じるようになる．咳，痰は早期からみられることが多い．喘鳴（ぜんめい）は重症の患者でみられる．患者はしばしば呼気時に口をすぼめてゆっくりした呼吸（口すぼめ呼吸）を行う．このような呼吸により，呼気時の気流閉塞が改善する．

COPD は肺の炎症性疾患であるのに加え，全身性の疾患でもある．COPD では TNF-α，IL-6 などの炎症性サイトカインや高感度 CRP 濃度が高値となり，全身性炎症をひき起こしていると考えられる．骨粗鬆症，糖尿病やメタボリックシンドロームなどの代謝性疾患，心血管疾患，骨格筋機能障害，栄養障害，食欲不振と体重減少など多岐にわたる全身併存症がみられる．

COPD 発症のメカニズムとして，プロテアーゼとアンチプロテアーゼの均衡が崩れてプロテアーゼ優位に傾いているとする**プロテアーゼ・アンチプロテアーゼ不均衡説**が有名である．炎症細胞からは好中球エラスターゼなどのプロテアーゼが放出され，一方，気道や肺にはプロテアーゼに対抗する α1 アンチトリプシンなどのアンチプロテアーゼが存在しているが，この説によると COPD ではプロテアーゼ活性がアンチプロテアーゼ活性に比べて優位であるので，肺胞を構成する主要な結合組織であるエラスチンが破壊され，肺気腫が生じる．そのほか，酸化ストレス説やアポトーシス説などがある．

COPD の治療の基本は禁煙である．薬物療法は，気管支拡張薬などが中心となる．

a. エネルギー　COPD では，呼吸困難により呼吸運動が増加するためエネルギー消費量が増大し，炎症によってもエネルギー必要量が増加している．加えて，呼吸困難や咳のため食欲不振を呈することが多く，エネルギーが不足し，体重減少が生じる．そのため十分なエネルギー摂取が必要である．COPD が重症になるほど体重減少が高度になる．軽度の体重減少は脂肪量の減少が主体であるが，中等度以上の体重減少は筋タンパク質量の減少を伴う．安静時エネルギー消費量を把握してエネルギー消費量の増大に見合ったエネルギーを確保すると同時に，食事摂取状況を評価して低栄養を回避する必要がある．エネルギー量は安静時エネルギー消費量の 1.5〜1.7 倍程度を目安とする．食事を 1 日 4〜6 回程度の分割食とすることも有用である．

b. タンパク質　タンパク質やエネルギーの摂取量不足は，筋肉の異化亢進をもたらし，呼吸筋の筋肉量低下，さらに呼吸機能の低下をまねく．筋タンパク質を保持するため，タンパク質を十分に摂取する．総エネルギーの 20% 程度を目安とする．また，COPD では呼吸筋での代謝が高まり，筋肉で利用される分枝アミノ酸（BCAA）が多く消費され，BCAA と芳香族アミノ酸の比である**フィッシャー比**の低下などアミノ酸インバランスを生じる*．そのため BCAA を積極的に摂取する．

*　分枝アミノ酸については §14・1・2 を参照．

呼吸商：栄養素をエネルギーとして利用する際の，消費される酸素に対して産生される二酸化炭素の量．

c. 脂質　脂質は**呼吸商**が約 0.7 と低く，炭水化物やタンパク質と比べて，エネルギー源として代謝されたときに発生する二酸化炭素の量が少ない．換気障害により二酸化炭素の排泄が低下した COPD では，脂質からエネルギーを多く摂取すると肺への負担を軽減することができる．また，脂質は炭水化物やタンパ

ク質と比べて高エネルギーである点においてもエネルギー摂取に有用である．総エネルギーの30%程度を目安とする．

d. ミネラル　リン，カリウム，カルシウム，マグネシウムは呼吸筋の収縮に関与するミネラルであるため，十分に摂取する．また，カルシウムは骨や歯の形成に関与し，骨粗鬆症の併存症予防にも重要である．

e. $n-3$ **系多価不飽和脂肪酸**　$n-3$系多価不飽和脂肪酸には炎症を抑制する作用があり，その作用はアラキドン酸カスケードに対する拮抗作用に加え，$n-3$系由来のレゾルビンやプロテクチンなどの抗炎症代謝物への関与により発揮されると考えられている*.

* $n-3$系多価不飽和脂肪酸の抗炎症メカニズムについては図10・5を参照.

11・2・2　拘束性肺疾患にかかわる食品成分

肺の換気障害は，前述の閉塞性のほか，拘束性と，拘束性・閉塞性の混合性の三つに分類される．肺の弾力性低下，胸部の拡張障害，呼吸運動の障害などにより，肺活量が低下した状態を**拘束性換気障害**といい，代表的疾患として**間質性肺炎**があげられる．間質性肺炎は，肺胞壁や肺胞を取囲む支持組織からなる間質に炎症や損傷が生じた状態であり，炎症によって肺胞壁が線維化し，ガス交換がうまくできなくなる．初期には無症状の場合もあるが，労作時呼吸困難や乾性咳嗽を呈し，さらに進行すると呼吸不全の状態となり日常生活に支障をきたすこともある．

原因は，関節リウマチなどの膠原病，粉塵やカビなどの吸入，薬剤性などさまざまであるが，原因が特定できないものを**特発性間質性肺炎**という．特発性間質性肺炎のなかで最も多いのが特発性肺線維症であり，50歳以上の喫煙者の男性に多く，喫煙が危険因子である可能性も指摘されている．サプリメントなどの健康食品のなかには，薬剤と同様に副作用として間質性肺炎をひき起こすものがある．

肺の線維化は，過剰な修復反応により起こると考えられている．肺胞が損傷を受けると，肺胞上皮細胞は増殖因子を分泌し，コラーゲンなどをつくり出すことで傷を修復するが，肺胞が長期にわたり損傷されると過剰にコラーゲンなどが蓄積し，間質が厚みを帯びて硬くなり，肺の線維化が進むと考えられる．

a. エネルギー　間質性肺炎では間質の線維化によりガス交換の効率が悪くなり，非常に疲れやすい．活動量が低下し，それによって食欲不振や体重減少がみられる場合があるため，適量のエネルギーを摂取し，体重維持を心がける．なお，体重増加は呼吸困難を増長させる可能性があるため，適正体重を保つようにする．

b. タンパク質　食欲不振により筋力が低下し，筋力の低下がさらなる呼吸困難につながる．筋タンパク質を保持するため，タンパク質を十分に摂取する．

12 血液にかかわる食品成分

12・1 貧血にかかわる食品成分

貧血は，末梢血中の赤血球成分が減少した状態をさす．臨床的には**ヘモグロビン**の濃度の低下を指標として判定し，成人男性で 13 g/dL 未満，成人女性や学童で 12 g/dL 未満，高齢者および乳幼児や妊婦では 11 g/dL 未満を貧血の基準とすることが多い．貧血の成因は，赤血球のもととなる骨髄での赤芽球系の産生低下や成熟障害，赤血球の破壊・喪失などがあり，成人女性を中心に慢性出血による鉄欠乏性貧血が最も多い．

貧血の診断を行うにあたり，赤血球数，ヘモグロビン濃度および血液に対する血球成分が占める量の割合であるヘマトクリット値を用いたウィントローベの赤血球指数（赤血球恒数）にて，貧血を大別する．赤血球指数には，平均赤血球容積（MCV），平均赤血球ヘモグロビン量（MCH），平均赤血球ヘモグロビン濃度（MCHC）がある．赤血球指数は下記のような計算式で求めることができる．

MCV: mean corpuscular volume

MCH: mean corpuscular hemoglobin

MCHC: mean corpuscular hemoglobin concentration

$$\text{MCV〔fL〕} = [\text{ヘマトクリット〔\%〕} \div \text{赤血球数〔} \times 10^4 \text{〕}] \times 1000$$
$$\text{MCH〔pg〕} = [\text{ヘモグロビン濃度〔g/dL〕} \div \text{赤血球数〔} \times 10^4 \text{〕}] \times 1000$$
$$\text{MCHC〔\%〕} = [\text{ヘモグロビン濃度〔g/dL〕} \div \text{ヘマトクリット〔\%〕}] \times 100$$

臨床現場では MCV と MCHC を用いて，小球性・正球性・大球性および色素性について，貧血を，おもに鉄欠乏性貧血などの小球性低色素性貧血，溶血性貧血などの正球性正色素性貧血，巨赤芽球性貧血などの大球性貧血と分類することにより，その後の検査診断を効率的に進めることができる．また赤血球造血の指標として網赤血球数も重要であり，赤血球指数のうち特に MCV と併せて判断することで，より診断に近づけることができる．

本節では，貧血のなかでも栄養素の欠乏が原因となるものについて，その原因であるビタミンや微量元素を取上げる．

12・1・1 鉄

食品中の**鉄**は，**ヘム鉄**と**非ヘム鉄**に大別される．ヘム鉄は，**2 価鉄**（Fe^{2+}）とポルフィリンのキレート結合による錯体である．非ヘム鉄は，Fe^{2+} あるいは **3 価鉄**（Fe^{3+}）の化合物である．動物性食品にはヘム鉄として，植物性食品には非ヘム鉄として存在しており，ヘム鉄は非ヘム鉄より体内への吸収率がよい．ま

た，非ヘム鉄の吸収は，動物性タンパク質やビタミンCによって促進され，シュウ酸やタンニン酸などにより抑制される．

生体内には3〜5gの鉄があり，約70%が機能鉄として存在している．このうち約6〜7割が赤血球に含まれているヘモグロビンの構成成分となっている．そのほかの機能鉄として，筋肉で酸素の供給に働くミオグロビンや，カタラーゼ，シトクロムP450などの酵素の構成成分となっている．残りの鉄は骨髄，脾臓，肝臓などに**フェリチン**あるいはヘモジデリンとして貯蔵されている．また，血液中の鉄は鉄輸送タンパク質である**トランスフェリン**と結合して存在している．生体内での鉄の経路を図12・1に示す．

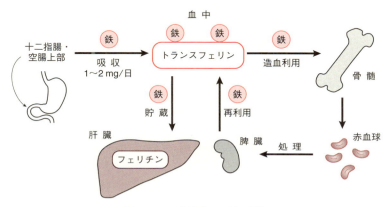

図 12・1 生体内での鉄の経路

ヘモグロビン合成に利用される鉄は20〜30 mg/日であり，その大部分は約120日の寿命の後，脾臓などで処理された赤血球中のヘモグロビンに由来する．鉄の体外からの摂取は，汗などで失われる1 mg/日を補うために必要となる．食事に含まれる鉄が約10〜20 mg/日であれば，その5〜10%が腸管から吸収されるので，需要と供給のバランスがとれている．ただし，女性では月経で失われる鉄量を考慮すると約2 mg/日の鉄が必要となり，また成長期における血液量や体組織の増加は鉄需要の増大をもたらす*など，必要量の変化が生じる．

鉄欠乏性貧血の治療については，食事療法だけでの改善は難しいため，経口鉄剤の投与を行うのが基本である．貯蔵鉄の指標となるフェリチン値が正常化するまで，3カ月程度を目安として投与を行う．食事療法は，鉄剤との併用および貧血の予防に対して行われ，肉類，魚介類，ホウレンソウ，豆類などに鉄が多く含まれる．非ヘム鉄は，アミノ酸やビタミンCの還元作用により吸収率が向上するため，タンパク質などのヘム鉄を含む食品やビタミンCを含む果物類と非ヘム鉄を含む食品をバランスよく摂取することが重要である．

腸管内での鉄の吸収は，十二指腸から空腸上部において，非ヘム鉄とヘム鉄の二つの機序で行われる（図12・2）．非ヘム鉄のFe^{3+}は，ビタミンCなどの食物中の還元物質または腸上皮細胞上の鉄還元酵素によってFe^{2+}になり吸収される．ヘム鉄は，そのまま腸上皮細胞内に入り，Fe^{2+}とポルフィリン環に分けられ，ポルフィリン環はビリベルジンとなる．

* 鉄欠乏性貧血の一つとして，**スポーツ貧血**とよばれるアスリートの貧血があり，特に鉄需要が高まっている成長期において供給不足となっていることがある．また，発汗過多が鉄喪失量の増加の要因になっている．

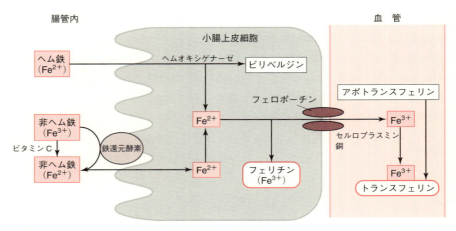

図 12・2 鉄吸収とトランスフェリン

　腸管から吸収された鉄は，腸上皮細胞から細胞外へと排出される．また，老化した赤血球は脾臓などマクロファージに貪食され，鉄はマクロファージ外に排出される．このような鉄の細胞外への排出を担うのが，鉄排出輸送体である**フェロポーチン**という膜貫通タンパク質である．ペプチドホルモンである**ヘプシジン**は，フェロポーチンに結合して細胞内リソソームで分解させることによりフェロポーチンの発現量を調節しており，生体内の鉄利用の抑制因子とされている．炎症によりヘプシジンの分泌が亢進されると，利用可能な鉄が減少するため，慢性炎症に伴う貧血をきたすとされている．また，鉄欠乏状態では，ヘプシジンの分泌が低下し，生体内の鉄利用が亢進する．

　細胞外に排出された鉄はセルロプラスミンによって Fe^{3+} となり，トランスフェリンと結合し，血中に運ばれる．1分子のトランスフェリンに2原子の鉄が結合できる．トランスフェリンの血中の濃度は結合できる鉄の量で表され，総鉄結合能（TIBC）とよぶ．血中のトランスフェリンの約3割は鉄が結合しており，それを**血清鉄**とよぶ．TIBCと血清鉄の差を不飽和鉄結合能（UIBC）とよぶ．

TIBC: total iron binding capacity
UIBC: unsaturated iron binding capacity

　トランスフェリンと結合した鉄は，赤芽球などにあるトランスフェリン受容体と結合することにより取込まれる．赤芽球に取込まれた鉄の大部分は，ミトコンドリアでヘム合成に用いられる．細胞内における遊離鉄イオンは生体毒性をもつため，ヘムタンパク質の合成などに直ちに利用されない余剰の遊離鉄イオンは，アポフェリチンと結合したフェリチンとして肝臓，脾臓，骨髄などで蓄えられ，**貯蔵鉄**とよばれる．フェリチンは可溶性タンパク質であり，血清フェリチン値は体内の鉄貯蔵量に相関するため，血清フェリチン値の低下は，鉄欠乏のよい臨床的指標となる．

12・1・2　ビタミンB_6

　ビタミンB_6（図12・3）はさまざまな食品に含まれており，特に動物性食品での含量が多い．しかし，動物性食品にはピリドキサールやピリドキサミンの形で含まれており，植物性食品に含まれるピリドキシンに比べて安定性が悪く，調

理や加工による損失は動物性食品の方が大きい．生体内では活性型のピリドキサールリン酸となり，アミノ基転移反応，脱炭酸反応の補酵素として機能しており，ステロイドホルモン受容体やある種の転写因子に作用し，遺伝子発現の調節にも関与している．

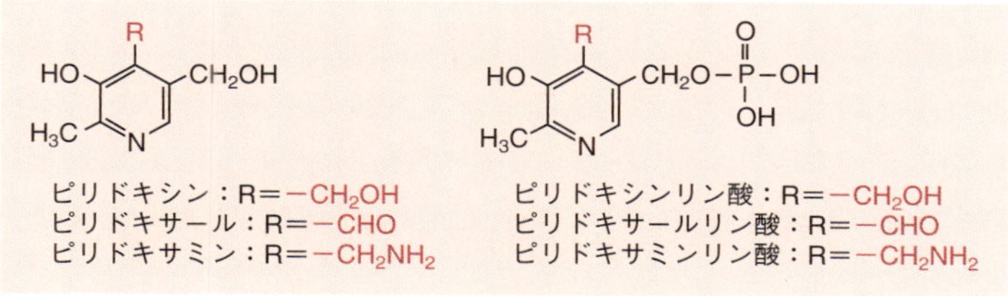

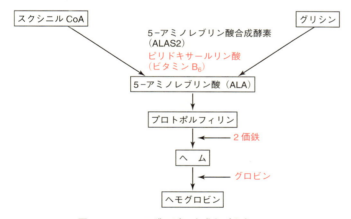

図 12・3 ビタミン B_6 の構造

貧血との関連ではポルフィリン・ヘム合成の調節にかかわっている（図 12・4）．ヘム合成の最初の反応は，グリシンとスクシニル CoA が縮合し，5-アミノレブリン酸（ALA）を生じる．この反応は，ミトコンドリア内膜に存在する 5-アミノレブリン酸合成酵素（ALAS2）によって触媒される．ALAS2 の活性化には，ピリドキサールリン酸が補酵素として必要となる．そのためにビタミン B_6 が欠乏すると，ALAS2 の活性が低下し，鉄芽球性貧血の発症に至る*．鉄芽球性貧血は，骨髄における環状鉄芽球の出現を特徴としており，環状鉄芽球は，ミトコンドリアへの鉄の異常蓄積により形成される．

ALA: 5-aminolevulinic acid

* 鉄芽球性貧血は，遺伝性と骨髄異形成症候群などによる後天性に分けることができる．

図 12・4 ヘモグロビン合成とビタミン B_6

12・1・3 葉　酸

葉酸はビタミン B 群に含まれ，プテリンにパラアミノ安息香酸とグルタミン酸が結合したプテロイルグルタミン酸を基本構造とし，タンパク質や複数のグルタミン酸と結合する．葉酸のおもな供給源は植物性食品であるが，動物性食品のなかでは肝臓に多く含まれている．赤血球の成熟，核酸合成，メチオニン代謝にかかわっており，特に**巨赤芽球性貧血**や，妊娠時の不足による胎児の神経管閉鎖不全の原因となる．

12. 血液にかかわる食品成分

空腸から吸収された葉酸は，血中で 5-メチルテトラヒドロ葉酸の形で存在し，細胞内に取込まれる．還元されてジヒドロ葉酸となり，さらにテトラヒドロ葉酸として，1炭素の転換を介して，さまざまな生体内の反応に関与する．特に，プリンヌクレオチドやピリミジンヌクレオチドの合成に関与するため，葉酸の代謝障害や葉酸欠乏により **DNA 合成障害** となり，骨髄で核が未熟なまま細胞が大きくなった巨赤芽球が増えることにより，正常な赤血球が不足し，巨赤芽球性貧血を生じる．図 12・5 に示した反応のなかでも，デオキシウリジン一リン酸（dUMP）からデオキシチミジン一リン酸（dTMP）がつくられる反応は，ピリミジンヌクレオチドの合成を行い，DNA に特有なチミジンヌクレオチドを合成するため，DNA 合成に密接に関与する．

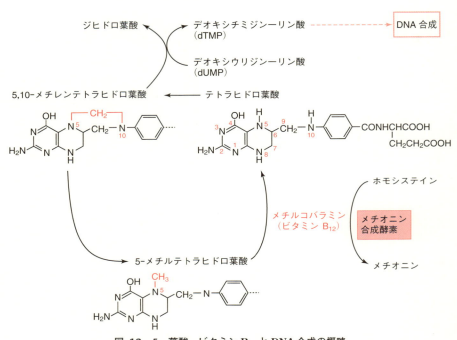

図 12・5　葉酸，ビタミン B_{12} と DNA 合成の概略

12・1・4　ビタミン B_{12}

ビタミン B_{12} は，肉や魚，乳製品などの動物性食品に含まれている．食物中のビタミン B_{12} は，上部消化管でハプトコリンに結合する．ハプトコリンが膵臓からの消化酵素で分解されると，胃の壁細胞から分泌された**内因子**と結合する（図 12・6）．内因子が結合したビタミン B_{12} は，腸管内への吸収力が増加する．回腸末端部から吸収されたビタミン B_{12} はトランスコバラミンに結合し，各組織に運搬され，余剰のビタミン B_{12} は肝臓で貯蔵される．ビタミン B_{12} は分子内にコバルトを含有し，シアノコバラミン，メチルコバラミン，アデノシルコバラミンなどの総称である．メチルコバラミンはメチオニンや葉酸の代謝に関与するメチオニン合成酵素の補酵素として働く．メチオニン合成酵素は，ホモシステイン

をメチオニンに変換させるが，その際にメチルテトラヒドロ葉酸がテトラヒドロ葉酸に変換される．

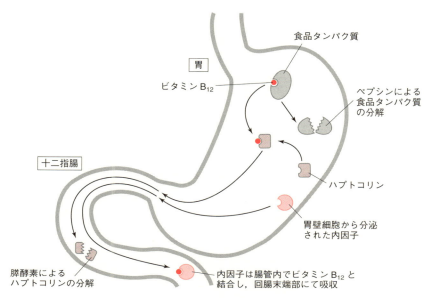

図 12・6 ビタミン B$_{12}$ と内因子の結合および吸収

　ビタミン B$_{12}$ の欠乏はテトラヒドロ葉酸を欠乏させるため，DNA 合成障害により巨赤芽球性貧血となる．ビタミン B$_{12}$ 欠乏の原因は，完全菜食主義者や低栄養などのビタミン B$_{12}$ 摂取不足，小腸術後や炎症性腸疾患，薬剤性によるものなどがあるが，最も多いのは内因子の不足である．そのため，ビタミン B$_{12}$ 欠乏性貧血には，ビタミン B$_{12}$ 製剤を非経口的に投与する必要があるとされてきた．しかし，経口投与のビタミン B$_{12}$ のうち 1〜2% は内因子非依存性に吸収されることがわかり，1,000〜2,000 µg のビタミン B$_{12}$ 製剤を連日経口投与することでも臨床効果がある．ただし，貧血の改善が不良の場合や速やかな貧血の改善が必要な場合など，即効性や確実性は非経口投与の方が高い．胃の全摘出後に合併するビタミン B$_{12}$ 欠乏による貧血は，術後 5 年以上経過して発症することが多い．これは，ビタミン B$_{12}$ の体内貯蔵量が約 5 mg であるのに対して，1 日の必要量は 2〜5 µg であり，体内貯蔵量を消費するのに 5 年以上かかるためである．胃全摘後に合併するビタミン B$_{12}$ 欠乏による貧血には，定期的な血液検査とビタミン B$_{12}$ 製剤を 3 カ月ごとに非経口投与で行うことが多い．

12・1・5 銅

　銅は，魚介類，肉類，種実類，豆類などに多く含まれる．生体内において，銅は多くの銅依存性酵素の活性中心に結合することにより，エネルギー産生，鉄代謝，神経伝達物質の生成，活性酸素の除去，コラーゲンの架橋形成などに関与している．銅欠乏は，骨量の減少や神経障害のほかに，銅欠乏性貧血をひき起こす．血液中の銅はセルロプラスミンと結合して運搬される．セルロプラスミンは

フェロオキシダーゼ活性をもち，フェロポーチンを介して，細胞外へ輸送された2価鉄を3価鉄に酸化して，3価鉄をトランスフェリンに受渡す役目があり（図12・2参照），銅欠乏によりこの酸化が障害され，鉄の血液中への移動が障害されるために貧血をきたす．銅欠乏は，長期の中心静脈栄養により栄養剤に銅を含めていないときや銅の含有量の少ない経腸栄養剤を長期使用しているときに起こりやすい．また，銅の過剰により溶血性貧血もみられる．溶血性貧血の機序としては，銅の酸化作用によるヘモグロビンの変性，赤血球膜の透過性亢進による赤血球変形能の低下が考えられている．

12・1・6 亜　鉛

亜鉛は体内の微量元素では鉄についで多く，体内に1〜3g含まれている．300種類以上の酵素の活性化に関与しており，細胞分裂や核酸代謝において重要な役割を果たしている．亜鉛が欠乏すると成長阻害，味覚障害，皮疹，創傷治癒障害などが起こるが，貧血をきたすことがある．原因として，赤血球膜の抵抗性の低下による溶血のほかに，亜鉛により活性化されるGATA-1というタンパク質の機能が低下するために，赤芽球の分化・増殖の障害をきたすことによっても貧血が起こる．

GATA-1: 転写因子の一つで，A/TGATAA/Gの塩基配列を認識してDNAに結合し，赤血球などの分化にかかわる遺伝子の発現を制御する．

12・2　凝固・線溶系，止血の仕組みとそれにかかわる食品成分

血管が損傷すると，その部位の血管壁に血小板が粘着し，血小板同士も凝集し，一次血栓（一次止血）を形成する．しかし一次血栓のみでは脆弱であるので，血小板血栓を強固にするために凝固因子の連続的な反応（**凝固カスケード**，図

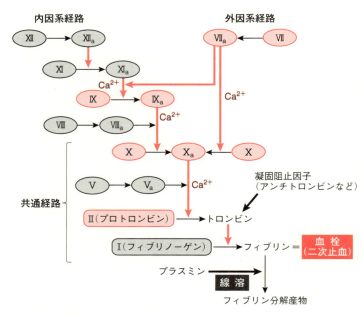

図12・7　血液凝固と線溶の概略　赤枠で囲んだ凝固因子はビタミンK依存性である．

12・7)により**フィブリン**を形成し，より強固な二次血栓（二次止血）を形成する．凝固カスケードは内因系と外因系の反応があり，内因系は陰性電荷をもつ異物と接触することにより活性化され，外因系は組織因子の血管内への流入や発現により活性化される．両方の系とも第 X 因子[*1]を活性化して共通系の反応になり，最終的にフィブリノーゲンをフィブリンに変えて，より強力な血栓を生成する．凝固カスケードは，アンチトロンビンやプロテイン C，プロテイン S によって制御されている．止血が完了すると，プラスミンがフィブリンを溶解する．これを**線溶**という．フィブリンは，線溶によりフィブリン分解産物（FDP）となる．

本節では，凝固・線溶系にかかわるおもな食品成分について取上げる．

*1 凝固因子はローマ数字で表され，2 は II，7 は VII，9 は IX，10 は X などとなる．

FDP: fibrin degradation product

12・2・1 ビタミン K

ビタミン K は血液凝固や骨代謝に関与する脂溶性ビタミンであり，特にフィブリン形成にかかわる凝固反応に大きな役割を果たしている．フィブリン形成にかかわる凝固因子は，おもに糖タンパク質である．そのなかで，**プロトロンビン（第 II 因子），第 VII 因子，第 IX 因子，第 X 因子**の四つの因子は，肝細胞にて合成されるビタミン K 依存性凝固因子である．ビタミン K の作用は，これらの因子が肝細胞で合成されるときにカルボキシラーゼの補酵素として働き，前駆タンパク質中のグルタミン酸を γ-カルボキシグルタミン酸（Gla）へ変化させ，カルシウム結合性を示して，凝固活性を示すことができる．Gla は，分子の N 末端近くに 10 個前後存在している．ビタミン K 欠乏時には，凝固活性をもたないプロトロンビンの前駆物質である PIVKA-II が血中内で増加する．PIVKA-II は，原発性肝がんの腫瘍マーカーとしても利用される．

ビタミン K は，ほかにもプロテイン C やプロテイン S といった血液凝固制御因子の生成にもかかわっている．プロテイン C は，活性化するとリン脂質表面において，プロテイン S を補助因子として活性化した第 V 因子や第 VIII 因子を不活性化させる．しかし，ビタミン K 欠乏時には，血液凝固機能の方に大きく影響するため，新生児メレナや頭蓋内出血の原因となる．また，**ワルファリン**という薬剤は，ビタミン K と拮抗することにより，ビタミン K 依存性凝固因子の活性を低下させ，血栓を防止する働きがある．そのため，ビタミン K を多く含む食品との相互作用により，ワルファリンの働きが減弱する（§18・4 参照）．

PIVKA: protein induced by vitamin K absence or antagonist

12・2・2 カルシウム

カルシウムイオンは，生体内でさまざまな反応に寄与しているが，血中における凝固反応のなかでも重要な役割を果たす[*2]．第 XI 因子は，カルシウムイオンの存在下で，第 IX 因子を活性化する．活性化した第 IX 因子は，リン脂質の上で活性化した第 VIII 因子とカルシウムイオンと複合体を形成し，第 X 因子を活性化する．また，外因系凝固反応でも，組織因子が第 VII 因子とカルシウムイオンと複合体を形成し，第 IX 因子と第 X 因子を活性化する．活性化した第 X 因子は，第 V 因子を補助因子として，カルシウムイオンとリン脂質上で複合体を形成し，プロトロンビンをトロンビンに活性化する．

*2 凝固検査を行うために採血する場合は，血液凝固を防ぐために採血管にクエン酸を入れてあり，クエン酸とカルシウムイオンを結合させて，凝固を防ぐ．

12・3 白血病およびその類縁疾患にかかわる食品成分

白血病は，遺伝子変異を背景として，造血幹細胞あるいは前駆細胞の自己複製能亢進による増殖と分化異常を起こした白血病細胞がクローン性増殖をきたした疾患である．造血幹細胞は骨髄系前駆細胞とリンパ系前駆細胞に分化し，骨髄系細胞は好中球，単球，赤芽球，巨核球に分化していく．白血病細胞の形態，免疫学的形質，細胞・分子遺伝学的形質などにより疾患名が分けられ，現在は WHO 分類に基づいて分類される．

急性骨髄性白血病（AML）は，分化成熟能が障害された幼若な骨髄系細胞のクローン性自律増殖を特徴とする血液腫瘍である．末梢血にて白血球数，赤血球数，血小板数のいずれもが減少し（汎血球減少），易感染性，貧血症状，出血傾向をきたす．**急性前骨髄性白血病**（APL）は AML の一病型であり，AML の 10〜15% を占め，若年者に多い．白血病細胞による線溶亢進型の播種性血管内凝固症候群（DIC）による出血傾向を特徴とする．

骨髄増殖性腫瘍（MPN）は，造血幹細胞レベルでの腫瘍化によって発症する疾患群であり，骨髄系細胞である顆粒球系細胞や赤芽球，骨髄巨核球の著しい増殖を特徴とする．MPN には，慢性骨髄性白血病（CML），真性赤血球増加症，本態性血小板血症などが含まれる．

CML は，多能性造血幹細胞の形質転換により発生する腫瘍性疾患で，t(9;22)(q34;q11) により形成されるフィラデルフィア（Ph）染色体[*1]という異常クローンを特徴とする．Ph 染色体上の *BCR-ABL1* 融合遺伝子にコードされて産生される BCR-ABL1 チロシンキナーゼの活性化が発症の原因である．CML は，自覚症状の乏しい慢性期では白血球や血小板の増加を認めるが，顆粒球の分化異常が進行する移行期を経て，未分化な芽球が増加して急性白血病に類似する急性転化期へ進展し致死的となる．

CML の治療は，BCR-ABL1 チロシンキナーゼの阻害薬が，標準的治療薬となっており，治療成績も飛躍的に向上した．このような**分子標的薬**は，血液腫瘍の治療に多く用いられている．

骨髄異形成症候群（MDS）は，未熟な造血細胞に生じた異常により，造血細胞の異常な増殖とアポトーシス[*2]によって特徴づけられる腫瘍性疾患である．血球減少，血球形態の異形成，無効造血，急性白血病への転化を特徴とした疾患の集まりである．

本節では，白血病とその類縁疾患である MDS の治療および治療の副作用に関連する食品成分について取上げる．

12・3・1 レチノイン酸

レチノイン酸は，レチノイドやレチノールなどとともにビタミン A の一種である[*3]．そのなかの **all-trans-レチノイン酸**は，急性前骨髄性白血病（APL）の寛解導入療法としての標準治療の分子標的薬として[*4]，抗がん剤の化学療法と併用して投与される．

AML: acute myeloid leukemia
APL: acute promyelocytic leukemia
DIC: disseminated intravascular coagulation
MPN: myeloproliferative neoplasms
CML: chronic myeloid leukemia

[*1] フィラデルフィア（Philadelphia）染色体は，1960 年にフィラデルフィアの研究者が発見したことにより命名された．t(9;22)(q34;q11) の t とは，染色体のある部分が相互に入替わるという転座を示しており，9 番染色体の長腕（q）の 34 番目のバンドと 22 番染色体の長腕の 11 番目のバンドが切断されて転座が起こっていることを意味する．

BCR-ABL: break cluster region-Abelson
MDS: myelodysplastic syndromes

[*2] 骨髄異形成症候群では異常クローンによる細胞はアポトーシスにより細胞死に至るため，正常な血液細胞ができない．このことを無効造血という．

[*3] ビタミン A の種類と構造については §3・4・1 を参照．

[*4] APL に対する分化誘導についてはシス型のレチノイン酸による研究が中心であったが，1988 年に全トランス型で寛解導入に成功したという報告があり，それと前後して *PML-RARA* キメラ遺伝子が APL 発症にかかわることが明らかとなった．寛解とは白血病細胞が減少し，正常の状態に近いことをいう．治癒は完全に白血病細胞がなくなった状態であるが，正確に確認する方法はないため，寛解後の長期に再発しない状態で，治癒と判断している．

APLは，t(15;17)(q22;q21)という15番染色体と17番染色体の転座により，*PML-RARA*というキメラ遺伝子を認め，それによるPML-RARαキメラタンパク質による分化誘導の障害が原因である（図12・8）．all-*trans*-レチノイン酸は，PML-RARαキメラタンパク質を分解し，白血病細胞の分化，アポトーシスを誘導する．分化誘導療法によりAPLの治療成績は格段に向上し，現在APLの治療には，all-*trans*-レチノイン酸および抗がん剤の併用による寛解導入療法が標準治療となっている．また，再発例には，亜ヒ酸をふくめた化学療法が行われている．

PML-RARα: promyelocytic leukemia-retinoic acid receptor α

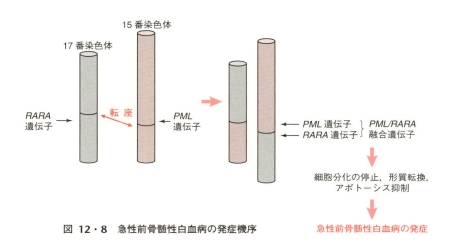

図 12・8　急性前骨髄性白血病の発症機序

all-*trans*-レチノイン酸は従来の抗がん剤に比べて副作用は少ないが，重篤な副作用として，APL分化症候群がある．発症原因としては，APL細胞の組織内への遊走亢進や分化誘導に伴う種々のケモカイン[*1]が放出されることによるとされている．

[*1] ケモカインはサイトカインの一種で，白血球の遊走などを誘導する物質である．

12・3・2　ビタミンK

ビタミンKは，フィロキノン（ビタミンK_1）とメナキノン（ビタミンK_2群）に大別されるが，ビタミンK_2のMDSに対する治療効果が認められるようになってきた．ビタミンK_2はMDSの異常クローン細胞に対してアポトーシスを誘導するとされており，一部のMDSに対して経口治療が行われている．

12・3・3　ビタミンD

MDSの一部の症例に対しては，コレカルシフェロール（ビタミンD_3）の有効性も報告されており，その作用機序は，分化誘導作用とされている．ビタミンD_3単独での投与もあるが，ビタミンK_2との併用により分化誘導とアポトーシスによる相互作用として効果を示す症例もある．

12・3・4　鉄

MDSや再生不良性貧血[*2]などでは長期に赤血球輸血を行うことがある．赤血

[*2] 再生不良性貧血とは何らかの原因により造血幹細胞が減少し，骨髄の低形成と汎血球減少を示す疾患である．

* 献血 200 mL からつくられる輸血量を 1 単位としている.

球輸血では，1 単位*当たり約 100 mg の鉄が体内に流入することとなる．人体には輸血によって体内に入った赤血球由来の鉄を能動的に排出する機能がないため，頻回の輸血により容易に**鉄過剰症**となる．

鉄過剰症とは，生体内の鉄が過剰に沈着する病態である．鉄は骨髄，脾臓，肝臓などにフェリチンあるいはヘモジデリンとして貯蔵されている．鉄の毒性はタンパク質と結合していない自由鉄により生じるとされ，活性酸素の産生などにより細胞障害を生じる．肝障害，糖尿病，心不全などの臓器障害をきたす．鉄過剰症は血清フェリチン値にて評価し，治療としては鉄と結合する経口剤あるいは注射剤による鉄キレート療法を行う．

13 骨に作用する食品成分

13・1 骨代謝にかかわる食品成分

13・1・1 骨代謝の概要と骨粗鬆症

骨は，その中で**骨吸収**と**骨形成**の両方が常に進行している活発な代謝臓器である（図13・1）．これは骨が，身体を支持・保護するという物理的な機能のほかに，カルシウム代謝における主要臓器としても機能していることの表れともいえる．また，骨の中には，造血組織である骨髄があり，その空間を確保するためにも骨吸収と骨形成の両方が進行している必要がある．**骨粗鬆症**とは骨の脆弱性が亢進し，骨折を起こしやすくなった状態である．骨粗鬆症は加齢とともに発症率が上昇する疾患として代表的なものであり，社会の高齢化が進行する現在，その予防と治療はますます重要な課題である．

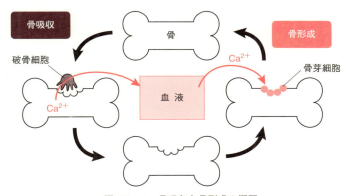

図 13・1 骨吸収と骨形成の概要

骨粗鬆症は単一の疾患ではなく，まず**原発性骨粗鬆症**と**続発性骨粗鬆症**とに分けられる．女性では原発性が圧倒的に多いが，男性の骨粗鬆症の1/3かそれ以上は続発性が占めていることには注意が必要である．また，原発性骨粗鬆症にはまれな疾患である若年性骨粗鬆症も含まれるが，圧倒的に多いものは男女とも加齢に伴う骨量減少が亢進した形で発症するものである．なお，栄養障害が高度である場合は続発性骨粗鬆症をもたらす原因としてとらえられている．例として，アルコール依存症，ビタミンC欠乏症，胃切除や吸収不全症候群などは，続発性骨粗鬆症の原因として取上げられる．

原発性骨粗鬆症の発症には，生活習慣に関連する因子と遺伝的因子がそれぞれ

複数かかわっており，骨粗鬆症はいわゆる多因子疾患の一つである．骨粗鬆症の予防は生活習慣に関する因子を改善することによる．生活習慣に関連する因子の主要なものは栄養因子と運動に関連するものである．また，骨粗鬆症治療薬としては中心的な位置にある骨吸収阻害剤が安全に使われ，さらに有用性を発揮するためには十分なカルシウムとビタミンDの補充が必要である．

骨粗鬆症の予防と治療ガイドライン 2015 年版では，骨粗鬆症の予防と治療に特に重要な栄養素として，**カルシウム，ビタミン D，ビタミン K** があげられ，それぞれの推奨量が示されており（表 13・1），次項以降に詳しく解説する．これら以外にも，骨質に関与するビタミンとしてビタミン B 群や葉酸などがあげられ，これらのビタミンが不足することによる血中ホモシステインの増加が骨の脆弱性を亢進させ，骨折リスクを上昇させることが示唆されている[1]．骨粗鬆症の予防と治療に役立つ栄養素は，骨粗鬆症のみならず他の生活習慣病の予防にも寄与することが期待され，全身的な健康づくりの一環として骨粗鬆症の予防を位置づけることが望まれる．

表 13・1　骨粗鬆症の予防と治療からみた推奨摂取量[a]

栄養素	摂取量〔/日〕
カルシウム	食品から 700〜800 mg
ビタミン D	400〜800 IU （10〜20 µg）
ビタミン K	250〜300 µg

a) “骨粗鬆症の予防と治療ガイドライン 2015 年版”より

13・1・2　カルシウム

骨代謝にかかわる食品成分として，筆頭にあげられるものは**カルシウム**である．加齢に伴う骨量減少の背景としても，カルシウムに関連する代謝の変化は中心的な機序の一つとなる．加齢に伴うカルシウム摂取量および腸管からの吸収の低下，さらに体内ビタミン D 量の低下などが二次性の副甲状腺機能亢進状態とそれによる骨量減少をもたらすことが考えられ，カルシウムおよびビタミン D の摂取不足は骨粗鬆症の発症要因となる．若年期における摂取不足は骨量獲得量の低下につながり，高齢者における摂取不足は骨量減少の加速につながる．高齢者におけるカルシウムバランス試験や疫学的な研究から，骨粗鬆症の予防と治療には，1 日 700〜800 mg のカルシウムを摂ることが勧められている（表 13・1 参照）．海外からの報告として，カルシウムを薬剤やサプリメントを用いて摂取することによって心血管疾患のリスクが高まる可能性を示唆するものがあったが一定の見解は得られていない．いずれにしても，カルシウムを豊富に含む食品を活用することによって，他の重要な栄養素も一緒に摂取することが勧められる．

なかでも牛乳および乳製品はカルシウム含量が多く，その吸収率も高いことから，骨粗鬆症の予防と治療に適した食品であると考えられる．大規模な横断調査によって，牛乳と乳製品の摂取が女性のメタボリックシンドロームの罹患率を下

げる方向に働くことも報告されている[2]．適度な牛乳および乳製品の摂取は骨のみならず血管にもよい可能性がある．

カルシウムは骨におけるミネラルの主成分であるのみならず，すべての細胞が正常に機能するためにその血中濃度が厳格に制御されている．特に，神経，筋肉の機能は血中カルシウム濃度によって大きく影響を受ける．ヒトでは血清カルシウム濃度は 8.5〜10.4 mg/dL の幅に保たれているが，これに携わる臓器は，腸管，腎臓，骨の 3 箇所である．これらの臓器に複数の調節因子が作用することによって臓器間の連携をとりながら，血清カルシウム濃度が制御されている（図 13・2）．その調節因子として特に重要なものが副甲状腺ホルモン（PTH）と活性型ビタミン D_3 である．PTH は 84 個のアミノ酸からなる分子量 8500 のペプチドホルモンである．N 末端の 1〜34 のアミノ酸部分に生物活性がある．腸管，特に小腸上部では，活性型ビタミン D_3 の影響下に能動的にカルシウム吸収が行われている．腎臓では PTH が尿細管におけるカルシウムの再吸収を促進している．腎臓におけるビタミン D_3 の活性化は PTH に依存している．つまり，PTH が欠如すると 1α-水酸化酵素の活性が抑制される．一方，血清カルシウムの低下はこの酵素活性を直接的に促進し，カルシウムの恒常性を保つ方向に作用する．このように PTH は腎臓と骨には直接的に，腸管にはビタミン D の活性化を通して間接的に作用するホルモンである．

PTH: parathyroid hormone

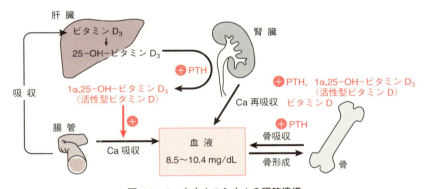

図 13・2 血中カルシウムの調節機構

13・1・3 ビタミン D

13 種のビタミンのなかで，特に**ビタミン D** は骨代謝に中心的な役割を果たしている．体内における活性型ビタミン D 量は，食物からのビタミン D 摂取と紫外線による皮膚での生成によって決定され，両方とも加齢の影響を受けて低下しがちとなる．

脂溶性のビタミンであるビタミン D は，スクアレンからコレステロールを経て，何段階かの反応によって合成される．この合成系は植物と動物に存在するが，植物性のビタミン D はエルゴカルシフェロール（ビタミン D_2），動物性のビタミン D はコレカルシフェロール（ビタミン D_3）であり，構造と活性にわずかな違いがある．ビタミン D 生合成の初期段階には紫外線が必要であり，ヒト

* ビタミンDの代謝と活性化については§3・4・2aおよび図3・9を参照.

におけるこの反応は皮膚で行われる．さらにビタミンDは，肝臓における25位の水酸化と腎臓における1α位の水酸化によって活性化され*，標的細胞の核内受容体に結合することで作用を発揮する．標的遺伝子に対しては転写因子として作用の発現をもたらす．

ビタミンDは骨代謝に中心的な役割を果たす液性因子の一つであり，前述のように小腸や腎臓に作用しカルシウムの恒常性維持に深く関与するのみならず，骨芽細胞や破骨細胞前駆細胞といった骨組織の細胞自体にも作用する．ビタミンDの摂取不足は骨粗鬆症の発症要因の一つとなる．したがって，ビタミンDおよびその誘導体は骨粗鬆症の予防と治療でも効果を発揮する．さらにビタミンDには転倒予防効果があり，骨折予防に寄与することが示唆されている．骨粗鬆症による代表的な骨折には脊椎圧迫骨折，大腿骨近位部骨折，前腕骨遠位端骨折，上腕骨近位端骨折があり，重症な大腿骨近位部骨折はそのほとんどが転倒に伴うものである．転倒予防は骨粗鬆症性骨折の予防にきわめて重要である．

しかしながら，中高年女性の半数以上がビタミンD不足であることが報告されており，高齢者におけるビタミンD不足は深刻な問題である．その要因の一つは食物からの摂取不足であるが，もう一つは皮膚における紫外線によるビタミンDの産生が加齢とともに減少してくることが想定される．ビタミンDの充足状態は血清の25-ヒドロキシビタミンDで評価され，30 ng/mL以下を不足状態とする判定指針も出されている[3]．"骨粗鬆症の予防と治療ガイドライン2015年版"では，骨粗鬆症の予防と治療を目的とした場合，ビタミンDは1日10〜20 μg摂ることが勧められている（表13・1参照）．ビタミンDは魚やきのこに多く含まれている（表13・2）．日本人は欧米人に比して，ビタミンDの摂取源として魚類に依存するところが大きいことが特徴であり（図13・3），"魚離れ"の食生活はビタミンD不足を助長する．

骨粗鬆症の薬物治療において，ビスホスホネートは中心的な役割を果たす薬剤である．ビタミンDが充足していない場合に，ビスホスホネートの骨折予防効

表13・2 ビタミンDを多く含む食品[a]

	1人1回使用量〔g〕	ビタミンD〔μg〕
きくらげ	1	1.3
ぶなしめじ	10	0.1
サケ	60	19.2
ウナギ（かば焼き）	100	19.0
サンマ	60	9.6
ヒラメ（養殖）	60	1.1
イサキ	60	9.0
タチウオ	60	8.4
カレイ	60	7.8
メカジキ	60	5.3
なまり節	30	6.3

a) "日本食品標準成分表2020年版" より．

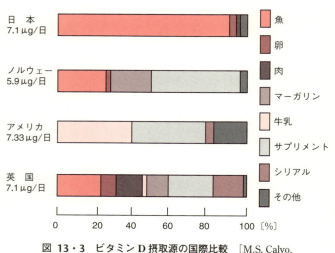

図13・3　ビタミンD摂取源の国際比較　[M.S. Calvo, et al., J. Nutr., 135, 310-6(2005)より]

果が発揮されにくいことが示唆されており[4]，栄養面のケアが薬物療法の重要な支持療法であることが裏づけられている．

13・1・4　ビタミン K

ビタミン K は，正常な血液凝固のために必要なビタミンとして発見された．しかしながら，ビタミン K に依存してカルボキシル化（Gla 化）されることで生理的機能を発揮するビタミン K 依存性タンパク質は，血液凝固以外の生体機能においてもさまざまな機能を果たしていることが明らかにされてきた．骨においても骨形成にかかわるオステオカルシンやマトリックス Gla タンパク質（MGP）はビタミン K 依存性タンパク質であり，これらがビタミン K の存在下で Gla 化されることが重要である．ビタミン K 不足が骨粗鬆症性骨折の発生率上昇に関与することが報告されている[5]が，骨量低下よりも骨質の劣化を介した作用であることも示唆されている．

MGP: matrix gla protein

13・1・5　イソフラボン

イソフラボンはポリフェノールに分類され，イソフラボンを基本骨格にもつフラボノイドの総称である．大豆などのマメ科の植物に多く含まれている．イソフラボンのなかでも骨代謝を含め，身体機能との関連から見て主要なものは**ゲニステインとダイゼイン**と考えられている*．さらにダイゼインをもとに腸内細菌によって産生される**エクオール**も女性の健康維持・増進の点から注目されている．なお，エクオールを産生する腸内細菌をもつ者は日本人の 30〜50% であるといわれている．

イソフラボン
（基本骨格）

* イソフラボンの種類と構造については図 17・1 を参照．

大豆イソフラボンは**植物エストロゲン**ともよばれるように，女性ホルモンであるエストロゲンと同様に，エストロゲン受容体にアゴニストまたはアンタゴニストとして作用する．このため，骨粗鬆症の主要な病態の一つである閉経後骨粗鬆症の予防や治療の点から注目されてきた．大豆や大豆製品を多く摂取することが骨粗鬆症の頻度と逆相関するという疫学研究[6]や閉経後骨粗鬆症についての効果[7]が示されてきた．閉経後女性の骨代謝に対する有用性を示すメタアナリシスの報告[8]がある一方で，白人では有意な効果がみられなかったとするメタアナリシス[9]も報告されており，イソフラボンの効果は人種や生活様式によって左右される可能性がある．

13・1・6　乳塩基性タンパク質

乳塩基性タンパク質（MBP）とは，牛乳や母乳に含まれるタンパク質のうち塩基性画分に分けられる群についての総称である．骨芽細胞によるコラーゲン産生能の促進や破骨細胞による過剰な骨破壊の抑制効果をもつことが示唆されており，健康食品の成分としても活用されている．

MBP: milk basic protein

乳製品が骨粗鬆症の予防において有用な役割を果たすことは，乳製品がカルシウムを豊富に含むことでこれまで注目されてきたが，カルシウム以外の成分，特にタンパク質の役割についても検討が行われている．なかでも乳塩基性タンパク

質に前述のような骨代謝に対する作用があることが見出されている[10]．閉経後日本人女性や若年女性において，骨密度の上昇や骨吸収マーカーの低下などが示されている．一方，骨密度上昇効果については有意な効果が得られなかったとする報告もあり[11]，今後のさらなる検討が必要である．

13・2　骨関節疾患にかかわる食品成分

骨関節疾患のなかで，**変形性関節症**は軟骨破壊によって局所の痛みと慢性的に進行する運動機能の制限を生じる疾患であり，とりわけ**変形性膝関節症**が多い．変形性膝関節症の患者数は 2,500 万人とも推定されており，症状の悪化に伴い，疼痛の増加，歩行障害，日常生活動作の制限が生じ，高齢者の QOL を悪化させるおもな要因の一つになっている．

図 13・4 に膝関節の構造を示した．大腿骨と脛骨の末端に軟骨があり，互いに接している．関節は関節包によって覆われ，その内側にある滑膜がヒアルロン酸を含む関節液を分泌する．関節液は，関節の動きを滑らかにする働きがある．一方，**軟骨**は軟骨細胞と軟骨基質によって構成され，軟骨基質には，軟骨細胞によって合成された**ヒアルロン酸**，**コンドロイチン硫酸**，**ケラタン硫酸**などの**グリコサミノグリカン**（*N*-アセチルグルコサミンや *N*-アセチルガラクトサミンなどの**グルコサミン誘導体**と，ウロン酸の二糖単位からなる）に加えて，II 型コラーゲンなどの成分が含まれ，軟骨に弾性と強度を与えている（図 13・5）．

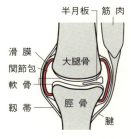

図 13・4　膝関節の構造

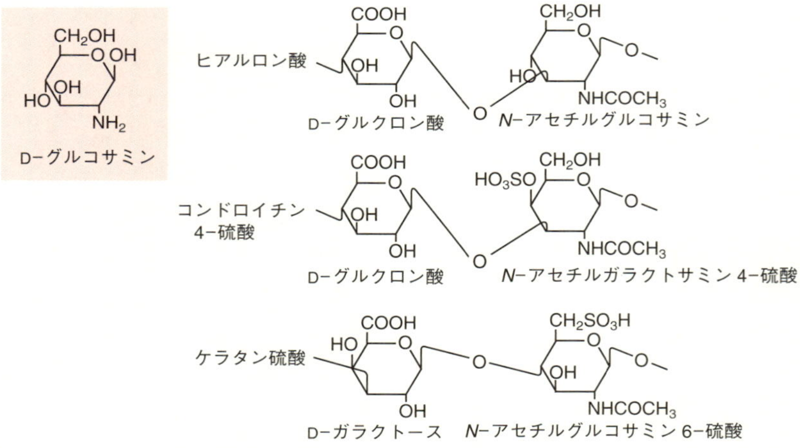

図 13・5　グルコサミンとグリコサミノグリカン

図 13・6 には，軟骨の代謝（特に II 型コラーゲンの代謝）と，それに基づく代表的なバイオマーカーを示した．II 型コラーゲンの分解は，分解される際に C 末端から遊離するテロペプチド CTX-II や，らせん部分が分解される際に遊離するペプチド C2C をマーカーとして用いて評価する．一方，II 型コラーゲンの合成は，軟骨細胞が産生する II 型プロコラーゲンが新生 II 型コラーゲンに成熟する

際に，分解酵素によって遊離される C 末端のプロペプチド CPⅡ をマーカーとして用いて評価する．

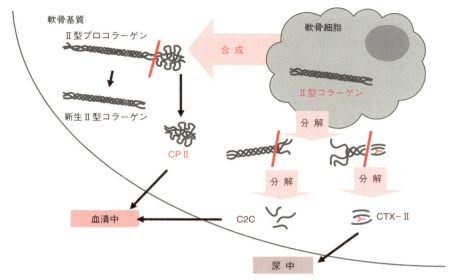

図 13・6　軟骨Ⅱ型コラーゲンの代謝マーカー

　変形性関節症の症状を緩和するのに最もよく行われるのは，筋力訓練や薬による保存療法である．薬物療法に用いられる非ステロイド性抗炎症薬やステロイド薬は消炎鎮痛作用をもつが，これらは軟骨破壊を亢進させ，変形性関節症の進行を加速させることがある．そのため，軟骨代謝を改善して変形性関節症の進行を抑制する**構造修飾効果**または**軟骨保護効果**をもつ新たな治療法が期待されている．本節では，その有力な候補として期待されているグルコサミンなどの食品成分について取上げる*．

13・2・1　グルコサミンと含有食品

　グルコサミンは，グルコースの 2 番目の炭素にアミノ基が一つ結合したアミノ糖であり，生体内でヒアルロン酸などのグリコサミノグリカンの成分として存在する（図 13・5 参照）．サプリメントとして使用されるグルコサミンは，エビ，カニの甲羅に含まれる**キチン**（N-アセチルグルコサミンのポリマー）を塩酸（HCl）を含む酸性条件下で脱アセチル，加水分解した塩酸塩であることが多い（図 13・7）．

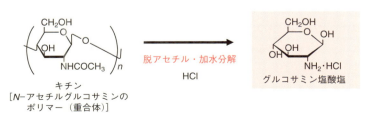

図 13・7　キチンからのグルコサミンの生成と構造

* 消費者庁の行った"食品の機能性評価モデル事業（平成 24 年）"において 11 の成分が評価され，そのうちグルコサミンとヒアルロン酸は，変形性膝関節症の症状改善と膝関節痛改善効果に対して，それぞれ B（機能性について肯定的な根拠がある，probable）と C（機能性について示唆的な根拠がある，possible）の総合評価を受けている[12]．

図13・8は生体内でのグリコサミノグリカンの合成経路を示す．グルコースはヘキソキナーゼの作用によって，グルコース6-リン酸に変換され，さらにこれがフルクトース6-リン酸に変換され，それにグルタミンのアミノ基が転移して，グルコサミン6-リン酸が生成される．そして，グルコサミン6-リン酸がアセチル化を受けて，N-アセチルグルコサミン6-リン酸になり，UDP-N-アセチルグルコサミン，さらにUDP-N-アセチルガラクトサミンに変換され，これらにウロン酸が結合して，ヒアルロン酸，コンドロイチン硫酸，ケラタン硫酸などのグリコサミノグリカンが合成される．

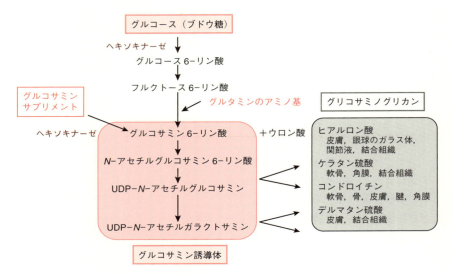

図13・8　生体内におけるグリコサミノグリカンの合成

サプリメントとして摂取されたグルコサミンは，ヘキソキナーゼによってグルコサミン6-リン酸に変換された後に，グリコサミノグリカンの合成経路で利用される．経口摂取されたグルコサミンは，90%が腸管から吸収されて血中に移行する．その後，多くは肝臓で代謝されるが，残りは関節軟骨を含め全身の組織に分布する．グルコサミンの細胞内への取込みはグルコース輸送体を介して容易に行われる．

サプリメントとしてグルコサミンが関節症状を緩和するには，1日1.5～2gの摂取が必要とされる．これまでの研究によって，中等度の痛みのある被験者にグルコサミンを摂取させると，膝の痛みに関するQOLが改善し，II型コラーゲンの分解マーカー（C2C）が低下することが報告されている[13]．グルコサミンは軟骨細胞による炎症メディエーター（一酸化窒素 NO，プロスタグランジン E_2）やII型コラーゲン分解酵素の産生を抑制して抗炎症効果を発揮すること，滑膜細胞の活性化（滑膜炎症）を抑制すること，さらに炎症細胞である好中球の働きを抑えることが示されている．また，グルコサミンが，軟骨細胞によるグリコサミノグリカン合成を促進すること，滑膜細胞によるヒアルロン酸合成を促進すること，軟骨細胞におけるII型コラーゲン分解酵素の発現を抑制し，さらにII型コ

ラーゲン合成を促進することが示されている[13]（図13・9）．したがって，グルコサミンは，軟骨のグリコサミノグリカンの合成に利用されるだけでなく，軟骨におけるII型コラーゲンの分解を抑制する一方で，II型コラーゲンの合成を高め，さらに滑膜炎症を抑制することによって関節症状を緩和する可能性が考えられる．

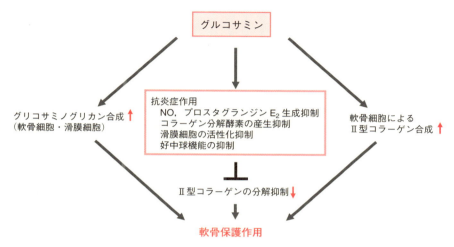

図 13・9　関節症状に及ぼすグルコサミンの作用機序

13・2・2　ヒアルロン酸と含有食品

　ヒアルロン酸は，N-アセチルグルコサミンとグルクロン酸による二糖の繰返し構造が直鎖状に結合したグリコサミノグリカンの一つである（図13・5参照）．分子量は数百万にもおよび，高い保水力と粘弾性をもつ．生体内では細胞外基質成分として全身に分布し，特に皮膚，軟骨，関節液，眼球の硝子体に多く含まれる．ヒアルロン酸にはさまざまな用途があり，医薬品としては，目の保護を目的とした点眼薬や変形性関節症の痛みの改善を目的とした関節内注射剤として使用されている．また化粧品としては，肌の保湿を目的として広く利用されている．さらに近年では，関節症状の改善を目的として経口摂取で用いられるようになった．

　経口摂取したヒアルロン酸の約 90% が，腸管から吸収されて血液に移行した後に，皮膚を含めた各組織に分布する．ラットを用いた動物実験では，経口摂取した高分子のヒアルロン酸が，盲腸の腸内細菌によって二糖〜六糖程度のオリゴ糖まで分解された後に大腸で吸収されることが確かめられている[14]．

　これまでの研究によって，変形性膝関節症の患者にヒアルロン酸（1日100〜240 mg）を経口摂取させると関節症状が改善することと，II型コラーゲンの合成マーカー（CPII）に比べて分解マーカー（CTX-II）が有意に低下することが報告されている[15〜17]．ヒアルロン酸には，軟骨細胞を刺激してグリコサミノグリカンやII型コラーゲンの合成を高める作用や，滑膜細胞に作用して炎症性サイトカイン（IL-1β），炎症メディエーター（プロスタグランジン E_2）の産生を抑

制する作用があることから[15]，このようなメカニズムによって，ヒアルロン酸が関節症状を改善する可能性が考えられる．

参考文献

1) M. Saito, K. Marumo, 'The effects of homocysteine on the skeleton', *Curr. Osteoporos. Res.,* **16**(5), 554-560 (2018).

2) S. Tanaka, *et al.,* 'A randomized intervention trial of 24-wk dairy consumption on waist circumference, blood pressure, and fasting blood sugar and lipids in Japanese men with metabolic syndrome', *J. Nutr. Sci. Vitaminology,* **60**(5), 305-12 (2014).

3) 'ビタミン D 不足・欠乏の判定指針'，日本内分泌学会誌，**93**，1-10 (2017).

4) M. Ishijima, *et al.,* 'Minimum required vitamin D level for optimal increase in bone mineral density with alendronate treatment in osteoporotic women', *Calcif. Tissue Int.,* **85**(5), 398-404 (2009).

5) K. Shah, *et al.,* 'Vitamin K and bone health in older adults', *J. Nutr. Gerontol. Geriatr.,* **33**(1), 10-22 (2014).

6) Y. Ishimi, 'Soybean isoflavones in bone health', *Forum Nutr.,* **61**, 104-116 (2009).

7) J. Wu, *et al.,* 'Effects of isoflavone and exercise on BMD and fat mass in postmenopausal Japanese women', *J. Bone Miner. Res.,* **21**, 780-789 (2006).

8) P. Wei, *et al.,* 'Systematic review of soy isoflavone supplements on osteoporosis in women', *Asian J. Tropical Med.,* 243-248 (2012).

9) E. Ricci, *et al.,* 'Soy isoflavones and bone mineral density in perimenopausal and postmenopausal Western women: a systematic review and meta-analysis of randomized controlled trials', *J. Womens Health,* **19**, 1609-17 (2010).

10) Y. Toba, *et al.,* 'Milk basic protein: a novel protective function of milk against osteoporosis', *Bone,* **27**, 403-8 (2000).

11) Z.Y. Zou, *et al.,* 'Evaluation of milk basic protein supplementation on bone density and bone metabolism in Chinese young women', *Eur. J. Nutr.,* **48**, 301-6 (2009).

12) 消費者庁，「食品の機能性評価モデル事業」の結果報告，平成 24 年 4 月 25 日，http://www.caa.go.jp/foods/index17.html

13) 長岡 功ほか，グルコサミン研究，**7**，77-84 (2011).

14) 木村 守，*Functional Food Research,* **14**，30-35 (2018).

15) 長岡 功ほか，日本未病システム学会雑誌，**16**，427-430 (2010).

16) 佐藤稔秀，岩噌弘志，新薬と臨床，**57**，260-269 (2008).

17) T. Tashiro, *et al.,* 'Oral administration of polymer hyaluronic acid alleviates symptoms of knee osteoarthritis: a double-blind, placebo-controlled study over a 12-month period', *Scientific World Journal,* **2012**, ID：167928 (2012).

14 筋肉にかかわる食品成分

14・1 筋肉の組成と機能およびそれにかかわる食品成分

ヒトの筋肉には，運動機能を担う**骨格筋**，心臓を拍動させる**心筋**，内臓や血管に分布する**内臓筋**が存在する．これらの筋肉を光学的に観察すると，骨格筋と心筋には縞模様（横紋）が観察されるので**横紋筋**とよばれ，内臓筋には縞模様はないので**平滑筋**とよばれる．ヒトは意識的に運動することができるが，これは骨格筋が運動神経に支配されており随意筋であるためである．一方，心筋と内臓筋は自律神経に支配されており，意思によって動作を調節できない不随意筋である．

本節では，身体で最も大きな組織である骨格筋に焦点を合わせ，その機能などに影響を及ぼす食品成分の作用について解説する．

14・1・1 骨格筋の構造と機能

骨格筋は，**筋線維**とよばれる細長い"細胞"が多く束ねられてできている（図14・1）．筋線維（筋細胞）は，直径がおよそ50 μm前後，長さが数 mm から数

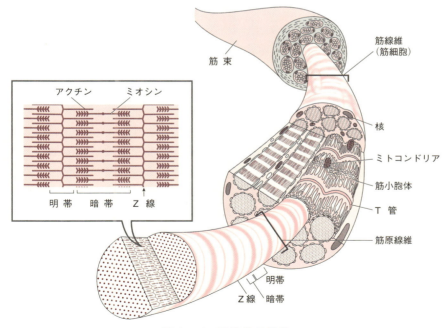

図 14・1 筋線維の構造

cm にも及ぶ巨大な細胞で，発生の過程でいくつもの細胞が融合してできているため多核である．筋線維の中には，収縮タンパク質であるアクチンとミオシンを含む筋原線維が多数詰まっており，カルシウムイオン（Ca^{2+}）の作用と ATP のエネルギーを利用して収縮することができる．

筋線維は，収縮速度により**速筋線維**と**遅筋線維**に大別され，ほとんどの骨格筋ではこれらの線維が混在している．速筋線維の多い筋肉（速筋）はほぼ白色であるため白筋ともよばれ，遅筋線維の多い筋肉（遅筋）は鉄を含むミオグロビンやミトコンドリアに富むため赤色が強いので赤筋ともよばれる．白筋のおもなエネルギーは無酸素的なグルコースの分解（解糖系）により供給されるので，大きな張力（筋力）を発揮するが，短期間しか持続しないため疲労しやすい．一方，赤筋は酸素を利用してグルコースおよび脂肪酸を完全燃焼してエネルギーを発生できるので，筋力は比較的小さいが持久力は高いという性質をもつ．

骨格筋の筋力は，その筋線維組成にもよるが，一般的に筋断面積に比例することが知られている．よって，**レジスタンストレーニング**などにより筋線維の肥大による筋断面積の増加，すなわち筋肥大が起こると筋力は増大する．このトレーニングによる筋肥大は，おもに速筋線維の肥大に起因するとされている．

レジスタンストレーニング

一般的に筋肥大を誘導するためには，筋肉に強い負荷をかける運動を一定期間繰返す方法が用いられる．負荷のかけ方は，ダンベルなど重いもの（ウェイト）を利用する方法とバネなどの張力を利用する方法があり，いずれも力に抵抗する運動であるので，これらの運動を総称して**レジスタンス運動**とよぶ．一定のレジスタンス運動を何日も繰返すことが**レジスタンストレーニング**である

14・1・2　骨格筋にかかわる食品成分

a. タンパク質・アミノ酸　運動器である骨格筋は，ヒトの体重の約 40% を占める人体で最も大きな組織である．骨格筋の組成の多くは水分（約 76%）であるが，それ以外の主要構成成分はタンパク質であり，約 20% を占める．したがって，筋肉をつくるためには，食事などによりタンパク質またはアミノ酸を十分量摂取する必要がある．

体内でのタンパク質合成には 20 種類のアミノ酸が使用されるが，そのうちの 9 種類は体内で合成されない，または合成されにくいため**不可欠アミノ酸（必須アミノ酸）**とよばれている（表 14・1）．タンパク質食品の栄養価は，そのタンパク質を構成する不可欠アミノ酸の組成がヒトの必要とするアミノ酸評点パターンに近く（コラム参照），なおかつそのタンパク質が十分に消化されるものであることによって決まる．すなわち，栄養価の高いタンパク質は，筋タンパク質合成に有効である．一般的に動物性タ

表 14・1　タンパク質合成に必要なアミノ酸

不可欠アミノ酸 （9 種類）	可欠アミノ酸 （11 種類）
ロイシン	アスパラギン
イソロイシン	アスパラギン酸
バリン	アラニン
トレオニン	アルギニン
トリプトファン	グリシン
ヒスチジン	グルタミン
フェニルアラニン	グルタミン酸
メチオニン	システイン
リシン	セリン
	チロシン
	プロリン

赤字は分枝アミノ酸（BCAA）

ンパク質は栄養価が高く，植物性タンパク質では低いものが多い．ただし，大豆タンパク質のように植物性でも比較的栄養価の高いタンパク質もある．

一方，種々の食品を組合わせることにより，食品タンパク質のアミノ酸パターンを改善することができる（アミノ酸の補足効果）．したがって，サプリメントによって1種類のタンパク質を多く摂取する場合を除き，食事中のタンパク質の栄養価はタンパク質の組合わせとして評価する必要がある．

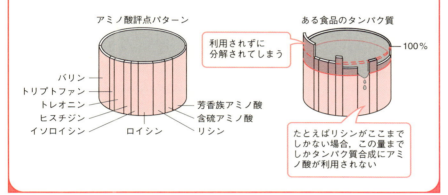

アミノ酸価

各食品のタンパク質の栄養価を評価する化学的評価法の一つに**アミノ酸価**があり，**アミノ酸スコア**ともよばれる．この評価法では，食品タンパク質の不可欠アミノ酸組成を"基準となる不可欠アミノ酸組成のパターン（アミノ酸評点パターン，左図）"と比較し，そのアミノ酸組成が基準に達しているかどうかにより判定する．評点パターンに満たない不可欠アミノ酸があると，他の不可欠アミノ酸が十分に含まれていても，最も少ない量のアミノ酸に見合う量でしか利用できず，分解されてしまう（右図）．

b. 分枝アミノ酸　ロイシン，イソロイシン，バリンは，側鎖に枝分かれ構造をもつことより**分枝アミノ酸（BCAA）**と総称される（図14・2）．BCAAはいずれも不可欠アミノ酸であり，タンパク質構成成分として機能するが，それだけでなく，以下に述べるようにタンパク質代謝を調節する作用がある．さらに，BCAA以外の不可欠アミノ酸が肝臓でしか代謝されないのに対して，BCAAは筋肉で分解されエネルギー源にもなるので（図14・3），BCAAが筋肉と関係の深いアミノ酸であることが推察される．

分枝アミノ酸: 分岐鎖アミノ酸ともいう．BCAAはbranched-chain amino acidsの略．

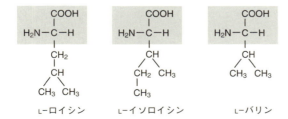

図14・2　分枝アミノ酸（BCAA）　灰色部分はアミノ酸の基本構造．多くのアミノ酸は不斉炭素をもつため，鏡像異性体（L体，D体）が存在する．タンパク質合成に使用される20種類のアミノ酸のうち，グリシン（不斉炭素をもたない）以外はすべてL体である．

14. 筋肉にかかわる食品成分

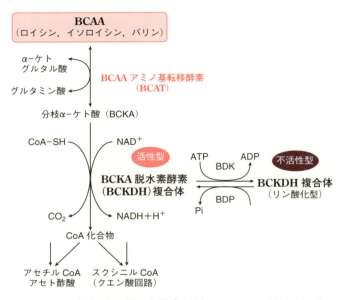

表 14・2　ヒト骨格筋の遊離アミノ酸濃度[a]	
アミノ酸	濃　度〔μmol/L 細胞内水〕
ロイシン	225 ⎱
イソロイシン	110 ⎬ (約 1％)
バリン	320 ⎰
トレオニン	770
ヒスチジン	430
フェニルアラニン	85
メチオニン	60
リシン	1,110
アスパラギン	420
アスパラギン酸	1,650
アラニン	2,860
アルギニン	680
オルニチン	350
グリシン	1,660
グルタミン	19,970 (37％)
グルタミン酸	3,960
セリン	900
タウリン	17,680 (33％)
チロシン	122
合　計	53,362 (約 5 g/kg 筋肉)

図 14・3　分枝アミノ酸の分解系　最初の2ステップを中心に示した. BDK: BCKDH キナーゼ, BDP: BCKDH ホスファターゼ. BCAT 活性は, 筋肉で高いが肝臓ではきわめて低い. BCKDH 複合体はその逆の関係にある. BCKDH 複合体は, BDK によりリン酸化されて不活性型になり, BDP により脱リン酸されて活性化される. 骨格筋では BDK 活性が高いが, 運動により BDK が抑制されて BCKDH 複合体は活性化される. それにより BCAA 分解が促進される.

上段に不可欠アミノ酸を示す.
筋肉の細胞内の水分量は約 0.76 L/kg 組織.
a) M.J. Rennie, 'Influence of exercise on protein and amino acid metabolism', L.B Rowell, J.T Shepherd, "Handbook of Physiology", p. 995-1035, Oxford University Press (1996).

　体内の遊離アミノ酸を総称して**アミノ酸プール**とよび, 体内で最も遊離アミノ酸を多く含む組織は骨格筋である. 骨格筋のアミノ酸プール中の BCAA 濃度はかなり低濃度であるが (表 14・2), タンパク質・アミノ酸摂取後のアミノ酸プール中の BCAA (特にロイシン) 濃度の上昇がタンパク質代謝に強く作用する.

　i) **ロイシンによるタンパク質合成促進**: 動物細胞におけるタンパク質合成は, DNA から mRNA への転写, および mRNA からタンパク質への翻訳のそれぞれの段階で調節される. BCAA であるロイシンは翻訳の段階を促進することが明らかにされている (図 14・4). その機構として, ロイシンは哺乳動物の**ラパマイシン標的因子複合体1**（**mTORC1**）とよばれる酵素 (プロテインキナーゼ) を活性化して, ついで mTORC1 が翻訳開始因子やリボソームタンパク質をリン酸化 (活性化) して翻訳すなわちタンパク質合成を促進する[1].

mTORC: mammalian target of rapamycin complex

　ii) **ロイシンによるタンパク質分解抑制**: 哺乳動物における体タンパク質分解系の主要な機構として, 1) リソソーム系 (オートファジー; 自食作用), 2) カルパイン系 (カルシウム依存的タンパク質分解系), 3) プロテアソーム系 (ATP 依存的タンパク質分解系) が知られている. これらのタンパク質分解系のうち, ロイシンは mTORC1 を介してオートファジーを抑制することが明らかにされている (図 14・4). オートファジーの機能は, 細胞内の浄化や細胞内小器官の分解によるアミノ酸供給である. よって, アミノ酸栄養が十分に供給される細胞では, ロイシンにより mTORC1 が活性化されオートファジーが抑制される仕組み

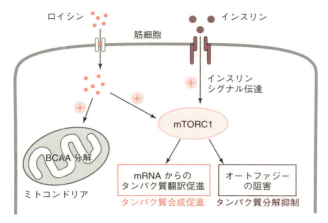

図 14・4 ロイシンによるタンパク質合成促進と分解抑制 ロイシンは mTORC1 を活性化すると同時に，自身も含めた BCAA の代謝（分解）を促進する．インスリンはロイシンとは異なる部位に作用して mTORC1 を活性化する．

である．これらのことより，mTORC1 はアミノ酸栄養が十分であるかどうかのセンサーとして機能していると考えられている．

　ロイシンは食事タンパク質の主要成分（約 10％）であるため，ヒトが高タンパク質食を摂取すると，体タンパク質を合成する材料を摂取するだけでなくタンパク質同化を刺激することにもなる．よって，ロイシンの含量が比較的高くアミノ酸価も高い食品タンパク質は筋肉の維持・増加のために多くの関心が寄せられており，その代表として**乳清タンパク質**があげられる．

14・2　サルコペニアとそれを予防・改善する食品成分

　老化は，筋肉の萎縮と虚弱化をひき起こす．この現象は**サルコペニア**とよばれ，老化による身体の虚弱（**フレイル**）の一因となり，高齢者が要介護状態となる大きな要因であるため，日本および欧米などの先進諸国で重大な社会問題になっている．よって，健康の維持・増進のために一定以上の筋肉を維持することは非常に重要である．現在の日本は超高齢社会であるため，高齢者の体づくりの重要性が非常に高まっている．

サルコペニアとフレイル

　サルコペニアはギリシャ語医学用語の筋肉を表す"sarco"と，不足を表す"penia"を組合わせた言葉で，筋肉量が減少し，筋力や身体機能が低下した状態をさす．一方，**フレイル**は"frailty"に対する日本語訳であり，虚弱を意味する．日本老年医学会は，2014 年 5 月に高齢者において起こりやすい frailty をフレイルとよぶことを提唱した．フレイルには，適切な介入により正常に戻る可塑性の意味が含まれている．フレイルでは，低栄養（エネルギー摂取不足）→サルコペニア→運動能力低下・身体活動低下→エネルギー摂取不足の悪循環を繰返すことが多いため，フレイルの一因としてサルコペニアが含まれる．

a. タンパク質・アミノ酸（BCAA）　一般的な筋肉づくりのための栄養素としてタンパク質およびアミノ酸（BCAA）が重要であるのと同様に，高齢者においてもこれらの重要性は変わらない．しかしながら，高齢者の特殊性として，タンパク質代謝（合成と分解）を調節するロイシンへの感受性の低下が明らかにされており，高齢者ではタンパク質・アミノ酸（ロイシン）の必要量が若年者よりも高いとされている．よって，高齢者では筋肉を維持するために高タンパク質（高ロイシン）食の摂取が勧められる．

高齢者用のアミノ酸サプリメントが利用可能であるが，これらの多くはアミノ酸混合であり，ロイシン単体ではない．ロイシンは，自身の代謝を含めBCAA代謝を促進するので，少なくともロイシン，イソロイシン，バリンの3種のBCAAを同時に摂取することが勧められる．

一方，骨格筋を維持するためには，栄養だけでなく運動を組合わせることが非常に重要である．運動（特にレジスタンス運動）後に筋タンパク質合成が著しく上昇するので，そのタイミングでタンパク質・アミノ酸を摂取することが重要である．この運動と関係した摂取タイミングの効果は，特に高齢者で高いとされている．

b. CoQ_{10}　補酵素 Q_{10}（コエンザイム Q_{10}，CoQ_{10}）は**ユビキノン**ともよばれ，細胞内でのエネルギー代謝の中心的な場であるミトコンドリアの**電子伝達系**において，重要な役割を担っている．電子伝達系は，細胞内で酸素を消費する場でもあるため，**呼吸鎖**ともよばれる．図14・5のようにNADHまたはコハク酸から酸素へと電子が伝達され，複合体Ⅰ，Ⅲ，ⅣにおいてATP合成のためのエネルギー（ミトコンドリア内膜を挟んでの水素イオン濃度勾配）が発生する．CoQ_{10}は，複合体Ⅰまたは複合体Ⅱから複合体Ⅲへ電子を受渡しており，電子伝達系の成分としては，唯一非タンパク性で脂溶性の低分子化合物である．CoQ_{10}の他の生理的機能として，CoQ_{10}自身が酸化還元能をもつことより体内で強い抗酸化作用を発揮することもわかっている．

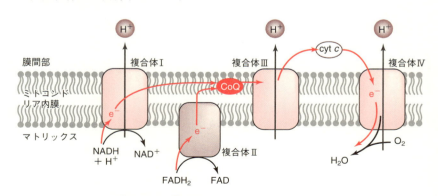

図14・5　電子伝達系　cyt c：シトクロム c

ヒトは体内で CoQ_{10} を合成することができ，CoQ_{10} を最も多く含む臓器としては心臓が，ついで腎臓，肝臓，骨格筋があげられる．ヒトは食事からも CoQ_{10} を摂取しており，1日の平均摂取量は3〜6 mgと報告されている[2]．食事および

サプリメントとして摂取したCoQ$_{10}$は，小腸において脂肪と同様な機構で吸収され，リンパ管を経由して血液に入り全身の組織にゆきわたる．ただし，腸管での吸収率は低く，およそ2％程度である．摂取されたCoQ$_{10}$サプリメントは，肝臓や骨格筋などの組織に取込まれることが確認されている．CoQ$_{10}$サプリメントにはかなり多くの製品があり，1日に20〜400 mgの摂取量が推奨されている[2]．

ヒトの体内のCoQ$_{10}$量は，成長とともに増加して20歳のころにピークとなる．その後加齢とともに減少して，80歳のころにはピーク量の約40％にまで低下することが知られている．リンパや血中のCoQ$_{10}$は大半が還元型CoQ$_{10}$（ユビキノール）であり，体内で抗酸化作用を発揮する．還元型CoQ$_{10}$摂取により抗加齢効果が一部認められている．また，その抗酸化作用により運動による酸化ストレスを軽減する作用も認められている．

14・3　スポーツ栄養にかかわる食品成分

運動（スポーツ）は，エネルギー代謝を著しく上昇させると同時に，一部の栄養素の消費をかなり高くする．このような場合には，サプリメント（栄養補助食品）を利用した方が必要な栄養素を確保できるので，スポーツの世界ではサプリメントの需要は高い．ここでのサプリメントは，ステロイドホルモンのような薬理的作用により筋肉を増強する化合物は含めない．あくまでも一般的に摂食する栄養素の一部の物質を純品または多く含む製品のことをさす．以下に，スポーツと関連したおもなサプリメントについて解説する．

a. タンパク質・アミノ酸（BCAA）　タンパク質・アミノ酸の有効性については前述したとおりであり，スポーツ栄養においても共通である．すなわち，アミノ酸では筋肉におけるBCAA（特にロイシン）の作用についての研究が進められている．アスリート用のタンパク質サプリメントとしては乳清タンパク質を主原料にした多くの製品がある*．

* プロテインサプリメントについては§8・2・2eも参照．

HMB：β-hydroxy-β-methyl butyrate

b. HMB（β-ヒドロキシ-β-メチル酪酸）　HMBは，体内（おもに肝臓）でBCAAの一つであるロイシンのアミノ基転移産物（α-ケトイソカプロン酸）の分解により生成される副産物である．ロイシン分解の主要経路は細胞内のミトコンドリアに局在するが，HMBが生成される代謝経路はミトコンドリアではなく細胞質に存在する．1日のロイシン分解の5％程度がこの細胞質の経路により代謝されることが示唆されている．

HMBの作用として，1日に1.5〜3 gのHMBを摂取しながら1〜3週間レジスタンストレーニングを行うと，トレーニングによる筋肥大と筋力増加が促進されるようである．さらに，HMBはロイシンと同様にmTORC1を活性化して，筋タンパク質合成を促進する効果がある．HMBの安全性について検討が加えられているが，2019年現在問題はないようである．

c. クレアチン　クレアチンはヒトの肝臓においてメチオニン，グリシン，アルギニンから合成される化合物であり，筋肉（特に白筋）にクレアチンリン酸として多く含まれる．安静時の筋肉中のクレアチンリン酸の濃度は25〜

30 mmol/L（5.3〜6.3 g/kg 筋肉）であり，ATP の濃度の 4〜6 倍に相当する．クレアチンリン酸は ATP よりも高エネルギーな化合物であるため，運動中に ATP から生成される ADP を以下の式のように再度 ATP に変換する．

$$\text{クレアチンリン酸} + \text{ADP} \rightarrow \text{クレアチン} + \text{ATP}$$

このようにクレアチンリン酸は酸素を必要とせずに ATP を合成することができるので，瞬発的な短時間の運動のエネルギー源となる．クレアチンリン酸が存在するうちは，運動による筋中の ATP 減少は起こらないが，クレアチンリン酸は数秒の最大運動によりすべて消費されてしまう．

サプリメントとしてクレアチンを含む食品が市販されている．これらの製品は瞬発的運動のパワーアップを目的としたものであり，実際に短期的投与により筋肉増強にある程度の効果を期待できるとする報告はあるが，筋タンパク質の合成を促進しないとする報告もある[3,4]．

参考文献

1) T. Moro, *et al.*, 'Amino acid sensing in skeletal muscle', *Trends. Endocrinol. Metabo.*, **27**, 796-806 (2016).

2) A. Ayer, *et al.*, 'CoQ10 function and role in heart failure and ischemic heart disease', *Annu. Rev. Nutr.*, **35**, 175-213 (2015).

3) C.S. Deane, *et al.*, 'Nutraceuticals in relation to human skeletal muscle and exercise', *Am. J. Physiol. Endocrinol. Metab.*, **312**, E282-E299 (2017).

4) B. Gualano, *et al.*, 'Creatine supplementation in the aging population: effects on skeletal muscle, bone and brain', *Amino Acids*, **48**, 1793-805 (2016).

15 皮膚に作用する食品成分

15・1 皮膚の構造と老化・光老化

皮膚は常に多様な環境因子に対応するため，1) バリア，2) 感覚器，3) 発汗・体温調節，4) 免疫，5) 呼吸などの機能が備わっている．しかし，幼児期から高齢になるまで，戸外生活では皮膚は常に太陽光線に曝される．そのため，日光曝露皮膚には非曝露皮膚に比べ，しわやしみなどの**光老化**とよばれる症状が出やすい．光老化で最も早く出るのがしみで，20歳前後に発生する．しみの発生原因は明らかではないが，太陽紫外線特有の遺伝子損傷と，紫外線・可視光線・赤外線で生じる活性酸素が原因と考えられている．一方，加齢に伴う皮膚の老化（**経年老化**）として，皮膚の菲薄化，しわ，しみ，たるみ，脆弱性といった症状が生じる．その原因は，表皮および真皮の細胞の機能低下によるもので，細胞分裂能は低下し，細胞外の損傷物質も蓄積する．

15・1・1 皮膚の構造

皮膚の最大の役目は，多様な体外環境から体内を守ることである．そのため皮膚は3層構造（外から**表皮**，**真皮**，**皮下組織**）からなる（図15・1 a）．

皮膚の面積: 生まれたときが平均 0.24 m^2 で，大人になると約 1.6 m^2（畳一畳分）と，約7倍になる．

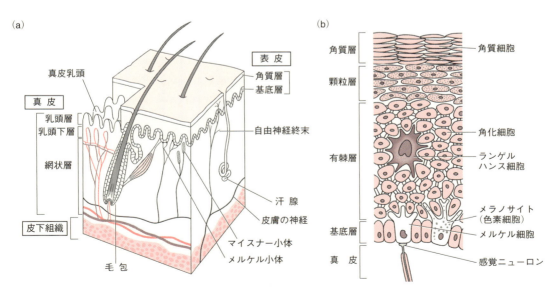

図 15・1　皮膚の構造(a)と表皮の構造(b)

最外層の**表皮**は，1) 表皮細胞の90%以上を占め，分裂を繰返し約6週間で脱落する**角化細胞**，2) 紫外線から表皮や真皮を守るためメラニン色素をつくり，角化細胞に供給する**メラノサイト**（色素細胞），3) 外来物質を貪食して消化し，局所リンパ節でリンパ球に受渡して免疫反応を完成させる**ランゲルハンス細胞**と，4) メルケル細胞（神経系の細胞）の4種類からなる（図15・1b）．表皮は，最外層から順に**角質層，顆粒層，有棘層，基底層**の4層からつくられている．体の部位によって表皮の厚さは異なるが，平均約50 μmである．表皮最下層の基底層で分裂した角化細胞（表皮幹細胞あるいは前駆細胞）は，顆粒層を経て最外層の角質層となる．これを表皮の分化とよぶ．分裂した細胞は有棘層を経て約25日後には角層細胞となり，最後の約2週間は角質層に残り，酵素の働きで剝がれる．

真皮は，皮膚に弾力性を与える働きがある．真皮の大部分を占める網状層は線維成分に富んでおり，線維芽細胞が**コラーゲン線維**，弾性線維やヒアルロン酸などを生成する．コラーゲンは真皮タンパク質の70%を占めるが，加齢とともに酸化・糖化を受け，若いコラーゲン量が減少し，変性したコラーゲンが多くなる．さらに，環境因子の影響で線維芽細胞のコラーゲン生成能は低下する．その結果，皮膚には特徴的な老化症状が現れる．また，真皮には，感覚や痛みの受容体である神経細胞・神経線維，血管，リンパ管，汗管や毛包がある．

15・1・2　紫外線による光老化と皮膚がん

* 可視光線は皮膚に日焼けなどの重大な害を与えないため，現時点ではほとんど注目されていない．赤外線はミトコンドリアを介して，コラーゲンを切断する酵素活性を高め，しわの原因になると報告されている．

CPD: cyclobutane pyrimidine dimer

FICZ: formylindolo-3,2-carbazole

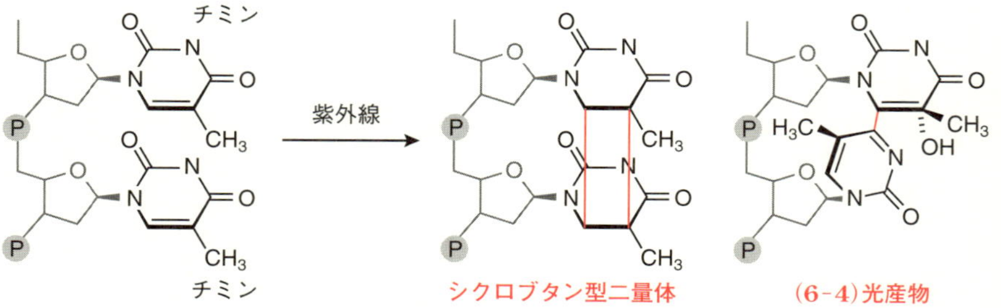

紫外線は波長の長さにより，**紫外線A**（UVA, 320〜400 nm），**紫外線B**（UVB, 280〜320 nm），**紫外線C**（UVC, 200〜280 nm）に分けられる．波長が短いほど生体影響が大きく，紫外線Cが最も人体に有害であるが，通常はオゾン層に吸収され地上には届かない．一方，波長の長い紫外線Aは皮膚に深く入り込むという性質がある*．紫外線BはDNAのピリミジン塩基に吸収され，シクロブタン型ピリミジン二量体（CPD）と（6-4）光産物の2種の損傷を与える（図15・2）．さらに，紫外線Bは角質層にある生体防御物質であるウロカニン酸の立体構造を変え，免疫抑制活性をもたせる．また，トリプトファンをFICZに変換させる．一方，紫外線Aはポルフィリン体をはじめ，リボフラビン，FICZ, NAD(P)Hオキシダーゼなどに吸収され，その光エネルギーが酸素分子に与えられ，

図 15・2　紫外線による DNA の損傷　ピリミジン塩基が二つ連続した部位（この図ではチミン）では，紫外線で塩基同士が共有結合することにより，シクロブタン型ピリミジン二量体や（6-4）光産物ができる．

O_2^-, H_2O_2 などの活性酸素をつくり出す. 活性酸素は, 遺伝子, 細胞膜の脂質や細胞内外のタンパク質, 糖を酸化し, 機能を奪い, 組織老化の原因となると考えられる. 2017 年に遺伝子修復における重要な遺伝子 XPA をノックアウトしたモデルマウスの研究で, 紫外線 B による急性および慢性皮膚反応では, 炎症性サイトカイン CXCL1 が重要な役割を演じており, さらに, 抗酸化剤 NAC がその発現を抑え, 紅斑反応や皮膚発がんを抑制することを見出し, 抗酸化成分が皮膚の炎症抑制に重要な役割を果たしていることが指摘されている[1].

XPA: xeroderma pigmentosum A

老化細胞の特色は, 遺伝子の不安定性, テロメアの短縮, エピジェネティックな変化, 異常タンパク質の蓄積, ミトコンドリアにおける酸化傷害, 細胞間の情報交換の異常, 幹細胞の減少や細胞のセネセンス[*1] などである.

DNA 修復が正常な健康なヒトではしみは 20 歳ごろから出始め (図 15・3), 良性腫瘍は 30〜40 歳ごろからが多くなる[*2]. つまり, しみと皮膚腫瘍は DNA 損傷由来の遺伝子変異の結果発生すると考えられる.

*1 セネセンスとは"老化"を意味し, 細胞分裂が停止して, 増殖できない状態をさす.

*2 紫外線による DNA 損傷の修復能が低下している色素性乾皮症患児では, 遺伝子変異が高発し, 2〜3 度少量の太陽光を浴びただけで生後数カ月後にはしみが多発, 1〜2 歳ごろには皮膚良性腫瘍である老人性イボが出始め, 早ければ 4 歳ごろには皮膚悪性腫瘍が発症する.

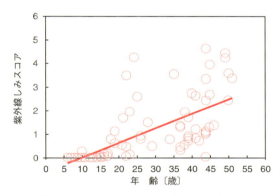

図 15・3　しみ (光老化症状) の発生年齢　画像分析器で 81 名の日本人女性の顔面画像の色素斑を評価した結果, 早ければ 18 歳ごろに色素斑が発生する [Y. Takahashi, *et al.*, *Skin Res. Technol.*, **23**, 613-618 (2017) より]

大量の紫外線 A はきわめて弱いながら, シクロブタン型ピリミジン二量体を生成し, 遺伝子変異の原因となる. しみとの関連ではむしろ既存のしみを濃くすると考えられている. 紫外線 A によりメラニンをもつ色素細胞では, O_2^- や $ONOO^-$ が生じ, 紫外線曝露終了後も 4 時間くらいまでシクロブタン型ピリミジン二量体が生成され, 皮膚がんの一種であるメラノーマ発症の原因になるとの報告もある.

太陽光線を多く浴びる職業人では, 深いしわが早期に生じる. しわが生じる仕組みとしては, 紫外線 B により表皮の角化細胞で生成されたサイトカインである IL-1 や IL-6 が真皮に移行して, 線維芽細胞を刺激し, マトリックスメタロプロテアーゼ (MMP) の働きを高め, コラーゲンや弾性線維を切断するためと考えられている. また, 紫外線 A は直接真皮に到達し, 線維芽細胞に働きかけ, コラーゲンや弾性線維を切断する酵素であるネプリライシン活性を高めて線維成分を減少させる.

MMP: matrix metalloproteinase

そのほか，細胞増殖にかかわる遺伝子変異は，腫瘍細胞の原因と考えられている．なお，日本人は白人に比べ，皮膚前がん症や皮膚がんの罹患率は低い．疫学調査によると，日本人における皮膚前がん症である日光角化症の罹患率は人口10万人当たり126.3人であり，兵庫県に比べ年間太陽紫外線量が約1.6倍の沖縄県では罹患率が4.6倍高い[2]．

15・2　皮膚に作用する食品成分

疫学調査によれば，若い年齢層では，"健康"よりも体形や皮膚の若さなどの"見た目"によい食事を摂取する傾向が強いようである．しかし，食事（サプリメントを除外）が皮膚の若さに与える影響として，詳細な科学的根拠を示した報告は少ない．これまでの研究は，どの栄養素が減少すると皮膚に異常が起こるか，つまりビタミンCなど栄養素の失調症に関する報告が多い．

15・2・1　抗酸化物質による皮膚への作用

皮膚の老化には，活性酸素が大きくかかわっていると考えられ，抗酸化作用をもつ物質の摂取は皮膚の若さの維持に重要と理解される．1990年頃から，抗酸化物質の経口摂取がどれほど皮膚の若さ，たとえば，艶があり，小じわもなく，張りのある皮膚の維持と健康に影響するかについての報告がある．米国の皮膚科医であるペリコン博士は，著書で学術論文を引用し，抗酸化物質が皮膚の健康に与える影響や，何を食べれば若々しい皮膚を維持できるかを説いている[3]．特にサケを食べると抗酸化作用をもつ**アスタキサンチン**を十分に摂ることができ，皮膚が若々しくなると紹介している．基本的には，抗酸化作用の強い成分として**ビタミンC**，**ビタミンE**，**カロテノイド**や，**ポリフェノール**などの**フラボノイド**を多く含む食品を摂取することを勧めている．これらの抗酸化物質は，野菜，果物，ハーブ類に多く含まれる．しかし，食事で摂取された食品の多くは消化管で代謝されるため，目的としている成分がどれほど血流に入り，皮膚組織に到達するかは十分にはわかっていないのが現状である．

皮膚の老化に伴い，個々の細胞ではエネルギー源であるミトコンドリアの機能低下によりATP生成が低下すると考えられる．したがって，経口摂取後に皮膚組織に到達し，ATP合成を高める成分は，細胞の活性化に有用と考えられ，その結果，損傷により不要となった物質の効率よい排除処理も可能となる．そのために役立つ食品成分として，**α-リポ酸**と**オルニチン**が知られている．これらを多く含む食物としては，レバー，ホウレンソウ，ブロッコリーなどがあるが，食物からの摂取だけでは成分量が少ないため，効果を期待できない．したがって，サプリメントでの摂取が推奨される．また，ミトコンドリアの機能低下は活性酸素も大きな一因となっており，さらに活性酸素は細胞外のマトリックスの老化にも関与する．そのため，抗酸化物質の摂取はミトコンドリアの機能維持にも有用であると考えられる．

真皮の線維成分のコラーゲンと弾性線維が加齢とともに減少して皮膚は菲薄と

なり，しわ・たるみが生じるため，これら線維成分の合成を高め，また分解を抑えるための抗酸化成分の摂取が勧められる．それには，**ビタミンC**は不可欠の成分であるが，通常の食事で必要量は摂取されている．

15・2・2　皮膚の老化予防にかかわる食品成分

　経口摂取された**コラーゲン**が体内で代謝され，プロリンとヒドロキシプロリンの二つのアミノ酸からなるペプチドまで分解されて血中に移行し（図15・4），皮膚をはじめとする種々の組織に到達し，線維芽細胞のコラーゲン合成を刺激することが明らかにされている（図15・5）．皮膚真皮ではペプチドが真皮線維芽細胞に作用し，コラーゲン合成を高めることも明らかにされている[4,5]．また，コラーゲン加水分解物として4.5 g/日を4週間摂取すると，皮膚の水分量，弾力性が増し，しわが減少すると報告されている[6]．なお，一般的なコラーゲンの摂取量は2.0 g/日といわれている．注意すべきなのは，コラーゲンを含む化粧品を皮膚に塗布しても，皮膚の角層に存在するバリアのため，まったく吸収されない点である．

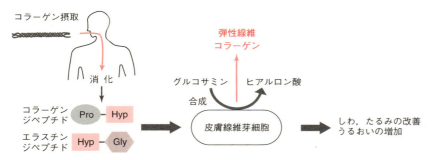

図 15・4　コラーゲンと弾性線維摂取による皮膚の若さ維持作用　食品として摂取されたコラーゲンタンパク質は，腸管で酵素により加水分解（消化）され，最終的に2〜3のアミノ酸からなる特徴のあるペプチドとなる．コラーゲンはプロリン-ヒドロキシプロリン（Pro-Hyp），弾性線維はヒドロキシプロリン-グリシン（Hyp-Gly）と，それぞれペプチドとして吸収され血中に移行する．その後，標的組織の皮膚の線維芽細胞に働き，コラーゲン，弾性線維やヒアルロン酸合成を高め，皮膚の弾力性や潤い維持に役立つ．

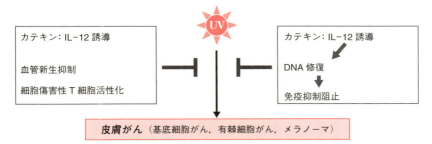

図 15・5　カテキンによる紫外線発がん抑制　カテキン，特にEGCGは，紫外線により生じる活性酸素を消去することでDNA損傷を軽減する．さらに，IL-12の発現を高める結果，除去修復能を活性化しDNA損傷を効率よく除去し，紫外線発がんを抑制すると考えられている［*J. Invest. Dermatol.*, **129**, 1258-1270（2009），および*J. Nutr. Biochem.*, **18**, 287-296（2007）より］

また，老化した皮膚では，皮膚損傷後の治癒も若い皮膚に比べ遅延する．原因として，細胞のエネルギー代謝の低下，血流の低下による栄養成分の供給不足，コラーゲン線維の合成能低下が考えられる．エネルギー代謝を高める食品として，**CoQ$_{10}$** を多く含む魚（カツオ，イワシ，サバ，イカなど），肉類（豚肉，牛肉），野菜（ピーナツ，ホウレンソウ，大豆など）の摂取がよい．また，サプリメントあるいは子羊肉，牛肉，豚肉などにより，**カルニチン**を摂取することが勧められる．

60 歳を過ぎると多くの人が，湿度が低い冬季には皮膚が乾燥し，痒みを訴える．これは角質層の細胞間脂質である**セラミド**の減少が原因の一つである．これまでに，植物由来また動物由来のセラミドを摂取すると経表皮水分量の低下と皮膚乾燥予防・回復に有用であること，さらに老化皮膚の弾力性回復にも有用であるとの報告もある．また，テンサイから抽出したグリコシルセラミドの経口摂取（0.6～1.8 mg/日）で真皮のフィブロネクチンの生成が更新し，皮膚の弾力性が増すとの報告がある[7]．

そのほか，ビタミン C，リノール酸，糖質と脂質に着目して，皮膚老化と食事の関係を，4025 名（40～74 歳女性）を対象に，栄養学の専門家と皮膚科医師が共同で行った横断的な臨床調査研究がある．結果，**ビタミン C** を多く摂取している人はしわが少なく，皮膚萎縮と乾燥も少なかった．**リノール酸**を多く摂取している人は，皮膚萎縮と乾燥が少なかった．また，**脂質**を 15 g あるいは**糖質**を 50 g ふつうより多く摂る群で，しわが多かったため，脂質と糖質を過剰に摂らない方が若い皮膚の維持によいと結論づけている[8]．

15・2・3　日焼けにかかわる食品成分

日焼けは紫外線による皮膚の急性反応であり，赤くなる**紅斑反応**と，黒くなる**色素沈着**が生じる．紫外線による遺伝子損傷およびアミノ酸やその他の物質により吸収された光エネルギーが，主として活性酸素を介して炎症を惹起し，赤くなった皮膚の細胞には，1 細胞核当たり数万個の傷が生じている．

前述のとおり，日焼けを軽減させ，光老化を抑制するには，紫外線によるDNA 損傷修復系の活性化と活性酸素により生じる炎症反応の制御が重要となる．これら 2 点に的を絞り，経口摂取による紫外線対策についての報告を紹介する．

a. 緑茶カテキン　　シクロブタン二量体（CPD）の修復活性を高めることで，日焼け紅斑を抑制する食物として，緑茶に含まれるポリフェノールの**カテキン**（EGCG）が注目されている．細胞のシグナル伝達に作用し，細胞増殖を抑え，アポトーシスを促進する．ヒトでの疫学調査は現時点ではまだないが，マウスでは，EGCG の経口摂取（緑茶抽出物として 25～75 mg/日）ではっきりと CPD修復に関与する遺伝子発現が高まり，CPD が速やかに修復され，紫外線誘発皮膚がんの発症を抑える[9]．さらに，EGCG は紫外線による免疫抑制を抑える．

b. ト マ ト　　白人女性 20 人で 55 g/日のトマトペーストを 12 週間摂取後，皮膚の紫外線 B に対する紅斑反応を評価したところ，対象群に比べ，最少紅斑量の増大を認め，トマト摂取が日焼けを軽減する可能性を示唆した[10]．

c. コ ー ヒ ー　　ポリフェノールの強い抗酸化能に注目した研究者が，日本

15・2 皮膚に作用する食品成分　213

ではコーヒーから最も多くポリフェノールを摂取していることに着目し，コーヒーを1日に3杯以上飲む人は，1杯以下の人に比べ，しみが少ないことを疫学調査で明らかにした[11]．コーヒーの美白効果の機序はまだ十分にはわかっていないが，コーヒーに含まれるクロロゲン酸がメラノソーム（表皮色素細胞内でメラニンを合成し貯蔵する小胞）の角化細胞への移送を抑制する働きが一因と考えられる．また理論的には，コーヒーの抗酸化作用により，しみの発生に関係する角化細胞の遺伝子のうち，色素細胞にメラニン生成を促す遺伝子の変異が抑えられるためとも考えられる．

d. ヨーグルト＋コラーゲンペプチド　乳酸菌（1×10^7 CFU/g），ミルクセラミド（スフィンゴミエリン 10 mg 含有），コラーゲンペプチド（1000 mg）を含む190 gの飲料タイプのヨーグルトを被験者に4週間飲ませ，人工紫外線の皮膚照射による最少紅斑量（MED，紫外線を浴びた皮膚が24時間後にうっすらと赤くなるのに必要な紫外線量）を測定したところ，明らかに MED 値が高くなり，紫外線照射7日後の色素沈着も弱いという結果が報告されている[12]．コラーゲンペプチドとミルクセラミドを含有するヨーグルトが，紫外線による炎症反応を軽減したと考えられる．

MED: minimal erythema dose

e. 飲む日焼け止め　近年 "飲む日焼け止め" のサプリメントが注目を浴びており，アメリカに自生するシダ植物の一種であるポリポディウムロイコトモス（*Polypodium leucotomos*）の抽出物や，柑橘類とローズマリーの抽出物など，含有成分には複数の種類がある．また，数種類のブラッドオレンジの抽出物の経口摂取による40％ほどの紅斑反応増強効果が報告され，*in vitro* の結果と関連させて，ブラッドオレンジの効果は抗酸化活性によると推察している．しかし皮膚に塗布するサンスクリーン剤の SPF で表記すれば 1.5～2.0 と低い．それでもサンスクリーン剤と異なり，塗り直しが不要で衣服を汚さないという利点はある．

SPF: sun protection factor

f. コラーゲン，CoQ$_{10}$，ヒアルロン酸，コンドロイチン硫酸などのサプリメント　コラーゲンなど多種成分を含むサプリメントを1日2回，4週間摂取すると，2週間後には VAS 評価において，顔面の光老化度，皮膚水分量，色調と弾力性が，摂取前と比較し，明らかに改善したという報告がある．その機序として，血清中のフィブロネクチンとヒアルロン酸が増加し，逆に，カルボニルタンパク質と好中球のエラスターゼが低下したとされている[13]．

VAS: visual analogue scale

15・2・4　そのほかの皮膚にかかわる食品成分

a. 皮膚疾患の治療・予防に役立つ食品　ビタミン A，C，B$_2$，ナイアシン，B$_6$，E，セレン，亜鉛，必須脂肪酸，不可欠アミノ酸などのいずれかが欠乏すると，皮膚や毛髪に異常が生じることがよく知られている．また，これらのヒトの健康に欠かせない必須成分を通常の食事よりはるかに大量に（たとえばビタミン C 1000～2000 mg/日）摂取すると皮膚機能を変え，疾患を予防できることが報告されている．

ニキビ（尋常性座そう）は脂腺性毛包にでき，毛包漏斗部上皮の異常角化と角層細胞接着性の亢進により毛包がつまる．原因の一つは皮脂由来の脂肪酸である．

またアクネ菌は炎症惹起作用をもっている．治療にはこれらの要因のいずれかをブロックする必要がある．薬として保険医療でビタミン B_2 や B_6 が用いられている．また，膿瘍をもつ患者にはビタミン A の内服も行われているが，わが国ではビタミン A の副作用のため，経口投与を受ける患者はきわめて少ない．

b. ニコチンアミド　ニコチンアミド（ナイアシン）の摂取（500 mg/日）は光線による皮膚の炎症を抑え，また皮膚の前がん症である日光角化症の発症を約 30%，黒色腫以外の皮膚がん発症を前がん症で約 30% 抑制するという報告がある[14]．さらに紫外線による免疫低下を抑制し，また，経皮水分蒸発を抑えるとされている．

参考文献

1) M. Kunisada, *et al.*, 'CXCL1 inhibition regulates UVB-induced skin inflammation and tumorigenesis in Xpa-deficient mice', *J. Invest. Dermatol.*, **137**, 1975-1983 (2017).

2) K. Araki, *et al.*, 'Incidence of skin cancers and precancerous lesions in Japanese-risk factors and prevention', *J. Epidemiol.,* **9** (6 Suppl), S14-S21 (1999).

3) N. Perricone, "The wrinkle cure: unlock the power of cosmeceuticals for supple, youthful skin," Warner Books, New York, U.S.A. (2001).

4) K. Sato, 'The presence of food-derived collagen peptides in human body-structure and biological activity', *Food Funct.,* **8**, 4325-4330 (2017).

5) K. Sato, 'How collagen hydrolysate works on your skin and joints', INFORM 29, 18-20 (2018).

6) N. Inoue, *et al.*, 'Ingestion of bioactive collagen hydrolysates enhance facial skin moisture and elasticity and reduce facial aging signs in a randomized double-blind placebo-controled clinical study', *J. Sci. Food. Agric.,* **96**, 4077-4081 (2016).

7) M. Hori, *et al.*, 'Double-blind study on effects of glycosyl ceramide in beet extract on skin elasticity and fibronectin production in human dermal fibroblasts', *Anti-Aging Medicine,* **7**, 129-142 (2010).

8) M.C. Cosgrove, *et al.*, 'Dietary nutrient intakes and skin-aging appearance among middle-aged American women', *Am. J. Clin. Nutr.*, **86**(4), 1225-31 (2007).

9) Z.Y. Wang, *et al.*, 'Inhibitory effect of green tea in the drinking water on tumorigenesis by ultraviolet light and 12-*O*-tetradecanoylphorbol-13-acetate in the skin of SKH-1 mice', *Cancer Res.*, **52**(5), 1162-70 (1992).

10) M. Rizawan, *et al.*, 'Tomato paste rich in lycopene protects against cutaneous photodamage in humans in vivo: a randomized controlled trial', *Br. J. Dermatol.,* **164**, 154-162 (2011).

11) Y. Fukushima, *et al.*, 'Coffee and green tea as a large source of antioxidant polyphenols in the Japanese population', *J. Agric. Food Chem.*, **57**, 1253-1259 (2009).

12) M.Morifuji, 'The beneficial role of functional food components in mitigating ultraviolet-induced skin damage', *Exp. Dermatol.*, **28**, Suppl 1, 28-31 (2019). DOI: 10.1111/exd.13825.

13) A.D. Cerbo, *et al.*, 'A dietary supplement improves facial photoaging and skin sebum, hydration and tonicity modulating serum fibronectin, neutrophil elastase 2, hyaluronic acid and carbonylated proteins', *J. Photochem. Photobiol. B. Biol.,* **144**, 94-103 (2015).

14) V.A. Snaidr, *et al.*, 'Nicotinamide for photoprotection and skin cancer chemoprevention: a review of efficacy and safety', *Exp. Dermatol.,* in press.

16 がんにかかわる食品成分

　がん（悪性新生物）は世界的に死因の上位を占め，日本においては1981年以来今日に至るまで死因の第一位であり続けている．2017年の統計によると，全死亡者数に占める割合は27.8％となる．すなわち全死亡者数のおよそ3.6人に1人はがんで死亡していることになる．がんは，メタボリックシンドロームと同様に生活習慣病の一つとして分類されている．生活習慣のなかで，食習慣はがんの発症や進展に良くも悪くも影響する．がんも含めて，その疾患にかからないこと（一次予防）が最善であるが，ひとたびがん細胞が生じた場合でも，その特性を制御してがん細胞の悪性化を防ぐことによって，がんの顕在化を抑制（二次予防）できるかもしれない．

　国立がん研究センターによる"科学的根拠に基づく日本人のがん予防法"として，1) 禁煙，2) 食生活を見直す，3) 適正体重を維持する，4) 身体を動かす，5) 節酒する，の5項目が示されている．2) の食生活に関しては，これまでの研究から塩分過多，野菜や果物の不足，熱すぎる飲み物や食べ物の摂取ががんの原因となることが明らかにされており，塩分を抑え，野菜と果物を摂取し，熱い飲み物や食べ物は少し冷ましてから摂るという三つのポイントを守ることで，日本人に多い胃がん，食道がん，食道炎のリスクが低くなるとしている．

　このほか，食品成分による抗がん作用についてさまざまな研究が行われている．本章では，すでにがん化した細胞の特性に対する食品成分の作用とその機構を中心に，分子，細胞，個体（おもに動物モデル）のレベルでの研究を概説する．なお取上げた食品成分がヒトでも同様の作用を示すかどうかは，その成分による予防作用[1]を含め，今後の研究によるところが大きいことを最初に記しておきたい．

16・1　がん細胞の特性

　正常細胞にはなくがん細胞にある二つの生物学的特性として，**無限増殖性**と**転移性**があげられる．正常細胞がもともともつ**がん遺伝子**（*src*, *jun* など）は，本来細胞の分裂・増殖，分化を促すなど重要な働きがあるが，発がん物質や発がんウイルスなどにより遺伝子が傷つけられると細胞の無秩序な増殖やがん化を促進する．逆に，がんの発生を抑制する遺伝子（**がん抑制遺伝子**，*Rb*, *p53* など）もあり，本来がん化を防ぐ役割をもつが，何らかの外部要因によって傷つけられるとその機能が失われ，がん細胞の無秩序な増殖を許容してしまう．こうして何段階もの変異が長い時間をかけて蓄積し，悪性化したがん細胞となる[2]．なお，正

常な細胞は遺伝子に変異が起こるとそれを修復する機構をもっているが，正常化できない場合は細胞が自滅する（**アポトーシス**という）ようになっている．しかし修復やアポトーシス機構が働かなくなると，ついにはがん化するものと考えられている．このように DNA の損傷により変異を生じる**初期段階**（イニシエーション）とそれに続く**促進段階**（プロモーション）を経て発がんし，さらに浸潤・転移能を獲得する**進行段階**（プログレッション）を経て，悪性化したがん細胞になるものと考えられている．これらの一連の過程を図 16・1 に模式化して示した．

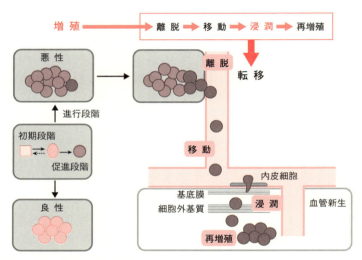

図 16・1 がん細胞の増殖と転移［矢ヶ崎一三，日本栄養・食糧学会誌，**62**(2)，61-74（2009）より改変］

図のように，無制限な増殖能を獲得したがん化細胞の一部は，原発巣から離脱して脈管系（たとえば血管内）へ侵入して移動後，遠隔臓器・組織の脈管系で捕捉され，そこでの関門（基底膜や細胞外基質）を突破して組織へ浸潤し，再び増殖するものと考えられる．このとき，栄養成分や酸素を得るために血管新生を誘導する．がん転移には，遠隔臓器・組織へ移動する経路によって血行性転移，リンパ行性転移および体腔内に直接広がる播種性転移などがある．多段階に渡るがん転移の成立過程で**浸潤**が最も重要かつ特徴的な段階と考えられ，血行性転移の場合，基底膜への接着と分解，その後の移動（運動）の三過程を経て再増殖するものと考えられている．こうした過程のうちの一つ以上を阻害すれば，がん細胞の浸潤，さらにはがん転移を防ぎうることが期待される．

16・2　肝がん細胞の増殖と浸潤に対する食品成分の作用

本節では，がん細胞の無限増殖能と転移能を食品成分によって抑制しうるのかについて，一例として日本やアジアに多い**肝がん**（**肝細胞がん**）をモデルとした研究例を通して考える．なお，ヒト肝細胞がんの生物学的原因として，B 型肝炎

肝細胞がん: hepatocellular carcinoma, HCC

表 16・1 　培養肝がん細胞の増殖と浸潤に対する各種食品成分の作用[a]

食品成分	濃度〔μM〕	増殖	浸潤	食品成分	濃度〔μM〕	増殖	浸潤
カロテノイド 　α-カロテン，β-カロテン，リコピン，β-クリプトキサンチン，ゼアキサンチン，ルテイン，カンタキサンチン，アスタキサンチン	0〜20	➡	↓	イソフラボン類 　ゲニステイン 　ダイゼイン 　エクオール	0〜200	↓ ↓ ↓	↓ ↓ ↓
クルクミノイド 　クルクミン	0〜20	➡	↓	スチルベノイド 　レスベラトロール 　ピセアタンノール	0〜200	↘ ↓	↓ ↓
クロロゲン酸関連物質 　クロロゲン酸 　カフェ酸 　キナ酸	0〜40	➡ ➡ ➡	↓ ↓ ↓	リグナン 　ヒドロキシマタイレシノール 　エンテロラクトン	 0〜200 0〜100	 ↓ ↓	 ↓ ↓
ジテルペン類 　カフェストール 　カウェオール	0〜120	↓ ↓	↓ ↓	ビタミン関連物質 　アスコルビン酸 　ナイアシン（ニコチン酸，ニコチンアミド） 　トリゴネリン 　α,β,γ,δ-トコフェロール	 0〜500 0〜40 0〜40 0〜50	 ↘ ➡ ➡ ↘	 ↓ ↓ ↓ ↓
カテキン類 　エピカテキン（EC） 　エピカテキンガレート（ECG） 　エピガロカテキン（EGC） 　エピガロカテキンガレート（EGCG） 　テアフラビン（TF）	0〜200	➡ ↓ ↓ ↓ ↓	➡ ↓ ↓ ↓ ↓	アミノ酸 　テアニン 　グリシン その他 　ジンゲロール 　りんごポリフェノール抽出物 　魚油由来エマルション	 0〜400 0〜2,000 0〜200 0〜200[†] 0〜1,000[†]	 ➡ ➡ ↓ ↓ ➡	 ↓ ↓ ↓ ↓ ↓

↓: 抑制，↘: 高濃度で抑制，➡: 抑制しない．　† 　単位は μg/mL
a) 矢ヶ崎 一三，日本栄養・食糧学会誌，**62**(2), 61-74 (2009) より改変.

ウイルスと C 型肝炎ウイルスが知られている．

　次のページのコラムに示すような細胞培養系において，肝がん細胞の増殖や浸潤能に対する抑制作用を示す食品成分を表 16・1 にまとめた．多くの食品成分が増殖や浸潤を抑制する可能性があるようにみえる．増殖と浸潤の両者を抑制するか，増殖は抑制しないが浸潤を抑制するかに大別できる．増殖を強く阻害する食品成分は，相対的にがん細胞数も減らすので，確率的に浸潤も抑制されることが考えられる．次にいくつかの食品成分を例にあげて，これらの抑制機構について述べる．

16・2・1 　食品成分による抑制機構

　がん細胞の増殖と浸潤を抑制する機構を表 16・2 にまとめた．増殖能を抑制する機構としては，アポトーシスの誘導，細胞周期の停止，宿主免疫系の賦活化，血管新生の阻害などが考えられる．近年では，腸内細菌が免疫細胞を活性化することが知られるようになってきたので，既存のがん免疫薬との組合わせで，より強い作用が期待できる可能性も考えられる．

　一方，浸潤抑制には多くの機構が関与しており，抗酸化機能，細胞接着能，細胞運動能，細胞運動因子発現，細胞運動因子の受容体とそのリン酸化，プロスタ

グランジン（PG）の関与，アミノ酸の輸送体・受容体の関与，血管新生阻害による間接的浸潤・転移抑制，プロテインキナーゼC（PKC）阻害とその下流のシグナル伝達系を抑制することによる浸潤抑制機構など，それぞれの食品成分の作用点は多様である．

表 16・2 食品成分による肝がん細胞の増殖と浸潤の抑制機構[a]

増殖抑制	浸潤抑制
● アポトーシス誘導（カスパーゼ依存性経路） ● 細胞周期停止 　食品成分によって作用点が異なり，G_1期，S期，G_2/M期アレストがある ● 宿主免疫系の賦活化 　固形がん内マクロファージのTNF-α産生亢進によるがん細胞殺作用など ● 血管新生の阻害 ● 未知の機構	● 抗酸化機能 ● 細胞運動因子（HGF）の発現抑制 ● HGF受容体リン酸化抑制による下流シグナル伝達の抑制 ● プロスタグランジン合成抑制 ● グルタミン酸受容体の介在 ● グリシン輸送体の介在 ● PKC阻害による下流シグナル伝達の抑制 ● 未知の機構

HGF: hepatocyte growth factor, PKC: protein kinase C
a) 矢ヶ崎 一三，日本栄養・食糧学会誌，**62**(2), 61-74 (2009) より改変．

細胞および個体で食品の機能を検討する研究手法——肝がん細胞の例

培養細胞を用いて，食品成分の有用作用を見いだす手法は比較的新しいものである．モデルがん細胞としては，培養系で盛んに増殖しうること，そして個体レベルでの作用解析も可能となるような移植して固形がんを形成しうるもの，さらにその移植された個体ががん悪液質を示すものが望ましい．AH109Aという肝がん細胞は，こうした観点に適合しているがん細胞の一例といえる．

このがん細胞を用い，細胞培養系で増殖能と浸潤能を検定する実験系が構築されている．増殖能は，AH109A細胞を目的物質（食品由来の抽出物や高純度の単一成分）と一定時間培養後に [^{3}H] チミジンを添加し，DNA画分への [^{3}H] 取込み（DNA合成能＝増殖能）を計測することにより容易に評価できる．検体によっては，[^{3}H] チミジンの代わりに MTT 試薬または WST-8 試薬を添加し，生細胞によって産生される色素の吸光度を測定し評価することもできる．浸潤能の検定は，異なる二種類の細胞を同時に培養する共培養系で評価できる．ラット腸間膜から初代培養した中皮細胞が培養皿中で密集した状態（コンフルエント）になったところで目的物質の入った培地に変え，中皮細胞層上へAH109A細胞を重層して一定時間培養した後，中皮細胞層下へ潜り込んだ細胞数およびコロニー数を位相差顕微鏡で計測し，単位面積当たりの数値に換算して評価する．

AH109A細胞はラット背部皮下への移植により固形がんを形成するので，目的物質投与後にその固形がんの重量を測定することにより，個体レベルの増殖能を容易に評価できる．したがって，細胞培養系（in vitro）でスクリーニングした食品由来の抽出物や単一成分の個体レベル（in vivo）での有効性を評価することも可能である．また，がんを患うことにより，HDLコレステロールの低下とVLDLコレステロールおよびLDLコレステロールの上昇が認められ，がん悪液質の症状である脂質異常症も呈する．したがって，個体レベルでのがんに伴う脂質異常症に対する食品成分機能の検定系としても利用できる．

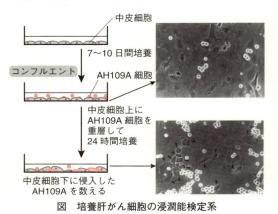

図　培養肝がん細胞の浸潤能検定系

16・2・2 スチルベノイドによるがん細胞増殖と浸潤への抑制作用

レスベラトロール（3,4′,5-トリヒドロキシ-*trans*-スチルベン）はブドウやワインに含まれるフィトアレキシンであり，発がん予防や抗炎症作用のあることでよく知られている．レスベラトロールを AH109A 肝がん細胞に直接作用させると，浸潤は低濃度から抑制されるのに対して，増殖は 100 μM 以上においてのみ抑制される．一夜絶食させたラットにレスベラトロール（50 mg/kg 体重）を経口投与して経時的に得られた血清を AH109A 細胞に作用させると，浸潤は抑制されるものの増殖抑制作用は完全に消失する．また，投与量を変えて投与 1 時間後に採血して得られた血清を肝がん細胞に作用させ，用量-作用反応を検討すると，浸潤は投与量に依存して抑制されるが，増殖はまったく抑制されない．このことは，レスベラトロールが消化管内から吸収・代謝される過程で，増殖抑制作用を発揮する構造を失うことを意味している．一方，レスベラトロールに OH 基がもう一つ結合した**ピセアタンノール**（3,3′,4,5′-テトラヒドロキシ-*trans*-スチルベン）は，肝がん細胞に直接作用させても，経口投与後に得られた血清を作用させても，増殖抑制作用と浸潤抑制作用を示す．ピセアタンノールの増殖抑制機構は，G_2/M 期アレストによる細胞周期抑制とアポトーシス誘導によるものである[3]．ピセアタンノールはパッションフルーツ（種子中に 5.7 mg/g）などに含まれる．

肝がん細胞は，外因性および内因性の活性酸素種（ROS）によって浸潤能が亢進し，また活性酸素種は細胞運動因子でもある肝細胞成長因子（HGF）の遺伝子発現およびタンパク質の合成と分泌を促進することで，細胞の運動能を高めて浸潤能を亢進するものと考えられる．レスベラトロールそのものおよびレスベラトロール投与後のラットの血清は，この活性酸素種を捕捉し，肝細胞成長因子の mRNA 発現およびタンパク質合成・分泌を抑制することにより，肝がん細胞の浸潤を抑制する．また，がん細胞の浸潤能はプロスタグランジン E_2（PGE_2）によって亢進することが報告されている．微量の（0.1～10 nM）PGE_2 および $PGF_{2\alpha}$ の添加により，レスベラトロールおよびレスベラトロール投与後血清の浸潤抑制作用は消去されるので，プロスタグランジンの合成阻害作用もレスベラトロールの浸潤抑制作用機構の一部であることを示している．

肝がん細胞 AH109A を移植したラットにレスベラトロールを 0.005% 添加した食餌（ほぼ 5 mg/kg 体重に相当）を摂取させると，固形がんの増殖が途中から停止し，最終的に非投与群の 1/3 程度に固形がん重量が低下する．レスベラトロールは肝がん細胞の増殖を直接的にはほとんど抑制しないことから，固形がんの増殖停止には血管新生阻害作用が関与していることが示唆される．また，同様のラットにおいて，レスベラトロール投与により HDL コレステロールの低下抑制と VLDL コレステロールおよび LDL コレステロールの上昇抑制が認められ，がん性脂質異常症を改善することも報告されている．

体重 60 kg のヒトでのレスベラトロールの有効量は 50 mg/日と推定され，食品のみからの摂取は容易ではないと考えられる（赤ワイン 1 本当たり約 2 mg 含まれる）．

フィトアレキシン: 植物が，侵入する微生物に対して合成・蓄積する低分子の抗菌化合物の総称.

レスベラトロール

ピセアタンノール

ROS: reactive oxygen species

16・2・3　リグナンによる肝がん細胞増殖と浸潤の抑制作用

リグナンは植物エストロゲンの一つで，麦など穀類をはじめ広く植物界に存在し，乳がんや前立腺がんの予防効果が期待されている．安全性の高いリグナンである **7-ヒドロキシマタイレシノール**（**HMR**）の肝がん細胞に対する作用研究がなされている．HMR を経口投与すると一部はそのままの形で吸収されて作用すると考えられるが，HMR を含む多くのリグナンは腸内細菌によって最終的にエンテロリグナンとよばれる**エンテロラクトン**（**ENL**）に変換されて消化管から吸収され，作用すると考えられている．HMR は培養肝がん細胞の増殖と浸潤を抑制するが，ENL の肝がん細胞増殖に対する 50% 抑制濃度（IC_{50}）は 10 μM，浸潤に対する IC_{50} は 9 μM と，HMR のおよそ 20 倍も強い増殖・浸潤抑制効果を示すことが認められており，ENL が作用本体と考えられる．ENL の増殖抑制作用は，細胞周期の G_1 期アレストとアポトーシス誘導によることが明らかにされている．ENL を 0.001% または 0.01% 添加した食餌（ほぼ 1 または 10 mg/kg 体重に相当）で肝がん細胞移植ラットを飼育した *in vivo* での検討では，0.001% 食で固形がん重量（増殖）と転移が抑制されるとともに，血清リポ蛋白質異常も改善され，0.01% 食では固形がん重量は対照群（ENL 無添加群）の 1/8 にまで低下することが認められている．このようにリグナンの抗がん作用はかなり強く，二次予防作用をもつことが期待され，リグナン摂取と肝がん発症との相関に関する疫学研究が待たれる．

16・2・4　飲料成分による肝がん細胞増殖と浸潤の抑制作用

茶類やコーヒーは長年の被飲用歴があり，茶類に含まれる**カテキン類**のがんに対する研究は多くある．エピカテキンガレート（ECG），エピガロカテキン（EGC），エピガロカテキンガレート（EGCG），テアフラビン（TF，紅茶の赤色成分）は，肝がん細胞の増殖を抑制するのに対し，エピカテキン（EC）は抑制しない．しかし，たとえば EGCG と EC を併用すると EGCG がより低濃度で増殖抑制することが見いだされ，相乗効果を示すことが認められている．この現象は，EC が EGCG のがん細胞内への移行を促進するためと考えられている．すなわち，一見作用が認められない EC もたとえば EGCG と併用することによってその増殖抑制作用を増強する．すなわち単一成分ではなく，丸ごとのお茶を飲む方が効果的であることを意味している．

また，緑茶のうま味成分である**テアニン**にも抗がん作用のあることが知られている．テアニンを培地へ直接添加してがん細胞の増殖と浸潤に対する影響を検討した研究では，0〜400 μM の範囲で用量依存的に浸潤を抑制するが，同じ濃度範囲で増殖は抑制しなかった．テアニンはグルタミン酸関連アミノ酸であることから，浸潤抑制機構として，神経細胞と同様に肝がん細胞にも存在するグルタミン酸受容体を介しているものと考えられる．神経細胞のグルタミン酸受容体には NMDA 型，非 NMDA 型などがあり，NMDA 型受容体のアンタゴニストである AP-5 がテアニンの浸潤抑制作用を消去することから，テアニンは NMDA 型受容体を介して浸潤を抑制することが示唆されている．テアニンを飲ませたラット

HMR: hydroxymatairesinol

ENL: enterolactone

ECG: epicatechin gallate
TF: theaflavine
EC: epicatechin

NMDA: *N*-メチル-D-アスパラギン酸の略.
AP-5: 2-アミノ-5-ホスホノペンタン酸の略.

血清でも同様な結果が得られている．なお，肝がん細胞 AH109A でも NMDA 型
受容体の遺伝子が発現しており，肝がん細胞移植ラットにテアニンを添加した飼
料を摂取させると，固形がんの増殖を抑制するとともに，転移がん重量を抑制し
たという研究結果もある．細胞培養系では増殖抑制作用を示さないテアニンが，
肝がん細胞移植ラットで固形がん増殖を抑制する理由は不明であり，今後の検討
課題である．

コーヒーについては，インスタントコーヒー粉末を直接肝がん細胞へ作用させ
ても，ラットへ飲ませた血清をがん細胞へ作用させても，増殖と浸潤は抑制され
る．コーヒー中の増殖（と浸潤）を抑制する成分として**カフェストールとカウェ
オール**が，浸潤を抑制する成分として**クロロゲン酸，カフェ酸，キナ酸，トリゴ
ネリン**がこれまでに見いだされている．カフェストールとカウェオール，そして
インスタントコーヒー粉末は，肝がん細胞に対しアポトーシス誘導と細胞周期の
S 期アレストによって培養肝がん細胞の増殖を抑制することが見いだされてい
る．インスタントコーヒー粉末はまた，細胞内活性酸素種を捕捉し，抗酸化能を
発揮することで，活性酸素種によるがん細胞の浸潤能の亢進を抑制する．肝がん
細胞移植ラットにインスタントコーヒー粉末含有食を摂取させると，増殖の指標
である固形がん重量が対照群より低下し，また転移も抑制され，脂質異常症が改
善されると同時に血清過酸化脂質（TBARS）レベルも低下することから，イン
スタントコーヒー粉末は個体レベルでも抗酸化作用を示す．こうした細胞レベル
と動物個体レベルの研究と並行して，毎日のコーヒー飲用が肝細胞がんの発生リ
スクを低下させるという疫学研究の成果も報告されている．日本人を対象とした
疫学調査では，コーヒーをほとんど飲まない人を 1 としたとき，ほとんど毎日飲
む人で約 1/2，さらに 1 日 5 杯以上飲む人で約 1/4 に肝がんの発生率が低下する
とされ[2,4]ヒトにおけるコーヒーの発がん予防作用を支持する科学的根拠が蓄積
されている．

TBARS: thiobarbituric acid-reactive substances

16・2・5　ビタミン C とビタミン E の肝がん細胞浸潤抑制作用

肝がん細胞の浸潤には活性酸素種が深く関与することから，抗酸化作用をもつ
食品成分はほとんどの場合培養細胞系での浸潤能を抑制する（表 16・1 参照）．
アスコルビン酸（ビタミン C）は直接活性酸素種を捕捉して浸潤能を抑制する一
方，**トコフェロール（ビタミン E）**は自発的浸潤能および活性酸素種誘導性浸潤
能を抑制する（α-トコフェロールが一番強く抑制する）が，細胞内活性酸素種
レベルは低下させない．これは，ビタミン E が活性酸素種の捕捉作用ではなく，
プロテインキナーゼ C（PKC）を阻害することで，その下流にあるシグナル伝達
経路を抑制し，結果として細胞運動能に関与するシグナル分子の産生を抑制し
て，浸潤能を抑制するものと推定されている[5]．

参考文献

1) 津金昌一郎，'疫学からみたがん予防 − 食品成分：食習慣改善によるがん予防の可能
性 −'，"がん予防食品開発の新展開"，p.37-48，シーエムシー出版(2005).

2) 津金昌一郎 著, "科学的根拠にもとづく最新癌予防法", p.59‑87, p.147‑148, 祥伝社 (2015).

3) Y. Kita, *et al.*, 'Antiproliferative and anti-invasive effect of piceatannol, a polyphenol present in grapes and wine, against hepatoma AH109A cells', *J. Biomed. Biotechnol.* **2012**, ID 672416 (2012). DOI: 10.1155/2012/672416.

4) M. Inoue, *et al.*; JPHC Study Group, 'Influence of coffee drinking on subsequent risk of hepatocellular carcinoma: a prospective study in Japan', *J. Natl. Cancer Inst.*, **97**(4), 293‑300 (2005).

5) S. Yoshida, *et al.*, 'Anti-invasive activity of α‑tocopherol against hepatoma cells in culture via protein kinase C inhibition', *J. Clin. Biochem. Nutr.*, **48**(3), 251‑257 (2011). DOI: 10.3164/jcbn.10‑117.

女性器系に作用する食品成分

女性の一生および妊娠を通じて次世代の健康を確保するうえで，多くの栄養素が必須である．本章では，そのなかでも特に女性で不足している栄養素としてビタミンD，ついでエストロゲン作用を示す豆製品に含まれる植物エストロゲンの重要性とそのサプリメント摂取上の厳格な注意，また70〜80％の有経女性に発症しているといわれている月経前緊張症に対する栄養に限定して取上げる．

17・1 ビタミンDの産婦人科領域での意義

ビタミンDはカルシウム代謝や細胞分化における作用が代表的であるが，卵巣機能の維持や，多嚢胞性卵巣症候群，子宮内膜症，子宮筋腫の発症にも関係しており，不妊症治療でも重要な栄養素である．さらに妊娠の成立・維持や，胎児のエピジェネティクス修飾を介して出生児の将来の健康状態や多様な疾病リスクにもかかわっている．妊娠中および新生児期の低ビタミンD状態は，くる病，統合失調症，1型糖尿病，2型糖尿病などのリスクを高める[1]．

ビタミンDの充足状態は血中25-ヒドロキシビタミンD濃度で判定され，不足状態は**ビタミンD欠乏症**（＜20 ng/mL）と**ビタミンD不足症**（＜30 ng/mL）とに分類・定義される．

ビタミンDの生理作用は，ほとんど$1\alpha,25$-ジヒドロキシビタミンDによるものである[*1]．$1\alpha,25$-ジヒドロキシビタミンD_3が核内でビタミンD受容体（VDR）に結合すると，ビタミンD応答ヌクレオチド配列DNAに結合する．この複合体に対しさまざまな転写因子が結合し，遺伝子発現の促進または抑制が生じる．ビタミンD結合によるVDRの活性化は，100〜1,250の遺伝子の機能を調節すると考えられている．

*1 ビタミンDの体内動態については§3・4・2を参照．

AMH: anti-Mullerian hormone

17・1・1 卵巣機能の維持

卵胞内に存在する顆粒膜細胞は女性ホルモン（エストロゲン）を産生し，卵胞が発育するにしたがって増えていく．ビタミンDはこの顆粒膜細胞に作用して女性ホルモンの産生に関与している．抗ミュラー管ホルモン（AMH）は卵巣で形成される糖タンパク質で，卵巣の予備能[*2]を示す物質とされており，ビタミンDはこのホルモンの産生を刺激し，維持する作用がある．特に40歳以上でみると，ビタミンD濃度が低い群ではAMHの血中濃度が低い傾向があり，ビタミンDが卵巣機能の維持に関与しているといえる．血中25-ヒドロキシビタミ

*2 卵巣の原始卵胞は排卵を重ねるとともに減少していき，妊孕性は徐々に低下して，最終的に閉経に至る．AMHは，残存原始卵胞数や閉経を予測する間接的な指標，すなわち卵巣の予備的な機能を示す指標と考えられ，年齢とともに低下していく．体外受精の際に多く検査される．

ン D 濃度が 20 ng/mL 以下の場合はビタミン D 補充が望ましい.

17・1・2 子宮内膜症

子宮内膜症は,子宮内膜細胞が異所性に子宮内膜以外の部位に局在して生じる疾患で,近年増加している.強い月経困難症を呈し,不妊症のリスクも高い.通常は月経時に子宮内膜組織が月経血中に排出されるが,子宮内膜症では排出されないため,月経周期を繰返すとともにその局所で増大していく.多くは,子宮内膜細胞が卵管を逆流して腹腔内に脱落し,生着して異所性に形成される.また血中ビタミン D 濃度と子宮内膜症頻度とは逆相関性が報告されており,ビタミン D のもつ抗炎症・細胞増殖抑制・抗免疫作用により,その発症を抑制している可能性がある.

17・1・3 妊娠と胎児・新生児への影響

ビタミン D 受容体(VDR)はほぼ全身の細胞に存在しており,各臓器の機能を調節しているが,排卵過程や胚(受精卵)の着床過程にも関与している.子宮内膜(脱落膜),とりわけ妊娠初期の脱落膜にはビタミン D 受容体が豊富に存在しており,胚の着床や子宮内膜と胚との間の免疫を調整している.実際,不妊患者にはビタミン D 欠乏が多く,血中濃度を高くして治療に臨むことが重要である.また,不妊症治療症例で,血中ビタミン D 濃度が高い群では,妊娠率・出産率は高く,流産率は低い傾向が認められている.

妊娠成立だけでなく,妊娠の維持や胎盤・胎児発育にもビタミン D は関与している.母体にビタミン D 欠乏症があると,妊娠合併症として妊娠高血圧症候群,妊娠糖尿病,早産や出生体重の低下などの発症リスクが高くなる.妊娠糖尿病は妊娠中に耐糖能の低下をきたす疾患であり,妊娠高血圧腎症,帝王切開分娩のリスクが高くなる.また胎児には,糖尿病をはじめとした生活習慣病や喘息・アトピーなどのリスクが高まる.糖代謝とビタミン D は強い関連があり,25-ヒドロキシビタミン D の血中濃度が低い群では高い群に対し妊娠糖尿病の発症リスクが高く,妊娠前からビタミン D を摂取する必要がある[2].

なお 25-ヒドロキシビタミン D のみが胎盤を通過し,胎児腎臓と胎盤,羊膜で 1α,25-ジヒドロキシビタミン D が産生され,その半減期は約 2~3 週間と長い.胎児で産生される 1α,25-ジヒドロキシビタミン D はエピジェネティクス修飾に強く関与しており,胎児の骨格形成や生涯の健康に大きく影響する(胎児プログラミング).また,小児くる病が増加しており,妊娠中および母乳哺育中・産褥の不足は避けるべきである.

ほかにも妊娠中のビタミン D 不足と出生児のその後の精神疾患との関連が注目されている.たとえば男児で生後 1 年間に少なくとも 50 μg のビタミン D を投与した群では,統合失調症リスクが低下したとの報告や,妊娠中のビタミン D 不足が出生児の言語障害と関連しているとの報告[3],妊娠中の血清 25-ヒドロキシビタミン D 濃度が低いこととうつ病リスクの関連性などが報告されている[4].このように胎児の中枢発育・認知能への影響が注目されている.

> **乳がんとビタミンD**
>
> ビタミンDの栄養状態と乳がんの関連性は高く，日光に当たることが少ない高緯度地域では乳がんの死亡率が高い．白人女性では適切な日光浴と食事からのビタミンD摂取をしていると乳がんの発症リスクが大きく減る．25-ヒドロキシビタミンD濃度が高いと低い群に比べ乳がんリスクが低いとの報告がある．ただしビタミンD摂取が多いと閉経前の女性では乳がんリスクが低くなるが，閉経後の女性では必ずしもそうではないことが観察されている．またビタミンD受容体の遺伝子多型が乳がんリスクに影響することも報告されている[5]．

17・2 植物エストロゲン

エストロゲンは卵巣から分泌される女性ホルモンで，排卵と月経に関係しているだけでなく，脂質代謝や動脈硬化の抑制にも働いている．植物のなかにはエストロゲン作用を示す**植物エストロゲン**が存在し，フラボノイド，イソフラボノイド，リグナン，クメスタン，スチルベンなどがあり，多くの食品に含まれているため日常的に摂取しているといえる．閉経後や，第二度無月経*による卵巣機能の廃絶または低下により女性ホルモンが低下することで，骨量の減少，動脈硬化，脂質異常症，自律神経系の失調などが出現する．それを補う目的で，植物エストロゲンがサプリメントや健康食品として用いられることがあるが，その有用性については確立しているものでなく，長期に過剰に摂取する場合には注意が必要である．それゆえ食べ物以外からの上乗せする摂取量については安全な上限量が決められている．なお卵巣機能が正常な場合には補充は不要である．同様に小児では摂取過剰により早期に骨端線の閉鎖や初経発来，乳房発育が起こる可能性があり，食事以外からの補給は不要である．

17・2・1 大豆イソフラボン

植物エストロゲンのなかでも**大豆イソフラボン**については多く研究がなされている．大豆イソフラボンには，図17・1に示した**ゲニステイン，ダイゼイン，グリシテイン**の3種の**非配糖体**（イソフラボンアグリコン）と，それぞれに糖鎖の結合した**配糖体**（ゲニスチン，ダイジン，グリシチン），さらに配糖体のアセチル化体およびマロニル化体がある．多くの食品では大豆イソフラボンは配糖体として存在しているのに対し，味噌，納豆などの発酵食品中には大豆イソフラボンアグリコンが多く含まれている．なお大豆イソフラボン配糖体は，腸内細菌により非配糖体のアグリコンに代謝されて腸から吸収される．またダイゼインは，腸内細菌によりジヒドロダイゼインを経て**エクオール**にも代謝される．

体内に吸収されたこれらのアグリコンは，エストロゲン受容体と結合することにより，エストラジオールに比べると弱いがエストロゲン作用を示す．エストロゲン受容体にはERα，ERβがあり，ゲニステイン，ダイゼイン，エクオールはERβに対してはほぼ同等の結合能をもち，ダイゼインはERαへの結合能が高い．エストロゲン作用のため，骨粗鬆症予防や更年期障害の軽減などに有用とい

---

* 子宮内膜は，エストロゲン（卵胞ホルモン）により増殖し，（増殖相）その後プロゲステロン（黄体ホルモン）が作用して分泌相に変化する．受精しない場合は両ホルモンが急激に減少して，内膜がはがれ月経が生じる．無月経は第一度，第二度に分類され，第一度はエストロゲンが分泌されるがプロゲステロンが分泌されておらず，第二度はさらにエストロゲンも分泌量がきわめて少ない重度の排卵障害をいう．

ER: estrogen receptor

われているが，過剰に長期摂取した場合，有経女性では月経周期の乱れ（月経周期の延長）や，閉経後では子宮内膜増殖症を生じることがあるので注意が必要である．それゆえ大豆イソフラボンは，サプリメントで摂取するよりもバランスのとれた食事で大豆食品を摂取することが望ましい．

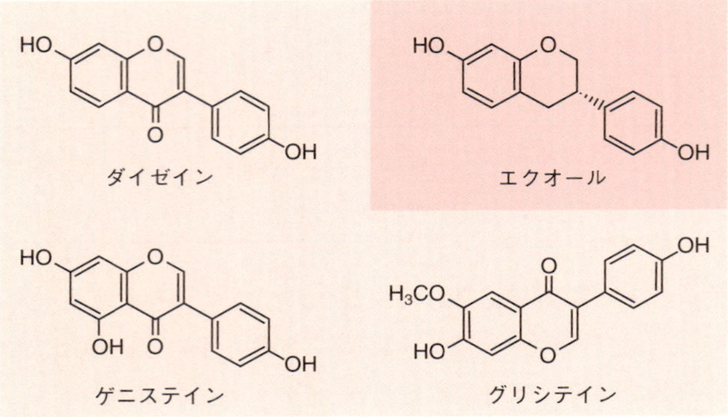

図 17・1　大豆イソフラボンの種類

a. イソフラボンの摂取上限量　　安全性を考慮した大豆イソフラボンアグリコンの摂取上限量として，日常の食事摂取量に加えて，特定保健用食品としての安全な 1 日上乗せ摂取量の上限値は大豆イソフラボン換算値で 30 mg/日とされている[6]．大豆イソフラボン配糖体からのアグリコン換算計算は，3 種類のアグリコン中で一番エストロゲン活性の高い**ゲニステイン**の換算値（約 0.625）を用いて換算されている（大豆イソフラボン配糖体 10 mg は大豆イソフラボンアグリコンとして 6.25 mg と計算される）．日本では大豆食品が多く日常的に摂取されているが（表 17・1 参照），食品からの大豆イソフラボン摂取による健康被害は報告されていない．アジア地域では乳がん発症が欧米に比べ少ないが，それは豆類の摂取量が多いためと考えられ，特にゲニステインの血中濃度が高いとリスクが低くなると報告されている．大豆イソフラボンアグリコン摂取量の中央値は 16〜22 mg/日であり，95 パーセンタイル値は 70 mg/日［64〜76 mg/日（大豆イソフラボンアグリコン換算値）］である（平成 14 年国民栄養調査）．しかしイタリアでは，大豆イソフラボン錠剤を 150 mg/日，5 年間摂取した閉経後女性で子宮内膜増殖症やそれによる不正出血が報告されており，その半量の 75 mg/日（大豆イソフラボンアグリコン換算値）が安全な摂取目安量の上限値とされている．これらより大豆イソフラボンの安全な 1 日摂取目安量の上限値は，大豆イソフラボンアグリコンとして 70〜75 mg/日とされている．これらをふまえて日常の食事摂取量に加えて，特定保健用食品としての安全な 1 日上乗せ摂取量の上限値が定められている[6]．

b. ゲニステイン　　ゲニステインを過剰に摂取すると，下垂体からのゴナドトロピン（性腺刺激ホルモン）の分泌を抑制し，血中のエストロゲンおよびプロゲステロンは低下傾向を示す．乳房組織ではエストロゲン転換産生酵素であるアロマターゼ活性を抑制して組織エストロゲン量は少なくなる．卵胞内には顆粒

表 17・1　大豆イソフラボンを多く含む食品[a]

食品名	平均含有量〔mg/100 g〕
大　豆	140.4
煮大豆	72.1
揚げ大豆	200.7
きな粉	266.2
豆　腐	20.3
凍り豆腐	88.5
おから	10.5
金山寺みそ	12.8
油揚げ類	39.2
納　豆	73.5
味　噌	49.7
醬　油	0.9
豆　乳	24.8

含有量は大豆イソフラボンアグリコンとして表示．
a) 厚生科学研究（生活安全総合研究事業），‘食品中の植物エストロゲンに関する調査研究’（1998）より

膜細胞が存在し，卵の成熟に伴い細胞数が増加してエストロゲンが産生され，卵の成熟を制御している．ゲニステインの過剰摂取によりこの卵胞内のエストロゲン量すなわち卵成熟が影響を受ける可能性があり，妊孕性（妊娠しやすさ）にもかかわる可能性がある．このように，大豆イソフラボンアグリコンを過剰摂取した場合は血中の推移でなく臓器局所の濃度が大きく変化する可能性がある点も注意すべきである[7]．また，乳がんに対してはがんの血管新生を抑制したり，がん細胞の増殖を抑制する作用があるとの報告や，逆に形成された乳がんの増殖を促進するとの報告もある．

17・3　月経前症候群とサプリメント

　月経前症候群（PMS）は，月経周期に伴い身体的および精神的に多様な症状を示す症候群で，これらの症状が黄体期である排卵期前後からあるいは月経の3〜10日くらい前から生じ，月経開始とともに4日前後で消失していく．**月経前緊張症**ともいい，月経の度ごとに生じ，QOLはそうとう障害される．一般的に月経前の不快な気分はよくあると考えて受診しない例が多く，また重度の月経前症候群を経験した女性は，重度の更年期障害を起こす可能性がある．**月経前不快気分障害**（PMDD）はPMSより症状（特に精神症状）が重いものをいう．黄体ホルモンに対する各種臓器の感受性の差，セロトニンなどの神経伝達物質やレニン-アンギオテンシン系の異常がその病態と想定されているが不明な点が多い．

　古くから多くの民間療法・補完療法が行われているが，比較検討試験は正確なものが少なく，有効性を疑問視されているものが多い．治療には，まず栄養改善と運動が推奨されており，植物エストロゲンである**チェストベリー**（コラム参照），大豆イソフラボンやセント・ジョーンズ・ワートによる補完療法や，ビタ

PMS: premenstrual syndrome

PMDD: premenstrual dysphoric disorder

セント・ジョーンズ・ワート：セイヨウオトギリソウともよばれる．ヨーロッパで広く用いられてきたハーブであるが，月経前症候群に有効であるとする決定的な根拠はない．多くの薬剤の代謝にも影響し，重篤な副作用をひき起こす可能性があるため注意を要する（§18・3参照）．

チェストベリー

　チェストベリーは中央アジアおよび地中海地方原産木チェストツリー（イタリアニンジンボク *Vitex agnus castu*）の実で，古くから女性の月経随伴症状（生理痛）の緩和や母乳分泌促進に使われてきた．今日では，月経前症候群や更年期障害の症状，ある種の不妊症やざ瘡（にきび）に対して使われている．月経前症候群に対し有効であるとの報告や，その有効性に過大評価を置くべきでないとの意見がある．副作用として，胃腸障害やざ瘡様の発疹およびめまいを起こす可能性がある．妊婦，経口避妊薬の服用中，乳がんなどホルモン感受性腫瘍のある場合は摂取するべきではない．

　チェストベリーには4種のフラボノイドが含まれ，オピオイド受容体のアゴニストとして作用するといわれている．これらはμ-，δ-，κ-オピオイド受容体との結合力が強く，他のフラボノイドにも同様の動態を示すものがある．オピオイド系は気分や食欲を制御したり，内因性のβ-エンドルフィンを増加させる作用がある．β-エンドルフィンはGnRH分泌を抑制し，それにより黄体形成ホルモンおよび卵胞刺激ホルモン分泌が抑制され，エストロゲンとプロゲステロンの分泌を抑制する．また鎮痛効果も示すことが想定される．内因性のオピオイドと月経前症候群の重症度は逆の相関性を示しており，痛みとの関係もあるがそれ以上に気分改善効果も関連している．

ミン B_6・ビタミン D・マグネシウム・カルシウムの補充が行われている[8]．症状が重い場合には，SSRI 系抗うつ薬（選択的セロトニン再取込み阻害薬）や認知行動療法，低用量ピルによる排卵抑制や性腺刺激ホルモン放出ホルモン（GnRH）を用いた卵巣機能の抑制が行われている．しかしなお，有効な治療法がない．

参考文献

1) S. Pilz, *et al.*, 'The role of vitamin D in fertility and during pregnancy and lactation：a review of clinical data', *Int. J. Environ. Res. Public Health*, **15**(10), E2241(2018). DOI：10.3390/ijerph15102241.

2) H.H. Burris, C.A. Camargo, 'Vitamin D and gestational diabetes mellitus', *Curr. Diab. Rep.*, **14**(1), 451 (2014). DOI：10.1007/s11892-013-0451-3.

3) J. McGrath, *et al.*, 'Vitamin D supplementation during the first year of life and risk of schizophrenia: a finnish birth cohort study', *Schizophr Res.*, **67**(2-3), 237-45(2004).

4) R. Freedman, *et al.*, 'Prenatal primary prevention of mental illness by micronutrient supplements in pregnancy', *Am. J. Psychiatry*, **175**(7), 607-619(2018). DOI：10.1176/appi.ajp.2018.17070836.

5) J. Welsh, 'Vitamin D and breast cancer: past and present', *J. Steroid Biochem. Mol. Biol.*, **177**, 15-20(2018). DOI：10.1016/j.jsbmb.2017.07.025.

6) 食品安全委員会新開発食品専門調査会, '大豆イソフラボンを含む特定保健用食品の安全性評価の基本的な考え方'

7) B. Majoei, M. van Duursen, 'Moduration of estroegen synthesis and metabolism by phytoesteorgens *in vitro* and the implications for women's health', *Toxicology Research*, **6**, 772-94 (2017).

8) A.M. Whelan, *et al.*, 'Herbs, vitamins and minerals in the treatment of premenstrual syndrome: a systematic review', *Can. J. Clin. Pharmacol.*, **16**(3), e407-29(2009).

18 食品成分と薬の相互作用

　薬物–薬物間の相互作用については，創薬の段階から可能なかぎり避けるよう厳しくチェックされており，臨床使用に際しても，添付文書上に併用禁忌，併用注意の記載欄が設けられるなど厳密な情報管理がなされている．一方，食品成分と薬の相互作用については，よく知られたいくつかの組合わせを除き，それほど強く意識されていないのが現状である．

　薬物間相互作用は，相性の悪い特別な組合わせでまれに生じるものではなく，複数の薬物が同時に存在していれば，程度の違いこそあれいつでも生じているものであるというのが基本的な考え方である．食品成分と薬物間の相互作用でも同様であると考えられるが，食品成分の**バイオアベイラビリティ**は高くないことが

> バイオアベイラビリティ：生物学的利用率ともよばれ，経口投与された化合物が血液中に到達する割合を示す．まったく腸管吸収されない化合物では0％，すべて吸収される化合物では100％となり，0～100％の数字で表記される．

(a) 薬物動態学的相互作用

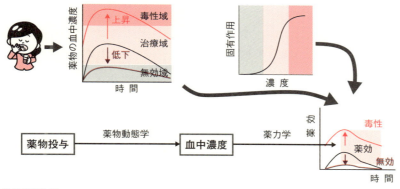

(b) 薬力学的相互作用

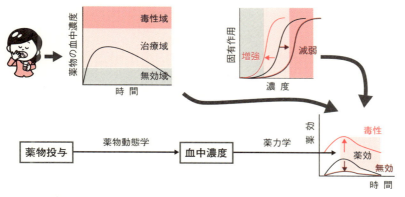

図 18・1　**薬物間相互作用の概念図**　(a) 薬物動態学的相互作用では血中濃度が変動する．(b) 薬力学的相互作用では単位量当たりの薬理作用（または副作用）が変動する．

多いため，多くの相互作用が腸管内，小腸上皮細胞内，肝細胞内など，全身循環に至る前の段階で生じていることが特徴である．

一般に，投与された薬物は血液を経由して各組織に運ばれ，薬理作用（および副作用）を発揮することになる．薬物の血中濃度は比較的小さな侵襲で入手でき，実測可能なことも多いため，これをバイオマーカーとして捉え，薬物間相互作用の分類をすることが多い．分類上，血中濃度変動を伴う相互作用を**薬物動態学的相互作用**（図18・1a）とよび，血中濃度は変化しないものの，単位量当たりの薬理作用（または副作用）が変動することにより生じる相互作用を**薬力学的相互作用**（図18・1b）とよぶ．薬物‒薬物間と同様，**食品成分‒薬物間相互作用**も多くが薬物動態学的相互作用であるが，薬力学的相互作用も一部報告されている．

本章では，臨床上問題になることが多い，代表的な四つの食品成分‒薬物間相互作用の例を紹介する．いずれも，食品成分が薬物に影響を与える例であり，食品成分の摂取を制限する必要があるのか，タイミングをずらせば問題ないのかなど，原理を理解して適切に対応することが重要である．

18・1 金属イオンとのキレート形成による腸管吸収低下

カルシウム（Ca^{2+}）や**マグネシウム**（Mg^{2+}）などの金属イオンは，薬物とキレートを形成してしまうことがある．その結果，薬物の物性が大きく変化し，薬物の腸管吸収が大幅に低下することがある．このようなキレート形成を介した薬物間相互作用は，頻度・程度ともに大きく，臨床上きわめて重要である．

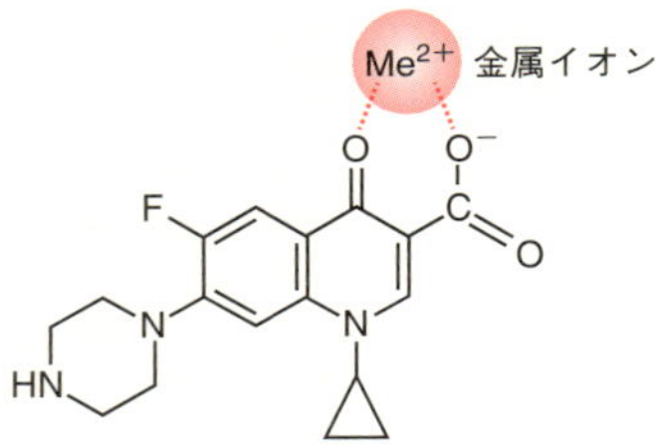

図 18・2 ニューキノロン系抗菌薬と金属イオンのキレート形成の一例

金属イオンは多くの食品に含まれ，ときに薬物を飲むのにも使われうる**牛乳**，ミルクや乳製品，**ミネラルウォーター**（**硬水**）には特に注意喚起がなされている．薬としては，トスフロキサシン（オゼックス錠など），シプロフロキサシン（シプロキサン錠など）といった**ニューキノロン系抗菌薬**（図18・2），ミノサイクリン（ミノマイシン錠など），ドキシサイクリン（ビブラマイシン錠など）といった**テトラサイクリン系抗生物質**などがよく知られており，吸収低下の結果，薬物の血中濃度が低下し，効果が減弱することになる．同様の副作用は，骨粗鬆症治療などに用いられる**ビスホスホネート製剤**であるリセドロン酸ナトリウム（アクトネル錠，ベネット錠など），アレンドロン酸ナトリウム（ボナロン錠，

フォサマック錠など）にも当てはまり，牛乳で飲むと，バイオアベイラビリティが水で飲んだ場合の20%以下まで低下してしまう場合もある．テトラサイクリン系抗生物質は鉄との相互作用の例も知られているなど，薬物ごとに金属イオンとの相性の違いがある．しかし，個別に判断するよりはわかりやすさを重視して，そもそも牛乳やミネラルウォーターではなく，水かぬるま湯で薬を服用するように指導されている．また，相互作用の程度によっては，胃内や腸内での共存でも相互作用が生じてしまうため，同時に飲まないだけでなく，食事と2時間程度ずらしたタイミングでの服用を勧める場合もある．

18・2　グレープフルーツによる薬物代謝酵素阻害

グレープフルーツジュースと**降圧薬**の相互作用については数多くの研究がなされ，一般にもよく知られるところとなった．これまでに，グレープフルーツジュースに多く含まれるいくつかの成分が腸管における薬物代謝を阻害するため，薬物のバイオアベイラビリティが上昇し，体内に入ってくる薬物量が増加した結果，薬物の血中濃度上昇，薬効の増強，頭痛やめまいなどの副作用が生じることがわかっている．

薬物の多くは，体内で**シトクロム P450（CYP）**による薬物代謝を受けている．薬物代謝の多くは肝臓で行われるが，一部は腸管でも行われており，薬物のバイオアベイラビリティに大きな影響を与えている．グレープフルーツジュースの成分の中には，腸管で機能しているおもな CYP である **CYP3A4** の活性中心部位に不可逆的に結合し，機能を失わせてしまうものが存在することが示されている（図 18・3，相互作用 A）．

シトクロム P450（CYP）：体内において，ステロイドホルモンや胆汁酸の生合成，脂肪酸の代謝など，さまざまな化合物の酸化反応を担う酵素．薬物に対しては，−OH 基を付加して薬効を失うとともに，化合物の水への溶解性を上げることで体外に排泄しやすくすることが多い．

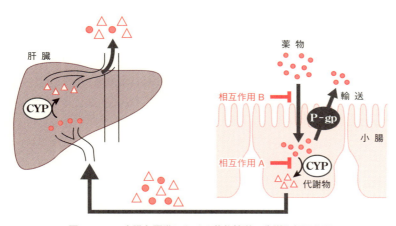

図 18・3　小腸と肝臓における薬物輸送・代謝と相互作用

CYP3A4 による薬物代謝を受ける薬物は多く，実際には降圧薬に限らず，多岐にわたる薬物がグレープフルーツジュースの影響を受けることがわかっている．ニフェジピン（アダラート錠など），塩酸ベラパミル（ワソラン錠など）といった**カルシウム拮抗薬**，シンバスタチン（リポバス錠など），アトルバスタチン

（リピトール錠など）といった **HMG-CoA 還元酵素阻害剤**（脂質異常症治療薬），ゲフィチニブ（イレッサ錠），メシル酸イマチニブ（グリベック錠など）といった**抗悪性腫瘍剤**，シクロスポリン（ネオーラルカプセルなど），タクロリムス（プログラフカプセル，グラセプターカプセルなど）といった**免疫抑制剤**が代表例である．これらの薬物のなかには，血中濃度が上昇すると激しい副作用を生じるものも多数含まれており，注意が必要である．

また，不可逆的な酵素阻害を介した相互作用であるため，持続時間は長く，原理的には細胞内の CYP3A4 がすべて入れ替わらないと完全にはもとに戻らないことになる（数日〜1週間程度）．グレープフルーツジュースを飲んでいる人は長期にわたり相互作用を受け続けることになるため，特に濃度の変動（上昇）を避けたい薬物を服用している場合には，グレープフルーツジュースの飲用を避けるのが一般的である．

CYP3A4 を阻害する成分としては，グレープフルーツの果皮付近に多く含まれる**ナリンギン**や，そのアグリコンである**ナリンゲニン**，**ベルガモチン**などの**フラノクマリン類**の化合物が同定されている．これらの成分はグレープフルーツの苦味成分であり，はっさくなどには含まれるものの，オレンジやレモン，みかんにはあまり含まれておらず，これらの果物では前述の相互作用が生じる可能性は低い．ただ，オレンジジュースやアップルジュースの中には，薬物の腸管からの吸収を担う輸送体を阻害する成分が存在し，これらのジュースで薬を飲んだ場合には薬物の吸収が低下してしまうことがある（図 18・3，相互作用 B）．やはり，薬は水かぬるま湯で服用するのが無難であろう．

18・3　セント・ジョーンズ・ワートによる薬物代謝酵素誘導

健康食品やサプリメントのなかにも，薬物との相互作用に注意が必要なものが知られている．日本では**セイヨウオトギリソウ**とよばれ，ハーブに使用されている植物の一種である**セント・ジョーンズ・ワート**は代表例の一つである．ヨーロッパや南北アメリカ，オーストラリアでは大規模に栽培されており，抗うつ作用，抗ウイルス作用，抗炎症作用があるといわれている．ドイツをはじめヨーロッパでは医薬品として承認されている一方，アメリカ合衆国では栄養補助食品，日本では食品に区分されている．

このような作用が知られている一方で，セント・ジョーンズ・ワートの成分である**ハイパーフォリン**などには，CYP3A4 や薬物排出輸送体である **P 糖タンパク質（P-gp）**の誘導作用があり，これらの発現量および機能を亢進してしまう．その結果，薬物の血中濃度が低下し，十分な薬効が得られなくなってしまうことになる．CYP3A4 や P 糖タンパク質の基質となる薬物は数多く，多岐にわたる薬物がセント・ジョーンズ・ワートの影響を受けることが知られている．有名なところでは，シクロスポリン，タクロリムスなどの免疫抑制剤がある．これらの薬物は臓器移植後に使用されるが，セント・ジョーンズ・ワートの摂取により薬効が低下してしまい，移植組織に対する拒絶反応が生じてしまうことがあるため，

P 糖タンパク質（P-gp）：細胞内から細胞外への薬物の排出を担う薬物輸送体の一つ．ATP の加水分解のエネルギーを利用して基質を輸送する ATP binding cassette（ABC）輸送体であり，ABCB1 ともよばれる．

特に注意が必要である．また，**経口避妊薬（ピル）**で避妊中の女性が，セント・ジョーンズ・ワートを服用したために妊娠してしまった例も有名である．このような薬物を服用している場合には，セント・ジョーンズ・ワートの摂取は基本的には禁止すべきではあるが，摂取の中止により急激に薬物の作用・副作用が増強するリスクがあるため，慎重な対応が必要である．

18・4　ビタミンK含有食品とワルファリン

ワルファリンと**納豆**は，最も有名な食品−薬物間相互作用の組合わせの一つである．この相互作用は，血液凝固因子の活性化に必須であるビタミンKの作用を阻害するワルファリンを服用しているときに，ビタミンKを多く含む納豆を食べてしまうと，血液凝固阻害作用が不十分になってしまい，血が固まりやすくなってしまうというものである．

ワルファリンは，肝臓におけるビタミンK依存性血液凝固因子の活性化を阻害することにより，抗凝血作用，血栓形成の予防作用を示す（図 18・4）．納豆にはビタミンKが多く含まれるため，納豆を摂取すると肝臓中のビタミンK濃度が上昇してしまい，ワルファリンの効果が弱まる結果，期待される血液凝固阻害作用が十分に発揮されなくなってしまう．さらに注意すべきなのは，食品としての納豆にビタミンKが多く含まれるだけでなく，納豆菌がビタミンK生成活

ワルファリン：牛の出血死を生じるスイートクローバー中毒の原因物質として同定されたジクマロールの改良版として開発された薬であり，食品との関連も深い．殺鼠剤としても一般に用いられている．

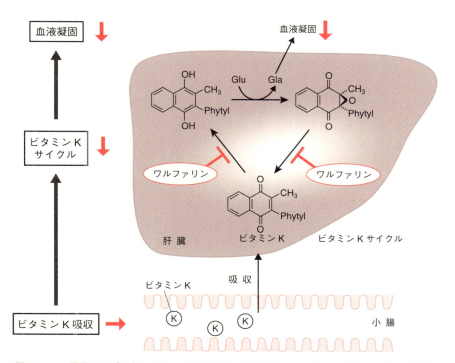

図 18・4　**肝臓でのビタミンKによる血液凝固因子の活性化とワルファリンの作用**　通常時は，ビタミンKサイクルが正常に働き，血液凝固因子の活性化（Gla化）が生じる．ワルファリンを服用すると，図中の赤で示すようにワルファリンによりビタミンKサイクルが阻害され，血液凝固因子の活性化が妨げられて，血液凝固が起こりにくくなる．

性をもつため，腸内に納豆菌が存在している間は相互作用が持続してしまうことである．

納豆の原料である大豆にビタミンKがもともと多く含まれているわけではないため，同じ大豆製品であっても豆腐や味噌については注意する必要はない．一方，ブロッコリーやホウレンソウなどの**緑黄色野菜**や，**クロレラ**や**青汁**などの健康食品のなかにはビタミンKを多く含むものがあり，納豆と同様，ワルファリン服用時には多量の摂取は控えた方が安全である．

このようなビタミンK含有食品とワルファリンの相互作用は，ワルファリンの血中濃度変動を伴わず，薬理作用の強弱が変動するものであるため，薬力学的相互作用に分類される．

18・5 その他の相互作用

ここまで食品成分-薬物間相互作用の代表例を紹介したが，いずれの例も，ときに重大な薬物治療の未達成や副作用を生じる可能性があり，強い注意喚起がなされている．一般に，薬物と比べ，食品などに含まれる天然成分はより安全であるという印象がもたれているが，例外が多く知られていることを認識しておく必要がある．"健康食品やサプリメントが薬よりも安全とは限らない"というイメージを広めることが重要であろう．

薬物間相互作用にはネガティブなイメージが強いが，いわゆる**リトナビルブースト**のように，強い相互作用を逆手にとって活用している例もある．抗ウイルス薬として知られるリトナビルは，強いCYP3A4阻害作用をもつため併用禁忌薬，併用注意薬が多い薬物であるが，最近ではあえてリトナビルと組合わせた処方を行うことで，併用薬の投与量を減らすことが可能となり，副作用リスクや医療費の軽減につながっている（リトナビルにより併用薬の濃度上昇，薬効上昇がもたらされることから，リトナビルブーストとよばれている）．コビシスタットのように，薬効をもたずブースター*としての役割のみのために併用される化合物も出てきている．食品成分-薬物間相互作用についても同様な考え方は可能であるが，食品の摂取量や食品成分の含有量の調節が難しく，阻害・誘導の程度を定量的に予測できないため，応用例は知られていない．

新たな食材の探索は続いており，新薬も続々と開発されているため，今後も食品成分-薬物間の相互作用の報告は増えていくであろう．網羅的なチェックは困難であるが，摂取量（服用量，投与量）が多く，体内での濃度が高くなるものはより高いリスクとなることを念頭に入れ，少しずつでも作用機序の解明を進めていくことが肝要である．

* 機械などではたらきや速度を増すために用いられる仕掛けをブースターという．

参考文献

1) 山本勝彦・山中克己著，"医療・福祉介護者も知っておきたい食と薬の相互作用 改定版"，幸書房（2014）．

索　引

あ

Ig（免疫グロブリン） 164
IgE受容体 170
IGF-I（インスリン様成長因子I） 22
IC_{50} 62
亜　鉛 126, 161, 184
青　汁 234
悪性新生物 215
アクチン 199
味細胞 157
アスコルビン酸 33, 221
アスタキサンチン 82, 155, 210
アセチル化 45
アセチルコリン 141
アセチルCoA 141
圧利尿曲線 64
圧利尿効果 64
アディポカイン 88
アディポサイトカイン 88
アディポネクチン 73
アデニン 42
アデノシルコバラミン 32
S-アデノシルメチオニン 46
アデノシン5′-三リン酸 93
アトピー体質 170
アドレナリン 103
アドレナリンβ_3受容体 43
アナフィラキシーショック 171
アナボリックステロイド 134
脂　味 160
アポトーシス 216, 218
甘　味 157
アミノ酸 21, 200
L-アミノ酸 158
アミノ酸価 201
アミノ酸スコア 201
アミノ酸評点パターン 201
アミノ酸プール 202
アミノ酸分画 60
アミノペプチダーゼ 11
γ-アミノ酪酸 66
5-アミノレブリン酸 181
α-アミラーゼ 11, 16
アミロイドβ 143
アミロイド仮説 142, 143
アラキドン酸 168
RAR（レチノイン酸受容体） 27

RXR（レチノイドX受容体） 24
ROS（活性酸素種） 219
アルコール 96, 137
アルコール性認知症 144
アルツハイマー型認知症 142
アルドステロン 65, 100, 102, 137
α-カロテン 35
α-トコフェロール 29
α-リノレン酸 74, 168
アレルギー 170
アンギオテンシノーゲン 65
アンギオテンシンII 102
アンギオテンシン変換酵素 65, 102
アントシアニン 37, 73, 156
アンドロゲン 100
アンモニア 91, 133

い，う

胃 10, 109
胃　液 10, 109
ENL（エンテロラクトン） 220
胃　炎 120
胃潰瘍 120
異化システム 132
eGFR（推算糸球体沪過量） 134
EGCG（エピガロカテキンガレート）
37, 81
　——の作用機序 38
異所性石灰化 100
イソフラボン 37, 74, 81, 193, 217
　——の種類 226
　——の摂取上限量 226
イソフラボンアグリコン 139, 225
イソロイシン 201
一塩基多型 41
I型アレルギー 170
1型糖尿病 73
一卵性双生児 48
一価不飽和脂肪酸 76
一酸化窒素 67
遺伝子多型 41
遺伝情報 42
遺伝素因 39
イニシエーション 216
イノシン5′-一リン酸 93
EPA（エイコサペンタエン酸）
67, 74, 89, 168
インクレチン 21, 104, 110

インクレチン受容体 105
飲細胞作用 15
インスリン 19, 20, 70, 104
インスリン抵抗性 72, 126
インスリン様成長因子I 22
イントロン 42

うつ病 144
うま味 158

え

AREDS（加齢性眼疾患研究） 153
AREDS2 154
エイコサノイド 168
エイコサペンタエン酸 74, 168
AH109A 218
AMH（抗ミュラー管ホルモン） 223
AML（急性骨髄性白血病） 186
AMPキナーゼ 20, 90
ALA（5-アミノレブリン酸） 181
疫　学 6
液性免疫 164
エキソサイトーシス 15
エキソン 42
エクオール 37, 193, 225, 226
ACE（アンギオテンシン変換酵素）
65, 102
ACTH（副腎皮質刺激ホルモン） 101
SREBP 25
SNP（一塩基多型） 41
SLC輸送体 12, 13
SGLT（Na^+-グルコース共輸送体） 19
SGLT1 16
SGLT2 136
エストロゲン 40, 103, 225
SVCT 33
SULT（硫酸抱合化酵素） 111
A2E 153
18-HEPE 58
HMR（7-ヒドロキシマタイレシノール）
220
HMG-CoA還元酵素阻害剤 232
HMB（β-ヒドロキシ-β-メチル酪酸）
205
HTGL（肝性トリグリセリドリパーゼ）
23
HDL（高比重リポ蛋白） 23
ATP感受性K^+チャネル 105

236 索 引

NASH（非アルコール性脂肪性肝炎）
　　　90
NAFLD（非アルコール性脂肪性肝疾患）
　　　90
Na^+-グルコース共輸送体　19
Na^+, K^+-ATP アーゼ　137
Na^+-K^+共輸送　137
NAD（ニコチンアミドアデニンジ
　　　　　ヌクレオチド）　31
NADP（ニコチンアミドアデニンジ
　　　　　ヌクレオチドリン酸）　31
NMDA 型受容体　221
NO（一酸化窒素）　67
NKT 細胞　164
n-3 系多価不飽和脂肪酸
　　　58, 74, 78, 121, 144, 168
n-3PUFA（n-3 系多価不飽和脂肪酸）
　　　74, 78, 168
　　――を多く含む食品　87
NGF（神経成長因子）　141
NPC1L1　23
n-6 系多価不飽和脂肪酸　78, 168
n-6PUFA　78, 168
APL（急性前骨髄性白血病）　186
エピカテキン　81
エピガロカテキン　37
エピガロカテキンガレート　37, 81
エピゲノム　45
エピジェネティクス　45
ABC 輸送体　12, 13
FXR（ファルネソイド X 受容体）　26
FAD（フラビンアデニンジ
　　　　　ヌクレオチド）　31
FMN（フラビンモノヌクレオチド）　31
MRI（磁気共鳴画像）　149
MRP（多剤耐性関連タンパク質）　111
M 細胞　16, 112
MCI（軽度認知障害）　141
MCH（平均赤血球ヘモグロビン量）
　　　178
MCHC（平均赤血球ヘモグロビン濃度）
　　　178
MCV（平均赤血球容積）　178
MDS（骨髄異形成症候群）　186
mTORC1（ラパマイシン標的因子
　　　　　複合体 1）　202
MBP（乳塩基性タンパク質）　193
MUFA（一価不飽和脂肪酸）　76
エラスターゼ　11
エリスロポエチン　129
LXRα（肝臓 X 受容体）　25
L 型カルシウムチャネル　56
エルゴカルシフェロール　28, 100
LDL（低比重リポ蛋白）　23
塩化ナトリウム　160
炎　症　121, 165, 175
炎症性サイトカイン　59
炎症性腸疾患　121
炎症メディエーター　165
エンテロラクトン　220
エンドサイトーシス　15

塩　味　160

お

黄体ホルモン　103
横断研究　6
黄　斑　152
黄斑色素　155
横紋筋　199
オクルディン　15
オーダーメイド栄養　49
オランダ飢餓の冬家族研究　40
オリゴペプチド　17
オルニチン　127, 210

か

外呼吸　174
介入研究　6
潰瘍性大腸炎　122
カイロミクロン　18
カウェオール　217, 221
化学感覚　151
科学的根拠　6
化学的バリア　111
角化細胞　207, 208
拡散輸送　12
角質細胞　207
角質層　208
獲得免疫系　112, 163
核内受容体　24
下垂体ホルモン　105
ガス交換　174
カゼインホスホペプチド　117
家族性高コレステロール血症　44
褐色脂肪細胞　89
活性型ビタミン D　100
活性酸素種　219
カテキン　36, 67, 73, 81, 212, 217, 220
カテコールアミン　103
カテコール構造　37
果　糖　95
過敏性腸症候群　123
カフェイン　62, 74, 136, 175
カフェ酸　221
カフェストール　217, 221
カプサイシン　89
カプシノイド　89
花粉症　172
カヘキシー　59
カリウム　58, 137
　　――を多く含む食品　138
カリクレイン　66
顆粒層　208
カルシウム　18, 33, 58, 100, 185, 190, 230
カルシウム拮抗薬　231
カルシウム吸収　118

カルシウムチャネル　14
Ca^{2+} トランジェント　56
カルシウム輸送チャネル　117
カルシトニン　99
カルニチン　127, 212
カルビンディン　14, 117
カルボキシペプチダーゼ　11
加齢黄斑変性　152
加齢性眼疾患研究　153
カロテノイド　35, 82, 210, 217
カロテン　83
カロテン類　35, 82
が　ん　215
がん悪液質　218
肝逸脱酵素　133
がん遺伝子　215
肝がん　216
環境因子　39
管腔内消化　11
肝硬変　91
がん細胞　215
肝細胞がん　216
観察研究　6
間質性肺炎　177
眼精疲労　155
関節リウマチ　167
肝　臓　125
肝臓 X 受容体　25
カンペステロール　83
γ-トコフェロール　29
甘　味　157
がん抑制遺伝子　215

き

規格基準型　116
キサンチン　93
キサントフィル類　35, 82
キシリトール　115
基礎代謝基準値　40
基礎分泌　70
キチン　195
喫　煙　152
基底層　208
希突起神経膠細胞　140, 141
キナ酸　221
機能型 MRI　149
基本味　157
ギムネマ酸　160
キモトリプシン　11
逆流性食道炎　120
吸　収　11
吸収上皮細胞　8, 9
急性炎症　165
急性骨髄性白血病　186
急性前骨髄性白血病　186, 187
急性調節　57
凝固因子　185
凝固カスケード　184

索　引　237

凝固・線溶系　184
虚血性心疾患　61
巨赤芽球性貧血　181, 183
起立性低血圧　63
キレート形成　230
筋原線維　199
筋線維　199
金属イオン　230

く

グアニン　42
クランベリー　139
グリコサミノグリカン　194
　　──の合成　196
グリシテイン　225, 226
グリセミック指数　63, 88
グリセミックロード　63
β-クリプトキサンチン　35
グルカゴン　104
グルカゴン様ペプチド-1　75, 104
β-グルカン　167
クルクミノイド　217
クルクリン　160
グルココルチコイド　100
グルコサミン　194, 195
α-グルコシダーゼ　88
α-グルコシダーゼ阻害薬　74
グルコース　16, 19, 70, 147
グルコース-アラニン回路　21
グルコース依存性インスリン
　　　　　分泌刺激ポリペプチド　104
グルコース輸送体　104
グルタミン酸　149
グルテン　123
グルテンフリー　124
クレアチン　205
クレアチンリン酸　206
グレープフルーツ　231
グレリン　60, 90
クローディン　15
グロビン分解物　116
クロレラ　234
クロロゲン酸　74, 217, 221
クローン病　122

け

経口トレランス　165
経口避妊薬　233
経口免疫寛容　114, 165, 173
系統的レビュー　7
軽度認知障害　141
経年老化　207
血圧調節因子　63
血液凝固　184
血液凝固因子　233

血液循環　55
血液脳関門　147, 148
血管拡張作用　67
血管系　55
血管新生　218
月経前緊張症　227
月経前症候群　227
月経前不快気分障害　227
結合タンパク質　14
血清過酸化脂質　221
血清鉄　180
血栓　61, 184
血糖値　70
解毒酵素系　111
ケトン体　143
ゲニステイン　36, 193, 225, 226
ゲノム解析　49
ケラタン硫酸　194
ケルセチン　36, 67
減感作療法　172
健康情報　6
倹約遺伝子型　43
倹約表現型仮説　41

こ

抗悪性腫瘍剤　232
降圧薬　231
抗アレルギー作用　172
交感神経　63, 89
交感神経抑制　67
口腔　109
口腔内環境　115
高血圧症　63
抗原提示細胞　163
抗酸化機能　218
抗酸化作用　204
抗酸化物質　153, 210
恒常性
　　脳内の──　151
甲状腺機能低下症　98
甲状腺腫　98
甲状腺ホルモン　97
硬水　230
構造修飾効果　195
拘束性換気障害　177
抗体　164
高尿酸血症　92
紅斑反応　212
興奮性神経伝達物質　141
高ホモシステイン血症　144
抗ミュラー管ホルモン　223
交絡　6
高齢者　203
コエンザイム Q_{10}　61, 204
コカインベビー　150
呼吸器　174
呼吸鎖　204
呼吸商　176

CoQ_{10}（コエンザイム Q_{10}）
　　　　　　　　　　61, 204, 212
コクランデータベース　85
骨格筋　199
骨芽細胞　189
骨関節疾患　194
骨吸収　189
骨形成　189
骨髄異形成症候群　186
骨粗鬆症　100, 189
骨代謝　189
コーヒー　74, 212
個別化栄養　49
コラーゲン　211
コラーゲン線維　208
コラーゲンペプチド　213
コリン　141
コルチゾール　100, 101
コレカルシフェロール　28, 100, 187
コレステロール　23, 100
コレステロールエステラーゼ　11
コレステロール結石　128
コンドロイチン 4-硫酸　194

さ

細胞運動因子　218
細胞外液　129
細胞周期　218
細胞傷害性 T 細胞　163
細胞性免疫　163
細胞内消化　11
杯細胞　9
酢酸　67
サルコペニア　203
酸化ストレス　153
3 価鉄　178
酸味　159

し

GI（グリセミック指数）　63, 77, 88
GIP（グルコース依存性インスリン
　　　　　分泌刺激ポリペプチド）　104
シアノコバラミン　32
GATA-1　184
Ca^{2+} トランジェント　56
GABA（γ-アミノ酪酸）　66
GL（グリセミックロード）　63
GLP-1（グルカゴン様ペプチド-1）
　　　　　　　　　　　　　　75, 104
GLUT　19
GLUT2（グルコース輸送体）　16, 104
GLUT5　16
CoQ_{10}（コエンザイム Q_{10}）
　　　　　　　　　　61, 204, 212
COPD（慢性閉塞性肺疾患）　175

238　索　引

紫外線　208
　——による DNA の損傷　208
C 型肝炎　126
色素細胞　207, 208
色素沈着　212
糸球体　136
糸球体過剰沪過　133, 134
子宮内膜症　224
軸　索　140
シクロブタン型ピリミジン二量体　208
止　血　184
CKD（慢性腎臓病）　134
CKD ステージ　135
脂　質　22
　——の消化・吸収　18
脂質異常症　62, 77
脂質混合ミセル　18, 116
システマティックレビュー　7
自然免疫系　112, 163
GWAS（全ゲノム関連解析）　41
G タンパク質共役受容体　75
シトクロム P450　111, 231
シトシン　42
シトステロール　83
シナプス　140
GPR（G タンパク質共役受容体）　75
GBF（発芽大麦）　122
1α,25-ジヒドロキシビタミン D
　　　　　　　　　　　28, 224
ジヒドロテストステロン　138
CPP（カゼインホスホペプチド）　117
自閉症スペクトラム障害　144
ジペプチジルペプチダーゼ　11
脂肪肝　90
脂肪酸　18, 147
脂肪味　160
し　み　209
重合ポリフェノール　116
十二指腸　10
絨　毛　8, 9
宿主免疫系　218
樹状突起　140
受動輸送　14
循環器系　56
消　化　10
消化管のがん　125
消化管ホルモン　117
消化器　8, 109
消化酵素　8, 11, 115
条件付け忌避行動　148
小膠細胞　140, 141
小　腸　8, 110
小腸肝血液関門　148
小胞体ストレス　90
初期段階　216
除去試験　171
食　塩　58, 68, 130
食塩感受性高血圧　68, 131
食塩摂取制限　131
食塩非感受性高血圧　68
食事性コレステロール　84

食事誘発性熱産生　89
食情報　151
食品成分-薬物間相互作用　230
植物エストロゲン　104, 193, 225
植物ステロール　83, 116
食物アレルギー　171
食物依存性運動誘発アレルギー　171
食物繊維　72, 84, 128
食理学　3
女性器系　223
し　わ　209
CYP（シトクロム P450）　111, 231
CYP3A4　231
腎機能　130
心　筋　55, 199
神経系　140
神経細胞　140
神経細胞保護　143
神経成長因子　141
神経伝達物質　141
人工甘味料　158
進行段階　216
浸　潤　216
尋常性座そう　213
心　臓　55
腎　臓　129
心臓悪液質　59
腎尿細管　136
シンバイオティクス　119
真　皮　207, 208
心不全　58
腎不全　134
心房細動　61

す

膵　液　10
推算糸球体沪過量　134
髄　鞘　140
水素イオン　159
膵β細胞　105
水　味　160
水溶性食物繊維　72
スクラーゼ　11
スチグマステロール　83
スチルベノイド　217, 219
ステビオシド　68
ステロイドホルモン　101
SNP（一塩基多型）　41
スプライシング　42
スポーツ栄養　205
スポーツ貧血　179
スルフォラファン　47

せ, そ

ゼアキサンチン　35, 154

制御された炎症　121
制御性 T 細胞　163
星状膠細胞　140, 141
精神疾患　144
生体恒常性　147
整腸作用　118
成長ホルモン　105
生物学的バリア　111
生物学的利用率　229
精密栄養　49
セイヨウオトギリソウ　232
赤　筋　200
舌下免疫療法　172
摂食行動　90
接着装置　15
セラミド　212
セリアック病　123
セロトニン　142
全ゲノム関連解析　41
染色体　42
先制医療　49
先天性甲状腺機能低下症　99
前頭側頭葉変性症　142
セント・ジョーンズ・ワート　227, 232
線　溶　184, 185
前立腺　138
全粒穀物　76

躁うつ病　144
双極性障害　144
増　殖　216
側坐核　151
即時型アレルギー　170
促進段階　216
速筋線維　200
ソマトスタチン　104

た

体質素因　39
胎児プログラミング　224
胎児プログラミング仮説　41
代謝回転　21
体循環　55
大　豆　85
大豆イソフラボン　76, 225
大豆タンパク質　76, 86
ダイゼイン　37, 193, 225, 226
大　腸　11, 110
タイトジャンクション　15
体内動態
　アミノ酸の——　21
　カロテノイドの——　35
　脂質の——　22
　タンパク質の——　21
　糖質の——　19
　ビタミンの——　26
　フラボノイドの——　36
　ポリフェノールの——　36
　ミネラルの——　33

索　引　239

多因子遺伝病　41, 44
タウリン　60, 121, 127
唾　液　10, 109
多価不飽和脂肪酸　78, 168
多剤耐性関連タンパク質　111
脱共役タンパク質1　43
DASH 試験　59
タデスプラウト　67
多糖類　167
タバコ煙　175
タフト細胞　9
単一遺伝子病　41, 44
短鎖脂肪酸　50, 124
胆汁　10, 128
胆汁酸　10
男性生殖器　138
男性ホルモン　138
胆　嚢　125
タンパク質　17, 21, 132, 200
タンパク質合成　202
タンパク質節約作用　22
タンパク質分解　202

ち

チアゾリジン薬　74
チアミン　31
チェストベリー　227
遅筋線維　200
地方性甲状腺腫　99
チミン　42, 208
茶ポリフェノール　115
注意欠如・多動性障害　144
中鎖脂肪酸　79
中枢神経系　140
腸管バリア　110
腸管免疫系　112, 119, 165
長鎖脂肪酸　79
腸内細菌　11
腸内細菌叢　50, 114
腸内フローラ　114
貯蔵鉄　180
チロキシン　97
チロシン　103

つ，て

追加分泌　70
痛　風　92
痛風関節炎　92
痛風腎　92

テアニン　217, 220
TRPV（カルシウム輸送チャネル）　117
DASH 試験　59
DHA（ドコサヘキサエン酸）
　　　　　　　74, 89, 141, 168

Th1/Th2 バランス　164, 166
DNA（デオキシリボ核酸）　42
　──合成障害　183
　──のメチル化　45
TLR（Toll 様受容体）　112, 113
DOHaD 仮説　41
低血圧症　63
低タンパク質食　133
TBARS（血清過酸化脂質）　221
呈味物質　157
デオキシリボ核酸　42
テストステロン　138
鉄　34, 126, 178
鉄過剰症　188
鉄欠乏性貧血　179
テトラサイクリン系抗生物質　230
テトラヒドロ葉酸　183
de novo 合成経路　93
デヒドロアスコルビン酸　33
テーラーメイド栄養　49
転　移　216
電位依存性カルシウムチャネル　56
電子伝達系　204
デンプン　16

と

糖　157
銅　183
同化抵抗性　133
銅欠乏性貧血　183
統合失調症　144
糖　質　19
　──の消化・吸収　16
糖新生　71
糖尿病　70
糖尿病治療薬　72
動脈硬化　61
動脈リング　67
特定保健用食品　115
ドコサヘキサエン酸　74, 141, 168
トコフェロール　29, 221
特発性間質性肺炎　177
L-dopa　146
ドーパミン　103, 146
トマト　212
トランスサイトーシス　12, 15
トランス脂肪酸　85
トランスフェリン　179
トランスポーター　12
トランスロケーション　19
トリアシルグリセロール　18, 22
トリグリセリド　77
トリゴネリン　221
トリプシン　11, 17
トリプトファン　142
トリヨードチロニン　97
ドルーゼン　153
Toll 様受容体　112, 113

な 行

ナイアシン　31
内因子　182
内呼吸　174
内臓感覚　150
内臓筋　199
内側視索前野　149
内分泌系　97
内分泌細胞　9
納　豆　233
ナトリウム　68, 130
ナトリウムポンプ　137
ナリンギン　232
ナリンゲニン　232
軟　骨　194
軟骨保護効果　195
難消化性デキストリン　88, 115

II 型コラーゲン　194
2 型糖尿病　72
2 価鉄　178
苦　味　159
ニキビ　213
ニコチンアミド　31, 214
ニコチンアミドアデニン
　　　　　ジヌクレオチド　31
ニコチンアミドアデニン
　　　　　ジヌクレオチドリン酸　31
ニコチン酸　31
二次止血　185
Ni-Hon-San Study　48
乳塩基性タンパク質　193
乳がん　225
乳清タンパク質　203
乳糖不耐症　44, 124
ニューキノロン系抗菌薬　230
尿　酸　92
　──代謝　94
　──の膜輸送体　94
　──排泄率　94
尿素窒素　135
尿　糖　135
妊娠高血圧症候群　224
妊娠糖尿病　73, 224
認知症　142

ネオクリン　160

脳　140
脳血管性認知症　143
脳腸相関　151
脳腸ホルモン　110
能動輸送　13
脳由来神経栄養因子　141
ノコギリヤシ　138
飲む日焼け止め　213
ノルアドレナリン　103

240 索　引

は

歯　109
バイエル板　112
バイオアベイラビリティ　4, 229
肺サーファクタント　174
肺循環　55
背側腹側核　149
排尿障害　138
ハイパーフォリン　232
肺　胞　174
培養細胞　218
パーキンソン病　145, 150
歯　茎　109
破骨細胞　189
橋本病　99
バセドウ病　99
バソプレッシン　66, 137
発芽大麦　122
白　筋　200
白血病　186
八升豆　146
パネート細胞　9, 111
ハプトコリン　32
パラチノース　115
バリア機能　110
バリン　201
パントテン酸　32

ひ

pIgR　113
非アルコール性脂肪性肝炎　90
非アルコール性脂肪性肝疾患　90
ヒアルロン酸　194, 197
PEPT1　17
BMI（体格指数）　87
PMS（月経前症候群）　227
PMDD（月経前不快気分障害）　227
PLC（ホスホリパーゼC）　65
ビオチン　33
皮下組織　207
光老化　153, 207
光老化症状　209
膝関節　194
BCAA（分枝アミノ酸）　201, 204
PCSK9　24
P-gp（P糖タンパク質）　232
ヒスチジン　90, 121
ヒストン　42
　　——のアセチル化　45
　　——のメチル化　45
ヒストンテール　46
ビスホスホネート製剤　230
ピセアタンノール　219
ビタミン　217

ビタミンA　26, 120
ビタミンB$_1$　31, 61
ビタミンB$_2$　31
ビタミンB$_6$　31, 180, 181
ビタミンB$_{12}$　32, 182
ビタミンC　33, 96, 210, 221
ビタミンD
　　28, 100, 117, 187, 190, 191, 225
　　——を多く含む食品　192
ビタミンD欠乏症　223
ビタミンD受容体　224
ビタミンD不足症　223
ビタミンE　29, 210, 221
ビタミンK
　　30, 62, 185, 187, 190, 193, 233
ビタミンKサイクル　233
必須アミノ酸　200
PTH（副甲状腺ホルモン）　34, 99
BDNF（脳由来神経栄養因子）　141
P糖タンパク質　232
25-ヒドロキシビタミンD　28, 224
7-ヒドロキシマタイレシノール　220
β-ヒドロキシ-β-メチル酪酸　205
PPAR（ペルオキシソーム増殖因子
　　　　　　活性化受容体）　24
PPARγ2　43
皮　膚　207
皮膚がん　211
非ヘム鉄　34, 178
ヒポキサンチン　93
ピマインディアン　43
肥　満　87
肥満細胞　170
肥満症　87
肥満パラドックス　59
日焼け　212
BUN（尿素窒素）　135
表　皮　207, 208
ピリドキサール5′-リン酸　31
ビリルビンカルシウム結石　128
ピル　233
ピロガロール構造　37
ピロリ菌　120
貧　血　178

ふ

ファルネソイドX受容体　25
VAS法（自覚的視覚アナログ
　　　　　　スケール法）　156
VNTR多型　41
VLDL（超低比重リポ蛋白）　23
フィッシャー比　92
VDR（ビタミンD受容体）　224
フィブリン　185
フィロキノン　30, 187
フェリチン　179
フェロポーチン　180
不可欠アミノ酸　132, 151, 200

負荷試験　171
副甲状腺ホルモン　34, 99
副腎皮質刺激ホルモン　101
副腎皮質ホルモン　100
物理的バリア　110
プテロイルグルタミン酸　32
不溶性食物繊維　73
プラーク　62
フラノクマリン　68, 232
フラバノール　74, 81
フラバノン　74
フラビンアデニンジヌクレオチド　31
フラビンモノヌクレオチド　31
フラボノイド　36, 73, 80, 210
フラボン　74
フラミンガム研究　61
フリーラジカル　126
プリン体　93, 95
　　——代謝経路　93
フルクトース　19, 95
フレイル　203
プレシジョン栄養　49
プレバイオティクス　118, 167
プロアントシアニジン　139
プログレッション　216
プロゲステロン　103
プロスタグランジン　168, 218
プロスタグランジンE$_2$　219
プロテアーゼ・アンチプロテアーゼ
　　　　　　　　　　不均衡説　176
プロテインキナーゼC　218
プロテインサプリメント　134
プロテオーム解析　49
プロテクチン　168
プロトロンビン　185
プロトン　159
プロバイオティクス　118, 167
プロビタミンD$_3$　28
プロモーション　216
プロモーター領域　42
分岐鎖アミノ酸　201
分枝アミノ酸　91, 126, 201
　　——の分解系　202
分泌片　164

へ

Barker仮説　41
平滑筋　199
β-カロテン　35
ヘプシジン　180
ペプシン　10, 17
ペプチダーゼ　17
ペプチド　21, 67, 211
ヘム鉄　34, 178
ヘモグロビン　178
ペルオキシソーム増殖因子活性化
　　　　　　　　　　受容体　24
ベルガモチン　232

索　引　241

ヘルパーT 細胞　163
便移植　123
変形性関節症　194

ほ

傍細胞経路　15
傍細胞輸送　12
飽和脂肪酸　58, 85
補酵素 Q_{10}　204
ホスホリパーゼ C　65
ホスホリボシルピロリン酸合成酵素　93
ホモシステイン　60
ポリフェノール　36, 80, 96, 121, 173, 210

ま　行

マイクロサテライト多型　41
前向きコホート研究　6
膜消化　11
マグネシウム　58
マルターゼ　11
慢性炎症　165
慢性肝炎　125
慢性腎臓病　134
慢性腎不全　134
慢性調節　57
慢性閉塞性肺疾患　175
マンニトール　136

ミオシン　199
ミオスタチン　60
味　覚　157
味覚異常　161
味覚修飾　160
味覚受容体　159
味覚障害　161
密着結合　15
ミトコンドリア　47
ミネラル　33
ミネラルウォーター　230
ミネラルコルチコイド　100
味　蕾　157
ミラクリン　160

ムクナ　146

眼　152
メタアナリシス　7
メタ解析　7
メタボローム解析　49
メチオニン回路　47
メチル化　45
メチル化カテキン　173
メチルコバラミン　32
メナキノン　30, 187
メラトニン　142
メラノサイト　207, 208
免疫応答　113
免疫グロブリン　164
免疫系　163
免疫増強　165
免疫抑制剤　232
メンデル遺伝　44

毛細血管　55
網　膜　152

や　行

薬物間相互作用　229
薬物動態学的相互作用　229, 230
薬理学的食品栄養学　3
薬力学的相互作用　229, 230
やみつき現象　148

有棘層　208
遊離アミノ酸　17
UGT（UDP-グルクロン酸転移酵素）
　　　　　　　　　　　　　　　111
UCP1（脱共役タンパク質1）　43
輸送体　9, 12
UDP-グルクロン酸転移酵素　111
ユビキチン　60
ユビキチン転移酵素　60
ユビキノン　204

葉　酸　32, 181
ヨウ素　97
抑制性神経伝達物質　141
ヨード　97

ら〜わ

ラクターゼ　11
ラパマイシン標的因子複合体1　202
67 kDa ラミニン受容体　38
ランゲルハンス細胞　207
ランゲルハンス島　104
卵胞ホルモン　103

リグナン　217, 220
リコピン　35, 82
リトナビルブースト　234
利尿作用　135
リノール酸　168
α-リノレン酸　74, 168
リパーゼ　11
α-リポ酸　210
リポ蛋白　23
リボフラビン　31
リモデリング　57
硫酸抱合化酵素　111

ルテイン　35, 154

レジスタンストレーニング　200
レスベラトロール　219
レゾルビン　168
レチナール　26
レチニルエステル　26
レチノイド X 受容体　24
レチノイン酸　27, 186
レチノイン酸受容体　27
レチノール　26
レニン-アンギオテンシン系　65, 102
レビー小体　145
レビー小体型認知症　142
レプチン　74
レボドパ　146

ロイコトリエン　168
ロイシン　201, 202, 205
老　化　203
浪費遺伝子型　43
（6-4）光産物　208

ワルファリン　233

板倉弘重
いた くら ひろ しげ
1961 年 東京大学医学部 卒
茨城キリスト教大学名誉教授
専門 脂質代謝，動脈硬化，臨床栄養
医 学 博 士

近藤和雄
こん どう かず お
1979 年 東京慈恵会医科大学 卒
お茶の水女子大学名誉教授
専門 臨床栄養学
医 学 博 士

第1版 第1刷 2019 年 9 月 11 日 発 行
第2刷 2022 年 5 月 23 日 発 行

新スタンダード栄養・食物シリーズ 13
分 子 栄 養 学
—科学的根拠に基づく食理学—

© 2 0 1 9

| 編　者 | 板　倉　弘　重 |
| | 近　藤　和　雄 |

発 行 者　住　田　六　連

発　行　株式会社 東京化学同人

東京都文京区千石3丁目 36-7(〒112-0011)
電話 03-3946-5311・FAX 03-3946-5317
URL: http://www.tkd-pbl.com/

印刷・製本　日本ハイコム株式会社

ISBN978-4-8079-1673-3
Printed in Japan
無断転載および複製物（コピー，電子デー
タなど）の無断配布，配信を禁じます.

新スタンダード
栄養・食物シリーズ
― 全 19 巻 ―

1	社会・環境と健康	大塚 譲・河原和夫・須藤紀子 編
2	生 化 学	大塚 譲・脊山洋右 藤原葉子・本田善一郎 編
3	解剖・生理学 　　―人体の構造と機能―	飯田薫子・石川朋子 近藤和雄・脊山洋右 編
4	疾病の成り立ち	飯田薫子・近藤和雄・脊山洋右 編
5	食 品 学 第2版 　　―食品成分と機能性―	久保田紀久枝・森光康次郎 編
6	調 理 学	畑江敬子・香西みどり 編
7	食品加工貯蔵学	本間清一・村田容常 編
8	食品衛生学 第2版	一色賢司 編
9	基礎栄養学 補訂版	池田彩子・鈴木恵美子・脊山洋右 野口 忠・藤原葉子 編
10	応用栄養学	近藤和雄・鈴木恵美子・藤原葉子 編
11	栄養教育論	赤松利恵・稲山貴代 編
12	臨床栄養学	飯田薫子・市 育代・近藤和雄 脊山洋右・丸山千寿子 編
13	分子栄養学 　　―科学的根拠に基づく食理学―	板倉弘重・近藤和雄 編
14	公衆栄養学	大塚 譲・河原和夫・須藤紀子 編
15	給食経営管理論	香西みどり・佐藤瑶子・辻ひろみ 編
16	食品微生物学	村田容常・渋井達郎 編
17	有機化学の基礎	森光康次郎・新藤一敏 著
18	食品分析化学	新藤一敏・森光康次郎 著
19	基 礎 化 学	村田容常・奈良井朝子 編